当代临床麻醉学

李　洋◎著

吉林科学技术出版社

图书在版编目（ＣＩＰ）数据

当代临床麻醉学/李洋著. --长春:吉林科学技
术出版社，2024.3
ISBN 978-7-5744-1151-7

Ⅰ.①当… Ⅱ.①李… Ⅲ.①麻醉学 - 诊疗Ⅳ.①R445

中国国家版本馆 CIP 数据核字(2024)第 064044 号

当代临床麻醉学

著	李　洋
出 版 人	宛　霞
责任编辑	董萍萍
封面设计	树人教育
制　　版	树人教育
幅面尺寸	185mm×260mm
开　　本	16
字　　数	305 千字
印　　张	13.125
印　　数	1~1500 册
版　　次	2024 年 3 月第 1 版
印　　次	2024 年12月第 1 次印刷

出　　版　吉林科学技术出版社
发　　行　吉林科学技术出版社
地　　址　长春市福祉大路5788 号出版大厦A 座
邮　　编　130118
发行部电话/传真　0431-81629529 81629530 81629531
　　　　　　　　　81629532 81629533 81629534
储运部电话　0431-86059116
编辑部电话　0431-81629510
印　　刷　廊坊市印艺阁数字科技有限公司

书　　号　ISBN 978-7-5744-1151-7
定　　价　78.00元

版权所有　翻印必究　举报电话：0431-81629508

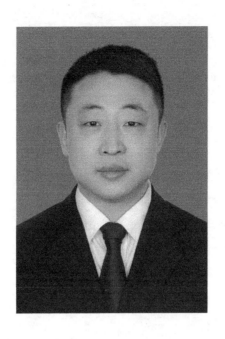

　　李洋，男，1987 年 11 月生，主治医师，2012 年毕业于潍坊医学院临床医学系，2019 年毕业于潍坊医学院麻醉学系，取得麻醉学硕士学位。2016 年进修于山东大学齐鲁儿童医院，并取得"小儿麻醉骨干医师"资质。山东省疼痛医学会实验诊断青年委员会委员、淄博市中西医结合学会麻醉专业委员会委员。从事临床手术麻醉及疼痛诊疗工作 10 余年，擅长各临床科室小儿及高龄患者手术的麻醉，对危重症患者麻醉抢救及疼痛相关疑难病症的诊疗具有丰富的临床经验。在国家级核心期刊发表论文 3 篇。

目　　录

第一章　麻醉前准备

第一节　麻醉前评估

手术患者除外科疾病状态外,常同时并存其他疾病,各种疾病有各自的病理和生理改变,可能对麻醉造成一定影响;同样,麻醉、手术创伤和出血可能影响患者的生理功能,从而加重患者的病情或促使病情恶化。麻醉前对患者全身情况和重要器官功能状态做出充分估计,并尽可能加以维护和纠正,是提高麻醉安全性的一个重要环节。麻醉前病情估计与准备,除住院手术患者外,还应包括门诊手术和住院当天手术的患者,均应常规进行。

麻醉前评估应主要包括以下几个方面内容:①充分了解患者的健康状况和特殊病情。②明确患者全身状况和重要器官功能存在哪些不足,以及特殊病情的安危所在,麻醉前需进一步做何准备。③估计可能发生哪些并发症,需采取哪些防治措施。④评定患者对麻醉和手术的耐受力,选择麻醉药、麻醉方法和麻醉前用药,拟订麻醉具体实施方案。

一、麻醉前患者访视

(1)麻醉前须访视患者,选择性手术麻醉前1天进行。

(2)详细了解病情,获得有关病史、体格检查、检验和特殊检查资料,做出麻醉前病情估计;了解以往麻醉史、手术史,尤其是麻醉中及麻醉后是否出现特殊情况,有无意外、并发症和后遗症,有无药物过敏史,家庭成员中是否也发生过类似的麻醉严重问题。药物过敏史应有详细记录,虽对麻醉药的过敏反应罕见,但真性过敏反应后果严重。

(3)在对病情评估的基础上选择麻醉,决定实施麻醉方案。

(4)了解患者精神状态,向患者介绍麻醉方式及患者必须注意与配合的事项,解除患者的思想顾虑。同时说明围麻醉期可能出现的不良反应、可能发生的麻醉困难和意外以及处理对策和后果等,并须征得患者或家属等有关人员的签字同意。

(5)访视者必须填写术前访视记录和患者谈话记录,遇有疑难、危重患者的麻醉,应进行讨论。

(6)对麻醉中可能发生的问题应做好积极的防范措施。手术或病情特殊时应与手术医师交流,了解手术难易程度、预计出血程度和手术时间长短、手术危险所在,是否需要专门麻醉技术(如低温、控制性低血压等)。

(7)了解术前准备情况。此外,还需对术前常规检验项目予以核查。目前,一般认为对健康状况良好、无症状、年龄小于 40 岁、估计手术出血不多的男性患者,术前不必施行完整的常规化验检查。只有在病史与体检提示存在疾病时,才有进行相应的实验室检查的必要(表 1-1)。

表 1-1 术前检验项目的建议

检验项目	指征
全血细胞计数	全部手术患者,包括血型检查和血凝交叉试验
血糖	>40 岁
血肌酐	>40 岁
心电图	>40 岁
血钾测定	使用利尿药或接受清肠处理的患者
胸部放射线检查	心或肺疾病史患者,近期有呼吸系统症状的患者
肺功能检查	>40 岁、有长期吸烟史、上腹部或胸腔手术的患者

二、心血管功能评估

麻醉和手术对心血管功能的影响较大,而且心血管功能的变化直接影响麻醉的安危,所以必须对心血管功能进行正确评估,主要评估心功能、心肌缺血、高血压和血容量状态。

1.病史

了解患者以往心血管疾病史,包括高血压、脑血管意外、心脏病、冠心病、心肌梗死等;近期是否有心肌缺血或心、肺功能不全等症状,如心前区疼痛、心悸、气促等征象;日常活动能力、生活自理情况,能否胜任体力劳动和剧烈活动,活动后是否出现呼吸困难、心悸、气促;心血管药物使用及其用药后的效果和反应,如应用抗高血压药、β 受体阻滞药、洋地黄、利尿药等。心绞痛的患者应确定其分级(见表 1-2)。

表 1-2 心绞痛分级

分级	表现
Ⅰ级	日常体力活动不引起心绞痛;若快速步行、登楼梯、剧烈活动或长时间重体力工作或娱乐,可出现心绞痛
Ⅱ级	日常体力活动轻度受限;餐后散步或登高、寒冷、情绪紧张或睡醒后短时间出现心绞痛
Ⅲ级	日常体力活动明显受限;以正常步速、短距离散步或登 1 层楼即出现心绞痛,休息后症状可缓解
Ⅳ级	任何体力活动均可诱发心绞痛,静息时也发作

2.体格检查

重点检查血压、脉搏、心脏听诊、末梢循环、发绀等。高血压系动脉收缩压 160mmHg(21.3kPa)以上和(或)舒张压 95mmHg(12.7kPa)以上。

3.特殊检查

心电图检查,必要时超声心动图、心血管造影或放射性核素心肌显影检查。24 小时动态心电图（Holter）监测,可明确冠心病患者围术期心脏意外的危险程度。超声心动图和选择性放射性核素血管造影对某些心脏功能不全患者是一种有用的辅助检查措施,有助于测定心脏壁异常活动的部位和程度。

4.心脏功能的临床估计方法

（1）体力活动试验:根据患者在日常活动后的表现,估计心脏功能（见表1-3）。

表1-3 心脏功能临床分级

心功能	屏气试验	临床表现	心功能状况与麻醉耐受力
Ⅰ级	>30秒	普通体力劳动、负重、快速步行、上下坡,均无心悸、气促	心功能正常,麻醉耐受力良好
Ⅱ级	20～30秒	能胜任正常活动,但跑步或重体力工作时心悸、气促	心功能较差,麻醉处理恰当,麻醉耐受力仍好
Ⅲ级	10～20秒	需静坐或卧床休息,轻度体力活动后即出现心悸、气促	心功能不全,麻醉前充分准备,避免围术期任何心脏负担的增加
Ⅳ级	<10秒	端坐呼吸,不能平卧,肺底有啰音,任何轻微活动即出现心悸、气促	心功能衰竭,麻醉耐受力极差

（2）屏气试验:患者安静5～10分钟后,嘱深吸气后作屏气,计算其最长的屏气时间。超过30秒者表示心脏功能正常;20秒以下者表示心脏代偿功能低下,对麻醉耐受力差。

（3）起立试验:患者卧床10分钟后,测量血压、脉搏后嘱患者从床上起立,立即测血压、脉搏,2分钟后再测1次。血压改变在20mmHg（2.7kPa）以上,脉率增快超过20次/分钟者,表示心脏功能低下,对麻醉耐受力差。但本法不适用于心功能Ⅳ级的患者。

三、呼吸功能评估

主要评估呼吸道通畅情况、气管内插管难易程度、呼吸道感染、肺通气和气体交换功能。

1.病史

有无长期咳嗽、咳痰、气短史,哮喘病史,近期有无急性上呼吸道感染;个人史有无吸烟嗜好,每天吸烟量和持续时间;目前劳动能力如能否胜任较重的体力劳动和剧烈活动,是否出现呼吸困难,但应与心脏病发生的心悸气促加以鉴别。呼吸困难（气促）是衡量肺功能不全的主要临床指标（见表1-4）。

表1-4 呼吸困难评级

呼吸困难评级	标准
1级	一般无呼吸困难症状,除非剧烈运动
2级	平路快走或上坡有呼吸困难
3级	因呼吸困难比同龄人步行缓慢,且需要停步休息
4级	平路走动几分钟即出现呼吸困难
5级	轻微活动如穿衣也出现呼吸困难

2.体格检查

观察呼吸频率、呼吸形式,有无膈肌和辅助呼吸肌异常活动(三凹征);有无发绀;有无胸壁异常活动(反常呼吸)、胸壁塌陷等;胸廓呈桶状者,提示阻塞性肺部疾病已达晚期;脊柱呈后侧弯变形者,提示存在限制性肺部疾病。听诊肺部有无啰音、支气管哮鸣音,或呼吸音减弱或消失。

简单易行的肺功能估计方法有:①测胸腔周径法,测量深吸气与深呼气时胸腔周径差,超过 4cm 者,提示无严重肺部疾病和肺功能不全。②测吹火柴试验:患者深吸气,然后快速吹气,能将置于 15cm 远的火柴吹熄者,提示肺储备功能好。

3.特殊检查

呼吸困难程度已超过 2 级,慢性咳嗽痰多,肺部听诊有干、湿啰音或哮鸣音,长期大量吸烟,老年性慢性支气管炎及阻塞性、限制性肺功能障碍等患者,术前还需做详细的胸部 X 线检查、肺功能测验和血气分析。

四、肝功能评估

主要评估肝脏的合成功能、代谢解毒功能和门静脉高压情况。

1.病史

对肝病患者应询问输血史、肝炎史、呕血史,慢性肝病如肝硬化和低血浆白蛋白史,这类患者的药物药代学和药动学常发生明显改变。此外,肝功能不全患者常出现凝血机制异常。

2.体格检查

检查有无腹水、黄疸、出血,甚至昏迷等严重并发症。有无严重营养不良、消瘦、贫血、凝血机制障碍、全身出血或肝昏迷前期脑病等征象。

3.特殊检查

肝功能试验,大多数属非特异性。血清胆红素增高、低蛋白血症、凝血酶原时间、凝血酶时间、部分凝血活酶时间显著延长、纤维蛋白原减少,提示肝脏功能差。

五、肾功能评估

肾功能评估主要评估肾脏的滤过和酸碱平衡、水、电解质调节功能。

1.病史

了解肾脏损害的病因以及少尿、贫血、水肿、高血压情况;有无心血管功能损害;对慢性肾衰竭患者应明确最后一次血液透析情况,透析前后血容量和血浆钾浓度常会发生显著改变。肾功能不全可来自泌尿系统以外的其他器官疾病,如糖尿病、结缔组织疾病、高血压或周围血管病等,也应进行相应的评估。

2.体格检查

注意贫血、水肿、高血压等程度;注意心肺功能有无受到影响。

3.特殊检查

尿检查包括尿量、尿相对密度和尿常规检查,可估计患者的水和电解质代谢情况;尿蛋白阳性应考虑肾脏实质性病变;泌尿系感染可见尿红细胞、白细胞和管型阳性;血液生化检查可帮助判断肾功能状况。

六、中枢神经功能评估

主要评估神经病变程度、脑循环、颅内压增高等。

1.病史

有无中枢和周围神经系统疾病;颅内病变常并发颅内压增高;垂体瘤可引起内分泌异常;有脑缺血发作史、脑血管意外、癫痫史,应询问病史和药物治疗情况。糖尿病常合并静息性心肌缺血、自主神经系统疾病和胃麻痹症。

2.体格检查

进行神经系统检查明确神志异常以及定位体征如肢体感觉运动障碍等,对术前已存在的神经系统损害进行完整记录;拟行区域阻滞者,应对麻醉区的神经功能进行检查并记录;如果麻醉与手术区在同一部位,应在麻醉前对可能涉及的部位进行神经功能检查,以便术后对比判断治疗效果。脊髓损伤史须测定其神经损害平面。

3.特殊检查

颅脑影像学检查对诊断颅内病变有重要价值;脑血流图、脑电图、体感诱发电位检查、脑干听觉诱发电位、肌电图、脑神经和周围神经的传导速度等检查对判断脑缺血和神经功能也有一定价值。

七、病情分级与麻醉手术风险评估

1.ASA 分级

美国麻醉医师协会(ASA)根据患者全身健康情况与疾病严重程度,将患者术前情况分为1~5 级(见表 1-5),如为急诊则在分级前加"E"。

表 1-5 ASA 分级

分级	评估标准
1	正常健康
2	轻度系统性疾病,日常活动不受限
3	重度系统性疾病,有一定的活动受限
4	重度系统性疾病,已丧失工作能力,终身需要不间断的治疗
5	濒死患者,不论手术与否,在 24 小时内不太可能存活

一般认为与麻醉有关的总死亡率约为 1:10000。确诊麻醉死亡的发生率为 1:100000。ASA 1~2 级的患者对麻醉的耐受性较好,围术期死亡率为 0.08%~0.4%,ASA 3~4 级患者

麻醉危险性明显增加,围术期死亡率可达 1.82%～23%,ASA 5 级者死亡率高达 9.3%～80% 以上。ASA 分级与麻醉和手术的预后有明显的相关性,但麻醉危险还与手术种类、技术条件、意外和失误有关。浅表手术围术期不良预后要比胸腔、腹腔或颅内手术者低得多。急诊手术的不良预后可比择期手术者增高 3～6 倍。随着年龄的增长,围术期有关死亡的因素增多,危险性增高。年龄增长意味着患者合并慢性全身性疾病或生理老化性衰退的数量增多。

2.疾病状态与麻醉风险

(1)心血管疾病的麻醉风险:高血压患者的麻醉安危,与高血压程度及其控制情况、是否并存重要脏器损害及其程度有关。单纯慢性高血压,仅有左心室肥大,麻醉耐受力仍良好。高血压未经治疗的患者,围术期血流动力学波动幅度大。原发性高血压的危险除与血压水平有关外,还与心血管危险因素有关。主要的危险因素有吸烟、高血脂、糖尿病、年龄大于 60 岁、男性或绝经期女性、有心血管病家族史、靶器官损害如左心室肥厚、心绞痛、心力衰竭及有冠脉重建术史、脑血管意外、肾病、周围血管病和视网膜病等。1、2 级高血压患者同时有 3 个危险因素或不伴有其他危险因素的 3 级高血压患者,10 年内发生心血管并发症的概率为 20%～30%,麻醉风险较大。3 级高血压并有 2～3 项危险因素,预计 10 年心血管并发症的发生概率超过 30%,术中、术后的死亡率高。

缺血性心脏病患者的麻醉危险性在于围术期发作心肌梗死。心肌梗死病史与围术期心肌不良影响之间存在时间相关因素,心绞痛史与围术期心肌不良反应之间的关系则尚不够清楚,近期心肌梗死显著增高手术危险性。伴随下列情况者应重视:①糖尿病。②原发性高血压。③肥胖、嗜烟、高血脂者。④心电图示左心室肥厚。⑤周围动脉硬化。⑥不明原因的心动过速。术前伴心肌梗死不足 6 个月(称"近期心肌梗死")的非心脏手术患者,其围术期的再发心肌梗死率和死亡率都显著增高。择期手术应推迟到梗死 3 个月后,术前尽可能做到:①心绞痛症状已消失。②充血性心力衰竭症状(如肺啰音、颈静脉怒张、呼吸困难、第三心音或奔马律等)已基本控制。③心电图已无房性期前收缩或室性期前收缩少于 5 次/分钟等。④血清尿素氮不超过17.85mmol/L,血清钾不低于 3mmol/L。

瓣膜病以狭窄为主的病情发展较关闭不全者为迅速;重症主动脉瓣狭窄或二尖瓣狭窄易并发严重心肌缺血、心律失常、左心衰竭和心腔血栓脱落。关闭不全患者对麻醉和手术的耐受力较狭窄者好。充血性心力衰竭史是预测术后心脏意外的一项确切指标。对心室射血分数显著性降低至 25%～35% 的患者,可确定为"高危"。

先天性心脏病如伴肺动脉高压者,则死亡率显著增高。颈动脉硬化和脑动脉供血减退,其危险性比其他血管硬化病者高。

心律失常应注意性质与类型,房颤和房扑如能控制心室率,麻醉危险性不致增加;二度以上房室传导阻滞或慢性双分支阻滞有发展为完全性传导阻滞和猝死的可能;频发(>5 次/分钟)、多源性或 R 波与 T 波相重的室性期前收缩,可演变为室颤。

(2)呼吸系统疾病的麻醉风险:并存急性呼吸系统感染者,术后极易并发肺不张和肺炎,择期手术须推迟到完全治愈后1周再手术。哮喘患者围术期呼吸系统并发症可比正常患者高4倍;长期吸烟者多并存慢性支气管炎,麻醉后呼吸系统并发症多见;老年人易并发慢性肺部疾病,尤以阻塞性肺部疾病和肺实质性疾病为多见;过度肥胖易并存慢性肺功能减退,术后呼吸系统并发症可增高2倍。

肺功能测验包括用力肺活量(FVC)、用力第1秒呼气容量(FEV1)和最大自发性通气量(MVV)是预测术后呼吸功能不全的最佳指标组合。预测手术后并发肺功能不全的高危性指标见表1-6。

表1-6 估计手术后并发肺功能不全的高危性指标

肺功能测验项目	正常值	高危指标
肺活量(VC)	2.44~3.47L	<1.0L
第1秒时间肺活量(FEV_1)	2.83L	<0.5L
最大呼气流率(MEFR)	336~288L/min	<100L/min
最大通气量(MVV)	82.5~104L/min	<50L/min
动脉血氧分压(PaO_2)	75~100mmHg	<55mmHg
动脉血二氧化碳分压($PaCO_2$)	35~45mmHg	>45mmHg

(3)肝、疾病的麻醉风险:轻度肝功能不全的患者对麻醉和手术的耐受力影响不大;肝功能不全失代偿时,麻醉和手术耐受力显著减退,术后易出现腹水、黄疸、出血、切口裂开、无尿;晚期肝硬化,常并存严重营养不良、消瘦、贫血、低蛋白血症、大量腹水、凝血机制障碍、全身出血或肝昏迷前期脑病等征象,则危险性极高。

肾功能已减退的患者,术后容易出现急性肾衰竭。慢性肾衰竭人工肾透析治疗,对麻醉和手术的耐受力仍差。慢性肾病者常并存其他病变:①高血压,易继发心力衰竭。②心包炎。③贫血。④凝血机制异常。⑤水、电解质和内分泌功能紊乱,对麻醉的耐受性下降。

3.手术种类与心血管意外的关系

非心脏手术患者的心血管意外危险与手术有关。①高危(心脏意外发生率>5%者):急诊大手术尤其是老年患者;主动脉或其他大血管手术;外周血管手术;长时间手术伴有大量体液转移或大量失血。②中危(心脏意外发生率<5%):颈动脉内膜剥脱手术,头颈手术,腹内和胸内手术,骨科手术,前列腺手术。③低危(心脏意外发生率<1%):内镜手术,体表手术,晶体手术,乳腺手术。

4.围术期心血管意外(心肌梗死、心力衰竭、死亡)的危险因素

(1)高危因素:①不稳定冠脉综合征——近期心肌梗死(7~30天)伴有严重心肌缺血临床症状或非创伤检查表明有严重心肌缺血。②不稳定型心绞痛或3~4级心绞痛。③充血性心力衰竭失代偿。④严重心律失常如高度房室传导阻滞、心脏疾病伴有症状的室性心律失常、心室率难以控制的室上性心律失常。⑤严重瓣膜疾病。

(2)中危因素:①1~2级心绞痛。②心肌梗死病史或病理性Q波。③充血性心力衰竭代

偿期或充血性心力衰竭病史。④糖尿病。

(3)低危因素:①老年患者。②心电图异常如左心室肥厚、左束支传导阻滞、ST-T改变。③非窦性心律。④体力活动受限。⑤脑卒中病史。⑥高血压未控制。

第二节 患者的准备

一、一般准备

了解并调整患者与麻醉关系密切的各器官功能,使之处于最佳状态,与手术医师共同做好患者必要的术前准备。增加麻醉期间的安全性。

(一)全身麻醉

为了全面增强患者的抵抗力,降低或抑制患者应激反应,要求做好以下工作。

1.心理准备

术前根据患者的心理状态,做必要的解释工作,解除患者顾虑,消除恐惧、紧张和焦急的心理负担,取得其信任和合作。

2.气道准备

(1)术前应禁止吸烟,加强口腔卫生护理,去掉义齿,活动牙齿相应护理。

(2)麻醉前应对患者进行深呼吸训练,病情允许时,鼓励患者做适当活动,以增强体质。

(3)胸部透视检查,注意有无气道炎症。对于急性上气道感染的患者应尽可能延期1~2周手术。否则要采取积极抗感染治疗,避免用吸入麻醉,并用抗生素预防继发感染。慢性支气管炎和支气管哮喘患者,应在缓解期施术,麻醉前给予抗生素治疗。如系"湿肺"病例,术前应指导练习体位排痰;或雾化吸入,使患者容易咳痰;或解除支气管痉挛等处理。胸部手术应进行肺功能检查。

3.非急症手术加强处置

应检查血、尿、粪常规,肝功能及乙肝表面抗原(HBsAg),肾功能及电解质等。如并发贫血、肝、肾、内分泌功能障碍等应查明原因,须行必要的治疗和处理,使其功能恢复,或相对稳定后,方可施行手术麻醉。

4.循环系统准备

术前应有心电图检查,如有高血压病或心脏病,请心肾内科会诊,正确判断心脏功能。异常时给予适当处理等,积极做好术前准备,可降低心脏病患者的病死率。

5.心肺功能评估

对40岁以上,特别是老年患者,术前必须常规检查心电图,以排除冠心病。对心肺功能的代偿程度做出恰当估计。

6.术前测量体重

小儿术前应准备测量体重(kg),婴儿体重以克(g)计算。

7.保持内环境稳定

根据病情及血液化学的改变,纠正脱水、电解质紊乱和酸中毒,补充血容量,稳定内环境。

8.胃肠道准备

对于营养不良患者,应尽量经口补充营养;如时间不充裕,或患者不能或不愿经口进食,可通过小量、多次输血,静脉注射水解蛋白和维生素等以补充营养。除手术需要外,如胃肠手术应内服抗生素或肠道清洁剂。手术前 1 天灌肠,手术日晨排空大小便。手术前禁食 4～6h。放置胃肠减压管,持续胃肠减压。

9.按"饱胃"原则处理

急症患者,如肠梗阻或消化道内出血;或其他情况需要时,如进食不久的创伤患者、精神极度紧张者和临产足月的孕妇等,以"饱胃"原则处理,即放置胃肠减压管(胃管),将胃内容物抽空,或用盐水冲洗胃,并在头高位下采用气管内插管等安全措施。

10.禁食

小儿根据年龄决定禁食时间,婴幼儿一般术前 3～4h 即可。

(二)脊椎麻醉

除参考全麻做相应准备外,应做好以下准备。

1.纠正贫血

若并有贫血,应予以纠正。非急症患者对于血红蛋白的要求,男性至少在 110g/L,女性 100g/L 以上。

2.肺功能评估

高位、上胸部硬膜外麻醉,或高位腰麻,应注意肺功能检查。没有肺功能检查条件时,仍依据病史、体检及胸部 X 线做初步估计。

3.维护循环稳定

有休克、低血压应术前予以纠正。

4.灌肠与导尿管

术前 1 天晚灌肠。子宫、膀胱、结肠和直肠等下腹部大手术放置留置导尿管。

5.禁食

手术当日禁食 4～6h。

6.穿刺部位准备

穿刺部位有感染时,不能施行麻醉,待治愈后再行手术或改其他麻醉。

(三)全身状况

采取各项治疗措施,改善患者全身情况,使之处于较佳状态。

(1)无严重贫血与低蛋白血症。

(2)控制高血压和高血糖。

(3)内环境稳定。

（4）增加心脏功能储备。

二、危险性评估

因病情需要,对特殊患者进行特殊准备,将全身情况及重要器官功能调整至最佳状况,以确保麻醉和手术的安全。

1.高血压病

轻度高血压病患者手术时,对接受麻醉和手术有一定危险,Ⅰ期较为安全;但严重的高血压病患者,即Ⅱ～Ⅲ期麻醉和手术危险性极大,麻醉前应进行 1 周至 1 个月的内科降压治疗,待血压稳定后再行手术。长期应用降压药物,如利血平、胍乙啶等治疗的患者,因引起体内儿茶酚胺的减少,麻醉前理应停药。但目前认为,术前不一定都停用降压药,根据病情需要,全面分析,麻醉前要谨慎处理伴随疾患。

（1）保持内环境稳定:适当纠正脱水、失血和电解质紊乱等。长期用神经节阻滞药降压药的患者,要特别注意对低钾、心律失常和脱水的纠正。

（2）徐脉治疗:脉搏徐缓时应用阿托品纠正。长期用神经节阻滞降压药者要注意对心动过缓、低血压的纠正。

（3）降压药治疗:急症患者舒张压＞123mmHg 时,用时效短而不影响体内儿茶酚胺储量的降压药,如美卡明等。

（4）麻醉前用药:术前药宜给阿托品,有利于麻醉诱导、维持及麻醉管理等。

2.糖尿病

老年人糖尿病的发病率增高。高血糖所致靶器官的病理改变是糖尿病患者麻醉的主要危险因素。术前评估糖尿病并发症的严重程度。其晚期并发症病变程度直接影响病死率。

（1）糖尿病性冠心病:糖尿病患者心肌梗死发生率是常人的 2 倍,是最常见的死因。可无症状,心电图无诊断价值,运动心电图、心肌血液灌注图可诊断,冠状动脉造影可确诊。

（2）高血压:糖尿病患者患高血压主要用 α 受体阻滞药、钙离子通道阻滞剂和血管紧张素转换酶抑制药治疗。慎用 β 受体阻滞药和利尿药。

（3）糖尿病心肌病:在无高血压及缺血性心脏病情况下引起特殊心肌病。

（4）控制血糖:择期手术术前应行内科治疗,控制糖尿病患者血糖、尿糖。凡服用降血糖药或注射长效胰岛素者,必须在术前改用正规胰岛素。术前病情若已用胰岛素基本控制,可按原来每日定时定量给予,可根据麻醉和手术的影响,另辅以小剂量的胰岛素。术前空腹血糖以 6.1～7.2mmol/L 为佳,最高＜11.1mmol/L。术前查尿糖,若（－）～（＋）,则只给原来日需量的胰岛素;若（＋＋）,可另加 6U;（＋＋＋）另加 10U;（＋＋＋＋）另加 16U 以上胰岛素。术前禁食者.可将其原应给的胰岛素的一次量减为原量的 2/3,余 1/3 留在麻醉开始后给予。除药物为主要准备措施外,还应增加营养,补充热量等,以便安全施术。

3.急性感染及高热

原则上手术应延期施行。急症手术,应同时采取抗感染和物理降温等治疗措施。

4.激素治疗者

长期应用激素治疗的患者,肾上腺皮质功能减退,容易发生休克,要予以注意。

(1)加大用药量:仍在用激素的患者,手术前 1 天和手术当天加大用量。

(2)麻醉前用药:术前 1～3 个月内曾使用激素治疗的患者,常规给预防药。行大手术者,麻醉前用药可肌内注射氢化可的松 100mg,以后每 6 小时 1 次,连用 3 天;行小手术者,于术前给药时肌内注射氢化可的松 100mg,以后每 6 小时 1 次,连用 24 小时;或术前晚和术前各肌内注射 100mg;行短时间疾病检查、处理者,于临麻醉前肌内注射氢化可的松 100mg,手术中输注氢化可的松 100mg。如术中已有循环功能不全,且对补充失血和升压药不敏感者,给予氢化可的松每次 100～300 毫克输注,术终氢化可的松 50mg 肌内注射,2 次;术后可肌内注射 50mg,4 次,维持 3～5d,逐渐撤停,以预防急性肾功能不全引起的低血压危象。

(3)麻醉前不用药:3 个月至 2 年内用过激素治疗者,术前可以不给激素。经严密观察,若有怀疑时即给。

(4)激素术前准备的适应证:①腺垂体功能减退或艾迪生病患者。②已行或拟行垂体切除或肾上腺切除者。③术前仍在服用激素者。④术前 3 个月内曾服用激素持续 1 个月以上者。⑤术前 3 个月内服用总量超过氢化可的松 1000mg 以上者。

5.心血管病

有严重心律失常和心力衰竭的患者,经内科治疗(洋地黄等)心律恢复正常、心力衰竭得到控制后方能麻醉和手术。凡心力衰竭患者非急症者禁忌手术。心力衰竭Ⅳ级必须在心力衰竭控制后 1 年方可考虑手术。近期有心肌梗死发作的非急症患者,3 个月内禁止手术,6 个月以后才能手术。术前长期用洋地黄药物时,要注意低血钾和洋地黄中毒。术中应备有持续心电图监测。

(1)术前心脏功能:心脏功能估计很重要,麻醉医师应熟练掌握。①先天性心脏病,无心力衰竭史、无缺氧,心脏代偿功能正常,接受一般性手术麻醉和手术中较安全,否则很危险。②后天性心脏病的估计方法,以体力活动试验为常用,根据患者活动后的表现估计心脏功能,分代偿功能 1～4 级。③屏气试验:患者安静后,令深吸气后做屏气,计算其屏气的最长时间。>30 秒者示心功能正常;<20 秒示心功能代偿低下,对麻醉耐受力差。是一简单而实用的麻醉危险评估方法。④吹火柴试验:患者安静后,令深吸气后吹一定距离的火柴。能吹灭>6cm 的点燃火柴,示心肺功能尚可安全耐受麻醉。也是简单的麻醉危险评估方法之一。⑤起立试验:患者卧床 10 分钟后,测量血压、脉搏,然后令患者突然从床上起立,再测血压、脉搏,2 分钟后再测 1 次。血压改变在 20mmHg 以上,脉率增快>20/min,示心功能低下,耐受麻醉力差。本法不适用于心功能Ⅳ级患者。

(2)维持离子平衡:长期用利尿药和低盐饮食患者,有并发低血钾和低血钠的可能,术中易发生心律失常和休克。术前应做化验检查,缺钠、钾患者在严密观察、严格控制输液速度下补钠和钾,防输液过多。

(3)纠正贫血:若伴有失血和贫血,携氧能力减弱,可影响心肌供氧,术前应该少量多次输血,或输用红细胞悬液更优。避免增加心脏负担。

(4)术前洋地黄类药物治疗:对有心力衰竭史、心脏扩大、心电图示心室劳损或冠状动脉供血不足的患者,术前可使用地高辛 0.25mg,每口 1 或 2 次。

(5)危及生命手术前准备:对严重冠心病、主动脉瓣狭窄或高度房室传导阻滞的患者必须施行急症手术者术前必备:①桡动脉穿刺插管直接测动脉压。②插 Swan-Ganz 导管测 PCWP。③体外心脏起搏器。④准备血管扩张药(硝普钠)、正性收缩药(多巴胺)、利多卡因、肾上腺素等。⑤备电击除颤器等。

6.单胺氧化酶抑制药治疗者

长期接受单胺氧化酶抑制药(MAOI)治疗的患者,如帕吉林等,若施行择期手术,最好提前两周停止给药,后实施手术。MAOI 可增强镇痛药、巴比妥类药、麻醉药、肌松药和升压药的作用,容易引起低血压。即使停药两周仍可发生惊厥、昏迷、血压剧烈增高和降低等,麻醉前应做到:

(1)麻醉前用药:麻醉前药禁用哌替啶等镇痛药,可选用异丙嗪、咪达唑仑、阿托品或东莨菪碱等。

(2)麻醉选择:选局麻为宜,禁用腰麻和硬膜外麻醉,以免出现意外。

(3)麻醉用药:麻醉时应慎重,全麻药应减量。

(4)出现险情的处理:①静脉注射氢化可的松 100~200mg,每 30 分钟 1 次,加快输液。②血压过高时,静脉注射酚妥拉明 5~10mg,或 0.01%硝普钠,或乌拉地尔。③心动过速者,静脉注射普萘洛尔1~2mg(β受体阻滞药),必要时可 10~15 分钟重复使用。

7.创伤及休克患者

预防和积极治疗低血压,维持循环稳定。严重的低血压,特别是内出血合并出血性休克患者,应针对病因,快速大量的输血、补液,纠正脱水、电解质和酸碱紊乱,补充血容量的同时,适当使用升压药,使血压回升,并维持血压在 80mmHg 以上,脉搏变慢时,方可施行手术。紧急时,一方面抗休克,一方面紧急手术治疗。

8.帕金森患者

术前用左旋多巴治疗的帕金森病患者,手术前不必停药,一直用到手术前日晚,不用增强心肌敏感的麻醉药,如氟烷等。

9.术前应用β受体阻滞药患者

术前应用β受体阻滞药,如普萘洛尔、吲哚洛尔治疗的冠心病或高血压病的患者,应在术前 2 周即开始逐渐停药,至术前 1 周停止。症状加重时,继用普萘洛尔直至术前 48 小时。术前常规用阿托品,必要时术中追加 0.02mg/kg。普萘洛尔在术中使用要慎重。

10.呼吸疾病患者麻醉前评估及准备

呼吸系统病,以呼吸系统慢性感染和肺通气不全最多见,做好麻醉前准备和治疗,可明显降低围术期呼吸系统并发症及其病死率。

(1)哮喘患者:①肺功能检查,肺活量<1.0L 或第 1s<60%时,应延期施行麻醉。若必须

施行手术,应慎重。②术前血气分析,$PaO_2 < 46.2mmHg$,而 $PaCO_2$ 超过 $46.2mmHg$,一般是病情相当严重的。③术前应进行有效的药物控制气管和支气管痉挛,一般用支气管扩张剂、甲基黄嘌呤和色甘酸钠及激素治疗,缓解后施行麻醉。若用激素才能控制者,术前应加大剂量,术中应持续应用氢化可的松,并于术后维持一段时间。④注射抗生素抗肺部感染。⑤麻醉前用药,不用吗啡,而用哌替啶。⑥术中凡增加支气管收缩的药,包括麻醉药和引起组胺释放的药都禁用。

(2)麻醉前肺功能的估计:①测胸腔周径法。测量深吸气和深呼气时胸腔周径的差别,$>4cm$,示无严重肺部疾病和肺功能不全。②吹火柴试验(见前心功能估计)。如将置于 $10\sim15cm$ 远火柴能吹灭者,示最大通气量(MVV)$>40L/min$,肺储备功能好,否则储备低下。

(3)呼吸困难程度分级:呼吸系疾病引起的呼吸困难,根据正常步速、平道步行结束后观察,是衡量肺功能不全的主要临床指标,依此可做出评估,见表1-7。凡呼吸困难程度超过Ⅱ级的患者,术前应予以重视,要有 X 线检查和肺功能测验。

表 1-7 呼吸困难程度分级

分级	依据
0	无呼吸困难
Ⅰ	能远走,但易疲劳,不愿步行
Ⅱ	步行距离有限,走稍长距离后需停步休息
Ⅲ	步行短距离即出现呼吸困难
Ⅳ	静息时也出现呼吸困难

(4)术前禁烟:术前禁烟至少 2 周。妇女月经期,非急症应延期手术。

(5)排痰:胸部叩击和体位引流,或雾化吸入等促使痰液排出。

第三节 麻醉选择

手术治疗的质量、效果和预后在很大程度上取决于麻醉方法。正确麻醉方法的选择也是麻醉质量、手术患者内环境保持稳定和麻醉前评估与处理正确的前提和标志。由麻醉医师决定每例手术用何种麻醉方法。

一、麻醉选择原则

(一)选择原则

临床麻醉的方法和药物选择十分重要,总的原则是既要达到无痛,便于手术操作,为手术创造必要的条件,满足手术的需要,又要保证患者安全、减少麻醉意外和并发症、主动维护和控制患者的生命体征。在保证麻醉期间呼吸循环生理功能稳定的前提下,达到镇痛良好、安全、舒适、简便,为满足手术需要创造必要的条件。

（二）评价标准

1.安全

掌握适应证和禁忌证恰当，麻醉药和方法不危及患者的生命和健康，麻醉意外少，无麻醉致死或其他不良后果。

2.无痛

能够保证麻醉效果，使手术能在完全无痛（基本无痛）和无紧张的情况下实施。

3.无害

麻醉药作用快，毒性小，无蓄积作用。对患者生理功能的影响限制在最小范围。能维持正常的生理功能，或对生理干扰小，即对心率、呼吸、血压影响小，对重要脏器损伤轻。将所产生的毒性和并发症能降到最低限度，且影响是可逆的。万一发生意外，能及时抢救，能快速有效地排除干扰，使手术自始至终地安全进行。

4.满足手术要求

麻醉效果能达到预期目的，能为疑难手术创造良好的条件，包括时间、深度、手术部位、范围等。例如，心脏、大血管手术的低温；胸腔手术的控制呼吸，便于手术操作；腹腔手术有足够的肌肉松弛；高血压患者手术及出血多的手术要及时控制降压等。使既往不能施行的手术可行，使不能耐受手术（或麻醉）的患者变得可以耐受。

5.睡眠无记忆

防止觉醒，因为术中觉醒给患者带来潜在的心理障碍性后遗症，听觉模糊记忆影响术后行为。

6.保持适当应激反应

能降低应激反应，阻断向心性手术刺激，血流动力学稳定，减少术中、术后出血，减少输血及其并发症，预防负氮平衡，降低病死率。

7.术后恢复快

麻醉中合理地利用了各药物之间的协同和拮抗作用，麻醉结束患者即醒，可以早期拔管，并在短时间内尽早完全恢复。

8.简便易行

麻醉技术难度不高，方法实用，使用简便，麻药花费不过大，容易掌握，平战能结合。

（三）选择参考依据

1.患者一般情况

依据患者年龄、性别、体格及心、肺、肝肾功能等情况、病理生理改变、患者意见，手术患者病理和病情是主要的参考因素。

2.手术的性质和意图

取决于手术部位、切口、手术卧位、范围、深浅、繁简、创伤和刺激大小、手术时间的长短、是否需要肌肉松弛及手术时可能发生的意外等，如施行胸椎手术、胸壁手术、肾及肾上腺手术等，易误伤胸膜而发生气胸，故采用气管内插管全麻。

3.麻醉设备条件

包括器械设备、药品条件和麻醉医师的技术水平条件(能力和熟练程度)。

4.麻醉药及麻醉方法

根据麻醉药的药理作用、性能和对患者病情的影响、麻醉方法本身的优缺点等,正确选择适当的麻醉药和麻醉方法,达到灵活机动,及时调整。

5.麻醉医师技术能力和经验

根据麻醉医师的技术能力、理论水平和经验:①充分参考术者的意见,选择安全性最大、对机体干扰最小的麻醉方法。②选择自己操作最熟练的方法。③若是危重患者或急症患者时,术前讨论或向上级请示,以保证患者的安全,减少麻醉意外和并发症。④用新的麻醉方法时,要了解新方法的优缺点,还要注意选年轻、健壮的受术者作为对象。

二、根据手术部位选择麻醉

(一)头部

可选局麻或支气管内插管吸入全麻。如颌面、耳鼻喉和颅脑手术。颌面外科患者,常因颞下颌关节疾病、瘢痕挛缩、肿瘤阻碍或对组织器官的推移、变位等,造成张口困难、头后仰受限、七气道的正常解剖位置异常等因素,往往导致气管内插管困难,故需要用鼻腔盲探插管法。颅内手术的麻醉选择,应考虑以对颅内压的影响最小的原则,去选用各种麻醉药和麻醉方法,并根据手术的具体要求及患者全身情况等,来权衡其利弊。

(二)颈部

最常见的是甲状腺手术,包括甲亢手术。可考虑颈丛或硬膜外阻滞。若颈部肿块过大,气道已有压迫或推移,致气管扭曲等已有呼吸困难者,或精神过于紧张而不合作者,可考虑选择气管内插管、复合全麻,以策安全。此类患者如有气管插管困难者,宜采取清醒气管内插管较安全。

(三)胸部手术

1.胸壁

可选局麻、硬膜外或肋间神经阻滞、静脉复合或吸入麻醉。

2.胸内手术

以气管内插管静脉复合或吸入静脉复合麻醉为佳。也可选局麻或硬膜外阻滞,但应注意开胸后对呼吸生理的扰乱,肺部病变对呼吸功能的影响,肺内分泌物的控制。

(四)腹部

硬膜外或腰硬膜联合阻滞比较理想而常选用。也可选腰麻。患者对硬膜外阻滞有禁忌、过度肥胖、过分紧张或全身情况较差或有危重休克、感染或内出血性患者,可用静脉复合或静吸复合、气管内插管全麻。达到无痛、肌松良好、抑制自主神经反射,术后对胃肠功能扰乱少。全麻时,配合肌松药,可减少对循环及肝、肾等脏器的功能影响,能提高麻醉手术的安全性。

（五）肛门会阴部

可选鞍麻或骶管麻醉较满意。有时选硬膜外阻滞，静脉复合全麻或静吸复合全麻。盆腔与妇产科手术绝大部分可在骶管麻醉、鞍麻或持续硬膜外麻醉下完成。

（六）脊柱四肢手术

1.脊柱手术

选局麻往往效果不佳，可用硬膜外阻滞或气管内插管静脉复合或静吸复合全麻。

2.上肢

臂丛阻滞和硬膜外阻滞最常用。高位硬膜外阻滞不如臂丛阻滞安全，臂丛阻滞也要预防气胸等并发症。必要时选气管内插管，静脉复合全麻或静吸复合全麻。

3.下肢

可选用腰麻、腰硬膜联合或硬膜外阻滞，能满足手术需要；气管内插管静脉复合或静吸复合少用。

4.断肢再植

该手术时间较长，要求循环功能稳定，血管不发生痉挛，使再植的肢体供血良好，避免血栓形成。因患者失血量较多，血容量不足，常有代偿性的血管痉挛。要预防休克，补充血容量，输右旋糖酐-40 等胶体液；改善微循环，预防血栓形成；纠正酸中毒，补充碱性药，防止发生毛细血管内凝血，减少血栓形成的机会。患者要处在比较安静的状态下，以保证手术的顺利进行及再植血管、神经的功能。麻醉的选择必须全面考虑，并做必要及时的处理。上肢选用持续臂丛阻滞或硬膜外阻滞，下肢选用硬膜外阻滞，麻醉要辅以足够的镇静或麻醉性镇痛药，减少患者因紧张情绪或疼痛刺激，所致的血管痉挛，满足手术要求。个别精神紧张或重度创伤，或严重休克者，可选用气管内插管，静脉复合或静吸复合全麻，但手术时间冗长，要控制麻药量，以防药物蓄积作用。术中应尽量避免用升压药物，要保温，避免室温过低刺激血管痉挛。

（七）烧伤及瘢痕整形手术

患者曾经过多次手术，对疼痛敏感，上肢可选用臂丛或硬膜外阻滞，下肢可选用硬膜外阻滞，麻醉中辅助一定量的镇痛、镇静药物，均可满意完成手术。手术面积大者或病情严重者，可选用气管内插管，静脉复合或静吸复合全麻。早期创面渗液丢失多，要及时补充血容量，预防休克。特别是头面部烧伤、颈胸或颈颏瘢痕粘连手术者，存在张口困难或颈部不能活动、头向前倾、呼吸困难等病理改变者，往往气管内插管操作十分困难。先要用鼻腔插管或行气管切开或瘢痕松解后方可上麻醉药。气道烧伤、呼吸困难者，应行气管造口术。

三、特殊患者的麻醉选择

（一）常见特殊患者

1.有过敏史患者

即使选用局麻，也应注意过敏问题。对静脉麻醉药或吸入麻醉药发生过敏者少见。

2.贫血患者

用腰麻或硬膜外阻滞时,应预防血压下降。严重贫血或大失血者应禁用腰麻或硬膜外阻滞。以选气管内插管静脉复合全麻较安全。应给予较正常浓度高的氧气吸入。

3.癫痫患者

注意避免抽搐的因素,麻醉前苯妥英钠 0.1～0.2g 或地西泮 10～20mg 口服,以预防发作。选气管内插管,硫喷妥钠加琥珀胆碱诱导,维持麻醉不选用普鲁卡因或利多卡因静脉注射。

4.发热患者

无论采取何种麻醉方法,都应采取降温措施并充分供氧。

(二)高危及危重患者

1.全身衰竭

宜用局麻或神经阻滞,禁用腰麻,包括硬膜外阻滞。需用气管内插管,以浅全麻为妥。硫喷妥钠诱导时应减量,或清醒气管内插管,或用咪达唑仑、芬太尼、维库溴铵、丙泊酚静脉注射诱导,气管内插管,浅全麻加肌松药维持,是安全、常用的方法。也可用气管内插管加硬膜外麻醉方法。

2.休克

由于休克患者对麻醉药的耐量低,对巴比妥类药物较敏感。创伤性休克要充分补充血容量,近年来,应用高渗盐水和右旋糖酐溶液有较好的疗效。严重休克时肾过滤率减低,肾排药物不宜应用。一般选用气管内插管、浅全麻维持,用对循环功能影响小的药物,并保持适当的呼吸交换量及供氧。禁忌椎管内麻醉方法。也可用气管内插管加硬膜外麻醉方法。

3.瘫痪

由于患者长期卧床,血容量潜在不足,循环代偿功能差,瘫痪平面高者,影响呼吸功能,或并发坠积性肺炎。T_7 以上损伤或病情严重者宜选气管内全麻,尽量不用琥珀胆碱,因其诱发高血钾;保证足够通气和循环稳定。T_7 以下损伤或病情较好者,可选硬膜外阻滞。

4.呼吸系统疾病

应根据以下情况选择。

(1)气道炎症:不宜选用吸入麻醉药,以静脉复合麻醉较理想。

(2)哮喘:术前应用色甘酸钠进行有效的药物控制,宜选哌替啶,均不宜用吗啡、硫喷妥钠和筒箭毒碱等,腰麻及高位硬膜外阻滞均应慎重。

(3)"湿肺"及活动性肺结核:由于有大量分泌物或咯血(肺结核活动期、肺炎、支气管感染、支气管扩张、肺脓肿和肺肿瘤等),应选支气管内插管。如用双腔管插管,可保证术中安全,并防止下气道阻塞和感染扩散。肺叶切除范围较大者,选用对气道刺激小的麻醉药。注意气道的管理。

5.心血管疾病

(1)非心脏手术:应把重点放在心脏问题上。若心脏功能差,术前、术中应适当地应用强心药物。心脏代偿功能较差的心脏病患者,只要不过分紧张,尽量采用局麻,或神经阻滞,配合镇静药。若选用气管内插管、静脉复合全麻时,深度应浅,肌松药均可选用。不宜使用抑制心脏功能的麻醉药和麻醉方法。心脏功能代偿较好的患者,仍可选用硬膜外阻滞,但应慎重。

(2)心血管手术:大而复杂的手术,如心内直视手术,应考虑气管内插管静脉复合全麻、低温麻醉和体外循环。选用药物及方法应避免导致缺氧、CO_2 蓄积和低血压,诱导应避免兴奋和挣扎。

(3)病态窦房结综合征患者:均选用静脉复合全麻,心率缓慢用阿托品等对抗,术中监测心电和血压,术前备好起搏器;经食管心房起搏安全。

6.神经系统疾病

包括颅脑外伤、颅内肿瘤摘除及脊髓手术,禁用腰麻,宜选气管内插管,适宜用效能微弱的麻药,如氧化亚氮、羟丁酸钠、氯胺酮或局麻比较安全。颅内术中充分供氧,预防脑肿胀、颅内压剧增。

7.肝病

对肝功能不全者,应选择对肝功能影响小的麻醉药或麻醉方法。避免用毒性较大的全身麻醉。用局麻、腰麻或硬膜外阻滞较好。全身情况差者在气管内插管下静脉复合全麻。选用羟丁酸钠、芬太尼、氟哌利多、地西泮及氯胺酮等对肝功能影响小的药物,全麻中应防止缺血、CO_2 蓄积和低血压。肝功能障碍者手术选用低温麻醉时,可加重凝血机制的扰乱,应十分审慎。

8.肾病

免用对肾有毒害、由肾脏排泄药物的麻醉方法。如戈拉碘铵、溴己氨胆碱和地高辛等。局麻、腰麻和硬膜外阻滞常用,全身情况差者,在气管内插管下静脉复合全麻。肾炎有水肿、尿少、严重贫血、血浆蛋白低下、腹水,并常有血压的变化,均与麻醉有关,应避免选择影响血液酸碱平衡及易造成缺氧、CO_2 蓄积、血压波动大的麻醉药及麻醉方法。尿毒症患者,伴有昏迷、酸中毒和抽搐等,宜选局麻、神经阻滞;气管内插管静脉复合全麻时,可选用羟丁酸钠、氟哌利多、芬太尼等静脉麻醉药;选用不从肾排泄的肌松药,不选用硫喷妥钠。硬膜外阻滞及腰麻平面应控制得当,可慎选。

9.孕妇

忌全麻。腰麻要慎重,因为麻醉平面不好控制。宜选硬膜外阻滞(临产的平面最好不超过脐部)和局麻。

10.小儿

在基础麻醉下加局麻。较复杂、较大的手术用静脉复合全麻也较恰当。腰麻、硬膜外阻滞或神经阻滞,只要施用得法,效果很好,但必须慎用,骶管阻滞效果也好。但要配合基础麻醉。

11.老年人

选用局麻或硬膜外阻滞(慎用,麻醉平面妥为掌握,麻药小剂量、分次)为妥。也选腰硬联合麻。全麻以静脉复合为宜。高血压患者若无心脑肾的并发症,麻醉的选择无问题。凡顽固性高血压经治疗不易下降者,血管弹性较差,血压波动较大,应注意麻醉对血压的影响。全身麻醉掌握得当,对循环影响较小,否则使血压波动剧烈,增加麻醉中的险情。长期服用降压药的患者,术中可能出现严重低血压,不宜选腰硬联合麻。

12.糖尿病

以选局麻及神经阻滞较安全,也可首选硬膜外阻滞。硬膜外麻醉可减少神经内分泌的应激反应,减少分解代谢并发症,增加代谢稳定性。尽量避免全麻。若选全麻时,要注意控制血糖浓度,大剂量强效阿片类药可阻断应激反应,大剂量芬太尼能有效控制血糖,但要限制使用阿片类药物。选氧化亚氮、硫喷妥钠等对血糖影响小的全麻药。术前、术中应给予胰岛素。

(三)急症手术

1.全身麻醉

主要用于颅脑外科、心脏压塞、心胸外科、五官科的急症手术或多发性复杂性外伤患者。静脉复合或静吸复合全麻。注意防治休克,维持一定的血压等。

2.硬膜外阻滞

禁忌急症手术,相对禁忌证慎用。注意麻醉管理。

3.部位麻醉

局麻、颈丛、臂丛用于颈部、颌面部、上肢手术等。

4.小儿

选基础麻醉加局麻、部位麻醉或椎管内麻醉。

四、麻醉药选择

(一)一般要求

1.用良好的麻醉药

良好麻醉药应具备以下标准。但目前尚无一种麻醉药能满足以下要求。

(1)诱导快:无刺激性、患者舒适,乐于接受。

(2)不影响生理:对生理无不良影响,在病情危重情况下也能使用。

(3)物理性能稳定:能与钠石灰接触,与光接触或长期储存均不起变化。

(4)不燃烧爆炸:可用于多种麻醉方法。

(5)无蓄积:无个体差异或个体差异很小。

(6)作用强:麻醉效力强,能产生良好的催眠、止痛作用,并能随意控制麻醉深浅、苏醒快,安全可靠。

(7)对呼吸循环无影响:对呼吸无影响,循环易维持平稳。

(8)满足手术要求:如提供满足手术要求的肌肉松弛及其他特殊手术要求等。

2.联合用药

在目前尚未发现单一麻醉药具备以上标准之前,临床上多采用两种以上的麻醉药联合应用,取长补短,发挥其各自优点,减少不良反应和危害,尽可能满足手术要求,是目前广泛应用的方法。近年来,国内外麻醉发展较快,众多新药物的引进,为麻醉药的多种选择提供了条件,但要达到最佳选择。

（二）吸入麻醉药

1.安全

从患者生存利益出发，首先考虑吸入麻醉的安全性。

（1）麻醉药所需的浓度与氧浓度比例：如氧化亚氮需要高浓度时，氧浓度降低，易致缺氧。

（2）燃烧爆炸性能：目前应用氧化亚氮及氟类吸入全麻药，无燃烧爆炸的危险。

（3）稳定性：氟烷与加热的钠石灰接触即变质，产生剧毒物，说明化学性质不稳定；物理性质也不稳定，在蒸气饱和下，腐蚀锡、铝、黄铜和铅，又能溶解于橡胶和塑料，而后徐徐释出。

（4）安全性：氟烷安全界限小，扰乱心肌正常的应激性，对肝有毒性，肝炎、休克、心功能不全、心肌损害患者禁用。

（5）对自主神经系统功能：氟烷易使血压下降；恩氟烷吸入高浓度时，心排血量减少、血压下降、心率减慢等严重心肺功能不全、肝肾功能损害、癫痫、颅内压高患者勿用。控制性降压时，可选用氟烷配合。重危、重症肌无力和嗜铬细胞瘤患者皆选用恩氟烷。异氟烷心律稳定，增加脑血流量轻微，癫痫患者和颅脑外科首选异氟烷。

（6）对机体的毒性：氧化亚氮在无缺氧时无毒，对肝肾功能则无影响，肝肾功能不全者选用适宜。恩氟烷对肝肾功能损害的危险性存在，肝肾功能不全患者慎用。异氟烷是不引起肝损害的。

（7）对代谢与酸碱平衡的影响：氧化亚氮对大脑代谢有轻度刺激作用，并增加脑血流量（CBF）；氟烷对肝的代谢明显抑制；七氟烷麻醉时 CBF 及脑氧代谢率（$CMRO_2$）明显减少，分别下降 34% 和 52%；地氟烷使脑氧代谢下降，抗分解代谢强作用等。注意氟离子释放后的多尿性肾衰竭。

（8）麻醉后反应：氟烷、恩氟烷、异氟烷、七氟烷及地氟烷等苏醒后无呕吐反应。

（9）环境污染：废气排放虽可减少空气中麻醉气体浓度，但污染仍存在。

2.患者易接受

吸入全麻药的气味和刺激性常使患者不乐意接受。氟烷有水果样香味，七氟烷易被患儿乐于接受，氟类麻醉药对气道黏膜无刺激，分泌物不增多，地氟烷对气道有轻度刺激作用。

3.麻醉效能强

（1）镇痛及麻醉效力：氧化亚氮麻醉效力弱，常作为辅助麻醉，氟烷、恩氟烷、七氟烷和地氟烷等效能强，可以单独使用。

（2）作用快慢：氟烷、恩氟烷、异氟烷、七氟烷和地氟烷作用快，诱导快。

（3）苏醒时间：氟类吸入全麻药苏醒快，可减少术后并发症的发生率。

（4）肌肉松弛效果：氧化亚氮肌松作用较差，氟类吸入全麻药中，地氟烷肌松作用最强。氟烷肌松作用最差。

4.药物价格高

恩氟烷、异氟烷、七氟烷和地氟烷效果好，但价格昂贵，广泛应用受到限制。

（三）静脉麻醉药

1.速效药

静脉麻醉药有对气道无刺激性、无燃烧爆炸危险等优点，适应证广，已被广泛接受。速效静脉药包括硫喷妥钠、丙泮尼地、阿法多龙、依托咪酯和丙泊酚等。

2.缓效药

包括有氯胺酮、地西泮、氟硝西泮、咪达唑仑、吗啡、哌替啶、芬太尼、阿芬太尼、神经安定镇痛药和羟丁酸钠等。

3.肌松药

胸部和上腹部手术完全需要肌松药。最适宜的肌松药是阿曲库铵、维库溴铵和米库氯铵等短效肌松药。

第四节　麻醉前用药

一、麻醉前用药的目的

（1）避免或减少患者情绪紧张和焦虑，便于麻醉诱导和管理，提高机体对局部麻醉药的耐受性。

（2）降低机体代谢，提高痛阈，减少麻醉药用量。

（3）预防和减少麻醉药的不良反应。

（4）抑制自主神经系统反射，减少腺体分泌，保持术中呼吸道通畅，解除或减轻内脏牵拉反应。

二、药物种类

1.镇静催眠药

（1）巴比妥类药：常用苯巴比妥钠肌内注射，常用剂量 2～3mg/kg。

（2）神经安定类药：①氯丙嗪：适用于低温麻醉和小儿麻醉前用药，禁用于老年、虚弱、动脉硬化、肝功能严重减退、中枢神经系统明显抑制、尿毒症及重症心血管疾病、急性失血、脱水至低血容量患者。②异丙嗪：单独应用时偶可出现烦躁不安等不良反应，追加适量的哌替啶即可转入安静入睡。③氟哌啶或氟哌啶醇：作用与氯丙嗪相似，但较弱。在低血容量、老年体弱或椎管内麻醉患者中可发生低血压。用量过大可发生锥体外系综合征。氟哌啶的作用较氟哌啶醇强且锥体外系不良反应较小，目前多用氟哌啶。

2.麻醉性镇痛药

常用药物有吗啡、可待因、哌替啶、芬太尼等，具有较强的镇痛作用，但同时也具有吗啡类药物的不良反应，如呼吸抑制、恶心、呕吐、心率减慢、肌肉强直等。因此，对年老、体弱，颅脑外伤、颅内高压等患者要禁用或慎用。常用药物吗啡 0.05～0.1mg/kg 或哌替啶 0.5～1mg/kg。

3.苯二氮䓬类药

常用药物有地西泮、咪达唑仑等,均有较强的抗焦虑和遗忘作用。两药相比地西泮的作用时间明显较咪达唑仑长。两药均可采用口服、肌内注射和静脉注射用药,小儿可采用咪达唑仑口服或滴鼻。常用剂量咪达唑仑 0.05～0.1mg/kg。

4.抗胆碱能药

(1)阿托品有引起心率增快、呼吸中枢兴奋、减轻内脏牵拉反射、减少唾液分泌、扩张外周血管、扩瞳、抑制汗腺等作用。临床应避免在心动过速、心肌缺血、高热、青光眼患者中使用。小儿常用剂量 0.01mg/kg。

(2)东莨菪碱与阿托品相比不引起基础代谢、体温和心率的变化,同时还具有中枢镇静作用,对腺体分泌的抑制作用较阿托品弱。老年人、小儿或剧痛患者应用后,可能出现躁动和谵妄等不良反应。小儿常用剂量 0.007～0.01mg/kg。

用药途径:成人可通过口服、肌内注射或静脉注射用药,小儿除以上途径外也可经直肠用药或滴鼻等。

第二章 局部麻醉

第一节 表面麻醉

将渗透作用强的局麻药与局部黏膜接触,使其渗透过黏膜,阻滞浅表神经末梢而产生的无痛状态,称为表面麻醉。常用的有:

1.眼部表面麻醉

患者仰卧,滴入 0.25%～0.5%丁卡因或 1%～2%利多卡因 2～3 滴,滴后嘱患者闭眼,每2 分钟滴一次,重复 3～5 次。如用丁卡因,在两次滴药之间滴 1：1000 肾上腺素一滴。作用持续 30 分钟,必要时可重复。

2.鼻腔内表面麻醉

用小块棉片或纱条浸入麻黄碱中,取出挤干再浸入 2%～4%利多卡因或 0.5%～1%丁卡因之中,挤去多余局麻液,然后将浸润棉片或纱条填敷于需麻醉部位,3～5 分钟即可。也可用喷雾器将药物喷入鼻腔。

3.咽喉部及气管内表面麻醉

先令患者尽量张口,当患者深吸气时,用喷雾器对咽喉部喷入 2%利多卡因或 1%～2%丁卡因 3～4 次,连续 3 次,每次间隔 2～3 分钟。气管内黏膜麻醉时,可经环甲膜用注射器针头穿刺,当回抽有气时嘱患者屏气,快速注入 2%利多卡因或 0.5%丁卡因 2～4mL,迅速拔除针头,并鼓励患者咳嗽,以利局麻药分布均匀,3～5 分钟后出现局麻作用。气管内注药忌用肾上腺素。

4.尿道表面麻醉

男性患者可用注射器将局麻药或含局麻药的凝胶逆行挤入尿道,然后用龟头夹子夹住阴茎头部,3～5 分钟即可达到表面麻醉作用。女性患者可用细棉棒浸入局麻药后塞入尿道内3～5 分钟。操作应轻柔,一旦黏膜损伤,局麻药吸收极为迅速。

(5)近年来有一种新表面麻醉配方局麻药低共熔合剂(EMLA),即利多卡因和丙胺卡因非离子化碱基乳膏,可透过完整的皮肤,起效时间约 1 小时。多用于儿科以减轻静脉穿刺的疼痛以及一般情况较差患者的植皮。

第二节 局部浸润麻醉

局部浸润麻醉是指沿手术切口线分层注射局麻药,以阻滞组织中的神经末梢。根据手术时间的长短,选择适当的局麻药:短时效普鲁卡因或氯普鲁卡因,中等时效利多卡因或甲哌卡因,或者长时效丁哌卡因或罗哌卡因。麻醉时先将局麻药用 22G 细针在手术切口一端做一皮丘,使皮肤隆起呈现白色橘皮样外观,后沿皮肤切口在皮内做连续皮丘。做新皮丘时,注射针应在前一皮丘内刺入,以减少穿刺时疼痛,然后再经皮丘按层浸润皮下、肌膜、腹膜或胸膜。也可浸润一层切开一层,以延长麻醉时间和减少单位时间内局麻药的剂量。注药时应加压,一边注药一边进针,使其在组织内形成张力性浸润,增强局麻效果,并对周围组织起到水压分离及止血作用。感染及癌肿部位不宜用局部浸润麻醉。

第三节 静脉局部麻醉

系指在肢体上端结扎止血带后,经静脉注入局麻药,使止血带远端肢体得到麻醉的方法。

常用局麻药:成人上肢 0.25% 普鲁卡因 100~150mL;或 0.5% 普鲁卡因 60~80mL;或 0.5% 利多卡因 40mL;下肢用量为上肢的 1.5~2 倍。

操作方法:用静脉套管针穿刺固定后,抬高患肢或以弹力绷带或电动气压驱血带驱血,并在该肢体上端结扎止血带,通过静脉套针在其远端静脉内注入局麻药,3~10 分钟即可产生局麻作用。

为防止出现止血带压迫疼痛,可在肢体上缚两套止血带,先行近端止血带充气,待肢体麻醉后,再充远端止血带(麻醉区),然后放松近端止血带。

如手术时间超过 1~1.5 小时,可暂时放松止血带,恢复肢体循环,再次充气并注射 1/2 首次量的局麻药。

术毕止血带要缓慢间歇放气,以防局麻药涌入全身循环导致中毒反应。

第四节 神经阻滞麻醉

神经阻滞麻醉系将局麻药注射到神经干周围,暂时地阻断神经传导功能,达到手术无痛的方法。神经阻滞定位有解剖定位、异感定位、神经刺激器定位、放射定位及超声定位等。在过去的 50 年里,异感法是神经阻滞中常规采用的方法,之后神经刺激器定位技术(PNS)在近 20 年里逐渐发展并在西方发达国家成为主流的方式,可明显提高周围神经阻滞(如臂丛、腰丛、坐骨神经、股神经、椎旁神经等)的成功率。在 PNS 应用前,应给患者开放静脉通路,适当镇静,吸氧并建立监测系统。根据电刺激混合神经可引发支配肌群运动反应的原理,将 PNS 的正极与患者相接,负极连接于特制阻滞针的导线上,将 PNS 的初始电流设定为 1mA,频率 1~2Hz。按解剖定位进行穿刺并调整穿刺针的位置,使针头接近欲阻滞的神经,直至该神经所支配的肌群发生有节律的颤搐。随后减少 PNS 的电流(0.3mA 左右)并微调针头直至产生最大幅度的颤搐。说明针尖已接近神经,定位准确,回抽无血,即可注药或置管。

这种方法与传统的寻找异感法比较,其优点在于减少患者的不适,避免术后神经损伤并提高了定位的准确率。

随后,越来越多的研究表明,超声定位用于外周神经阻滞具有优势,尤其是对儿童的神经阻滞以及深部神经阻滞(如坐骨神经阻滞和腰丛阻滞)更具优势。超声定位直视下操作可提高多种区域阻滞技术的质量。在高分辨率超声的辅助下,能清楚地分辨上肢和下肢多个水平的神经结构,有助于改善阻滞质量,减少并发症。直视下操作还能辅助麻醉医师观察局麻药扩散,如果药物扩散不良,可在超声引导下调整穿刺针位置,改善药物分布。

对深部神经阻滞,如坐骨神经或腰丛,联合神经刺激器和超声可能大大提高成功率。另外,对于成片分布的神经丛,如臂丛,联合超声和神经刺激器将有助于快速找到拟阻滞的目标神经,有助于实现选择性阻滞。

随着超声成像技术的发展,近年来,超声技术在外周神经阻滞的应用得以普及,尤其是将超声定位与神经刺激器联合使用时,可减少并发症,定位更准,麻醉效果确切。下面将分别介绍几种常用的神经阻滞方法。

一、颈神经丛阻滞

1.适应证

颈动脉内膜剥脱术和颈部手术。

2.解剖

颈神经丛由 $C_{1\sim4}$ 脊神经前支组成,每一神经出椎间孔后,越过椎动-静脉在各横突尖端连接成丛。颈丛的分支有浅支和深支,浅支由胸锁乳突肌后缘中点处自深筋膜穿出,向前、向上和向下方分布于颌下和锁骨以上整个颈部、枕项部的皮肤和浅层组织。深支分布于颈深层的肌肉和组织。

3.药物

多用 2% 利多卡因与 0.75% 丁哌卡因(或 0.3% 丁卡因)等量混合,如无禁忌(如甲亢等)可加 1:200000 肾上腺素。

4.阻滞方法

患者去枕仰卧,头偏向对侧。常规消毒,在胸锁乳突肌后缘中点与颈外静脉交叉处,即甲状软骨上缘水平处,摸到第四颈椎横突尖,乳突下方约一横指处摸到第二横突尖,两者之间为第三横突。以长 4~5cm 的 22G 针尖在 C_4 横突处垂直皮肤刺入,然后略向后向下,直达横突骨面,若患者出现异感,则更为准确。然后回吸肯定无血或脑脊液,注入局麻药 5mL。然后退针到胸锁乳突肌深面,沿其向尖端及脚端注射局麻药共 5mL。同法在第二、三颈椎横突上注射局麻药各 2~3mL。

另有仅在第四颈椎横突处注药,然后压迫穿刺针下方肌间沟,促使药液向头侧扩散,配合浅支阻滞亦能获满意效果。不可同时作双侧深颈丛阻滞。

5.并发症

颈丛阻滞可引起局麻药中毒、高位硬膜外阻滞、全脊麻、椎动脉血肿等严重并发症。应小心操作,一旦出现,积极处理。另外,颈丛阻滞常出现一过性膈神经阻滞,喉返神经阻滞及

Horner 综合征,多为一过性,术毕多能恢复。

为了避免上述并发症,医生在进行颈丛阻滞时,每侧各用局麻药 12mL,于胸锁乳突肌后缘中点与颈外静脉交叉处作为穿刺点,刺入皮肤后缓慢进针,当遇一穿破肌膜的落空感后,即将局麻药 6mL 注入肌膜下,将针尖拔至皮下,再向乳突、锁骨和颈前方向各浸润注射局麻药 2mL,也同样可得到良好的阻滞效果,且不易发生喉返神经麻痹、膈神经麻痹和 Horner 综合征等并发症。

二、臂丛神经阻滞

1.适应证

肩、臂和肘的手术。

2.解剖

臂丛神经主要由 $C_{5\sim8}$ 及 T_1 脊神经的前支组成。以上各脊神经,从椎间孔穿出,在前、中斜角肌之间形成臂神经丛,行于锁骨下动脉周围,经锁骨后方进入腋窝。臂丛神经乃至颈丛神经自颈椎到腋窝远端一直被椎前筋膜及其延续的筋膜所包绕,臂丛神经处于此连续相通的筋膜间隙中,故从腋鞘注入局麻药,只要有足够的容量,便可一直向上扩散到神经根部。

3.药物

短于 1 小时的手术用 2%～3%的氯普鲁卡因;2 小时左右的手术用 1%～1.5%的利多卡因;超过 3 小时的手术,用 2%利多卡因加 1%罗哌卡因等量混合液。

4.阻滞方法

(1)肌间沟径路:患者仰卧,患侧肩下垫薄枕,头转向对侧,手臂贴体旁。先令患者抬头,显露胸锁乳突肌的锁骨头,在其后缘可摸到一条小肌肉即前斜角肌,前斜角肌后可摸到一条大小相同的肌肉即中斜角肌,两肌间的凹陷处即前中斜角肌间沟。食指沿沟下摸,在锁骨上窝可触到锁骨下动脉搏动,同时向沟内重压,患者诉手臂麻木或异感,即证实定位无误。从环状软骨向后做一水平线,与肌间沟的交叉点即为穿刺点,如与颈外静脉相交叉,可牵拉皮肤,避开颈外静脉。用 22G 穿刺针垂直刺进皮肤,略向脚端推进,直到在 0.2～0.4mA 的刺激电流下诱发出三角肌、臂、前臂肌肉收缩反应,回抽无血或脑脊液,注入局麻药 20～25mL。也可使用超声对肌间沟径路的臂丛神经进行定位,方法是将探头置于环状软骨下 2cm 水平的胸锁乳突肌表面,观察到颈总动脉和颈内静脉后,将探头水平外移,直到看到前中斜角肌间隙内多个圆形或椭圆形区域低回声葡萄样结构,对每一支分支分别阻滞。

此法优点是小剂量局麻药即可使肩及上臂外侧阻滞完善且不会发生气胸,是肩部手术的首选麻醉方法。对尺神经阻滞起效慢,作用有时不完全,故手、前臂尺侧的手术须增大药量(30mL),才能取得好的麻醉效果。常见并发症有 Horner 综合征、膈神经麻痹、喉返神经麻痹和刺破血管等。

(2)锁骨上径路:体位同肌间沟径路。沿前中斜角肌间沟下摸,在肌间沟最低处可摸到锁骨下动脉搏动,紧靠动脉搏动点外侧,持 22G 穿刺针沿中斜角肌前缘向下进针,能体会到刺破臂丛鞘的感觉。再向前进就会出现异感。若无异感可使针稍偏内后，即针刺方向朝对侧足跟，常获异感，回吸无血、气或液体即可注入局麻药 20～30mL。此法又称锁骨上血管旁阻滞。超声定位为将探头置于锁骨上窝，冠状斜位切面扫描，识别锁骨下动脉后，臂丛位于其后侧和头侧。

锁骨上径路适用于上臂及肘部手术，位置表浅，定位简单。缺点是血胸、气胸发生率高，连续阻滞时导管不易固定。

(3)锁骨下径路：患者仰卧，麻醉者立于需阻滞的对侧，通常患肢外展90°，头转向对侧。在锁骨中点下方一横指处进针，与皮肤呈45°角向锁骨下动脉方向(如不能扪及动脉，可向肱骨头方向)进针，出现异感或在 0.2～0.3mA 的刺激电流下诱发出手的肌肉颤搐反应，回抽无血，注入局麻药 20～30mL。超声定位的探头位于三角肌—胸大肌间沟外侧做旁矢状切面扫描，可见围绕腋动脉走行的高回声臂丛纤维，有时可清楚分辨外侧束、内侧束和后束。

此法气胸发生率较锁骨上径路为少，可阻滞肌皮神经、腋神经及肋间臂神经。用于肩至手的手术。

(4)喙突下径路：患者仰卧，头偏向对侧，肥胖者可在肩下垫一薄枕，阻滞侧上肢外展45°，自然悬垂。在锁骨肩峰端下方，肱骨头内侧可摸到一骨性突起，即为喙突。测量喙突至胸廓外侧壁最近距离(通常为第二肋外侧缘)并做一连线，即喙胸线。喙胸距离×0.3+8(mm)即为喙突下进针点，一般相当于三角肌—胸大肌间沟处。与皮肤垂直进针，针尖过于偏向下肢方向易引起气胸，偏向肩峰则往往阻滞不够完全。刺破胸大、胸小肌可有两次突破感，当针尖进入胸小肌与肩胛下肌间隙，患者可有异感，且可见针头随动脉搏动而摆动。回吸无气、无血，可注入局麻药 25～30mL。此法易于阻断肋间臂神经，有助于缓解上肢手术中止血带所引起的疼痛，是前臂手术的首选麻醉方法。

(5)腋窝径路：患者仰卧，头偏向对侧，阻滞侧上肢外展90°，肘屈曲，前臂外旋，手掌贴枕部作行军礼状。取 22G 穿刺针，在腋动脉搏动最高处，穿刺针与动脉呈 10°～20°夹角刺进皮肤，缓慢进针，直到出现刺破鞘膜的落空感，松开持针手指，可见针头随动脉搏动而摆动。神经刺激技术的有效指征是在 0.2～0.4mA 的刺激电流下诱发出手的肌肉颤搐反应。回抽无血，即可注入局麻药 30～40mL。超声定位方法是将探头置于胸大肌与肱二头肌交点，探头呈矢状斜位与腋动脉走行垂直，尺神经通常位于最靠近尺侧，桡神经多位于腋动脉下方，正中神经位于腋动脉浅面。待退针至皮下时再注入 2～3mL 局麻药以阻滞肋间臂神经。

此法无气胸及药物注入硬膜外间隙或蛛网膜下隙的顾虑，但局麻药中毒发生率偏高。腋窝径路是手、腕及前臂尺侧部手术的首选。锁骨上径路和肌间沟径路是桡侧手术的首选麻醉方法。

三、腰丛阻滞

1.适应证

髋部、大腿前面和膝部手术。

2.药物

2％利多卡因和1％罗哌卡因混合液。

3.阻滞方法

患者侧卧,患侧向上,髋关节屈曲。以两髂嵴最高点做一连线,在此连线中点旁开4～5cm处为穿刺点,用7号腰麻穿刺针垂直进针,如触到L₄横突,调整方向针尖滑过横突上缘,再进针0.5～1cm,在0.5～1mA的刺激电流下诱发出股四头肌颤搐反应,回抽无血,即可注药25～30mL。超声定位腰丛神经阻滞技术要求较高,需联合使用神经刺激器。先做旁矢状扫描,判断横突间隙和腰大肌位置,然后在背部中线L₄水平做轴位扫描,找到棘突,然后侧向移动3～4cm,可找到脊柱旁区的关节突和横突,获得典型的超声图像。

四、坐骨神经阻滞

1.适应证

膝、胫骨、踝和足的手术。

2.药物

2％利多卡因和1％罗哌卡因混合液。

3.阻滞方法

(1)侧卧位坐骨神经阻滞法(坐骨大孔处阻滞):患者侧卧,阻滞侧在上,膝关节屈曲。由股骨大转子与髂后上嵴做一连线,再于连线中点做一垂直线,此垂线与股骨大转子与骶裂孔连线的交点即为穿刺点。取长8～10cm的22G穿刺针,经皮肤垂直进针直至在0.2～0.5mA的刺激电流下诱发腘绳肌、小腿、足或足趾的肌肉颤搐反应。若触到骨质,针可略偏向内侧再向前穿。引出坐骨神经刺激反应后回抽无血,注入局麻药15～20mL。

(2)平卧位坐骨神经阻滞法(股骨大转子与坐骨结节间阻滞):患者仰卧,髋关节屈90°并略内收,膝关节屈曲90°以上。在股骨大转子与坐骨结节连线的中点可摸到凹陷,用8～10cm 22G穿刺针经此点刺入,针干与床平行,刺向头侧而略偏内直至在0.2～0.5mA的刺激电流下诱发出足或足趾的肌肉颤搐反应。回抽无血,注入局麻药15～20mL。注药时以手指压迫神经远端以便药液向尖端扩散取得较好效果。

超声定位下的坐骨神经阻滞有骶旁入路、前路、臀下间隙入路、臀横纹肌下入路和腘窝入路等方法,可根据患者的一般情况、手术部位及手术方式选择合适的径路。我科对下肢手术多进行腰丛联合坐骨神经阻滞,以保证麻醉效果。

五、肋间神经阻滞

常用于肋间神经痛、带状疱疹及肋骨骨折的治疗。也可作为鉴别疼痛来自腹腔还是腹壁及胸腹部小手术的麻醉。

阻滞时患者侧卧、俯卧或坐位,于肋骨角(背棘肌外缘)或腋后线处,用4cm 22G针头自肋骨下缘稍上方垂直进针,到达肋骨骨面,然后将穿刺针沿肋骨面向肋骨下缘移动,使针头滑过肋骨下缘,再进针 0.2～0.3cm 有落空感,患者亦可能有异感。嘱患者屏气,回吸无血或气后注入局麻药 3～4mL。切忌穿刺过深,以防发生气胸。

六、胸椎旁神经阻滞

可用于乳房手术,胸部手术或肋骨骨折后的疼痛处理。胸椎旁间隙是位于脊柱两侧的楔形区域,其周壁由前外侧的壁胸膜,内侧的椎体、椎间盘和椎间孔以及后面的肋横突上韧带所构成。椎旁间隙内的脊神经是以小束走行在椎旁脂肪组织内,并且脊神经未被厚筋膜鞘所包裹。因此,脊神经相对容易被注入的麻醉药所阻滞。

患者取坐位或侧卧位,背部后弓,类似于椎管内阻滞所需的体位。穿刺点为对应胸部目标皮区的棘突旁开脊柱中线 2.5cm,垂直进针。在穿刺针触及胸椎横突后,后退穿刺针至皮肤水平,并向上或向下调整穿刺进针方向,以避开胸椎横突。最终目标是穿刺针通过肋横突韧带时的突破感或将穿刺针推进到恰好越过胸椎横突 1cm 处,回抽无血或脑脊液后每节段注入0.5％罗哌卡因 3～5mL。应注意避免向内侧穿刺进针,因为可导致穿刺针进入蛛网膜下隙导致全脊髓麻醉。

七、指(趾)间神经阻滞

可用于手指(脚趾)的手术。每指(趾)由指(趾)间腹侧神经及背侧神经各一对支配,神经接近于手指(脚趾)的四角,与骨膜相近。在指(趾)根部背侧做皮丘,在指(趾)两侧各注入1.5％利多卡因 1～2mL。注意局麻药量不宜大,且其中不应含肾上腺素,以免影响指(趾)血运。

八、骨折血肿内浸润

骨折处的骨膜及软组织均能通过骨折血肿内浸润而获得满意麻醉。此法安全简单,通常5 分钟起效。操作如下:在骨折处做皮丘,针头刺入血肿(回抽有血),注入不含肾上腺素的1.5％利多卡因 10～15mL。注射过快易引起疼痛。缺点为无肌肉松弛作用,用于单纯骨折闭合复位。

第三章　全身麻醉

第一节　吸入麻醉

吸入麻醉是将挥发性麻醉药蒸气或气体麻醉药吸入肺内,经肺泡进入体循环,再到达中枢神经系统发挥全身麻醉作用。

吸入麻醉药在体内代谢少,大部分以原型从肺排出体外,因此吸入麻醉容易控制,较安全、有效,是当今临床麻醉中常用的一种方法。

一、吸入麻醉的方法

1.开放点滴法

开放点滴法是用金属网麻醉面罩,上覆4~8层纱布,放在患者口鼻上,以安全范围广的乙醚进行点滴。

本法装置及操作简单,呼吸阻力及机械无效腔均小,适用于小儿。但麻醉深度不易控制,对呼吸道有刺激作用,可污染手术室,有发生燃烧爆炸的危险,也不能施行辅助呼吸,目前已很少应用。

2.吸入法

吸入法是将氧和麻醉药蒸气的混合气体通过简单装置吹入患者的口咽或气管内,患者的呼出气体及未被吸入的气体则排至空气中的麻醉方法。

吸入法适于两岁以下小儿的麻醉维持。本法器械简单,易于操作,机械无效腔及呼吸阻力小。但本法不易加深麻醉,吹入气量大,污染空气,不能进行辅助呼吸,目前已少用。

3.T形管吸入法及其改良装置

(1)T形管法:一端接气管导管,另一端开放于空气中,无活瓣,呼吸阻力和无效腔均小,适用于婴幼儿麻醉。并可在气源端接一贮气囊,进行辅助和控制通气。

本法需较大的气流量,污染空气,易使呼吸道干燥和热量的丢失。

(2)Jackson-Rees回路:是T形管的改良装置,在T形管的呼气端接一较长的螺纹贮气管,其末端接500mL的贮气囊,气囊尾端开放或安装一呼气活瓣。主要用于小儿,可行辅助和控制呼吸。

(3)Bain回路:为T形管的改良装置,该装置有一螺纹管作为呼气管,其中央置一根细管接至患者,并由该管通入麻醉混合气体,在螺纹管末端接贮气囊,气囊尾端开放或安装一呼气活瓣。

该装置结构简单,使用方便,不受年龄及手术种类的限制,可行辅助及控制呼吸。主要缺点有内管漏气,扭曲,前端滑脱,造成通气障碍。

4.半紧闭法

半紧闭法供气流量较大,呼出气中大部分二氧化碳经回路中的逸气活瓣排至空气中,重复吸入的二氧化碳不足 1%,分为 Mapleson A、B、C、D 和 E 五种类型。

临床应用时应加大供气流量至 8~10L/min,使氧浓度大于 25% 较为安全。易造成麻醉药的浪费和周围环境的污染。

5.紧闭法

是在循环紧闭的装置中,以低流量(0.3~2L/min)的麻醉混合气体,呼出气经二氧化碳吸收器全部重复吸入,不与外界相通,循环往复而引起全身麻醉的方法。该法分为来回式和循环式。

来回式紧闭法无活瓣,呼吸阻力小,但碱石灰罐紧靠患者头部,易造成碱石灰粉末的吸入,诱发剧咳和支气管痉挛,现已很少应用。

循环式紧闭法一般用于诱导麻醉后的维持。该法气流量小,用药量小,易于控制麻醉气体的浓度,保持呼吸道湿润,不污染周围环境,且能施行辅助和控制呼吸,以及观察潮气量的大小和呼吸道阻力的变化。但该装置呼吸阻力较大,不宜用于小儿。碱石灰要及时更换。

二、恩氟烷麻醉

1.优缺点

(1)优点:①化学性质稳定,无燃烧爆炸性。②诱导及苏醒快,恶心呕吐少。③肌肉松弛好,且能加强肌松药的作用。④不刺激呼吸道及增加分泌物。⑤可并用肾上腺素。⑥仅小部分在体内代谢转化为无机氟化物,肾功能影响较小。

(2)缺点:①对心肌有抑制作用,使心搏量减少,血压下降。②可出现抽搐或惊厥,特别是在吸入浓度高,$PaCO_2$ 降低时更易发生。③呼吸抑制明显,深度麻醉时,使潮气量减少。④能溶解于橡胶与塑料中。

2.适应证与禁忌证

(1)适应证:①各部位、各年龄的手术。②重症肌无力。③嗜铬细胞瘤。

(2)禁忌证:①严重心、肝、肾疾病。②癫痫患者。③颅内压过高的患者。④惊厥患者。

3.麻醉方法

(1)开放点滴法:适用于婴幼儿。

(2)低流量紧闭法:①用环路内挥发器,多用各种简易装置,应注意用药量及麻醉深度的观察。②用环路外挥发器,能精确控制吸入浓度的恩氟烷挥发器。维持浓度应为 1%~3%。

(3)半紧闭法:可并用氧化亚氮。

(4)Bain 环路:可并用 65%~70% 氧化亚氮。

4.注意事项

(1)恩氟烷诱导和维持麻醉时,因并用氧化亚氮或并用氯胺酮、芬太尼和硫喷妥钠等,诱导速度加快,麻醉易加深,MAC 值下降。

(2)出现血压明显下降和惊厥症状时是深度麻醉的表现,应减浅麻醉。

三、异氟烷麻醉

1.优缺点

(1)优点:①诱导及苏醒快,无恶心呕吐作用。②无燃烧爆炸危险。③不刺激呼吸道,分泌物不增多。④有良好肌肉松弛作用,并能加强肌松药的效能。⑤心律稳定,可并用肾上腺素。⑥对肝肾功能无明显影响。

(2)缺点:①价格昂贵。②加深麻醉时易引起呼吸抑制,应适当给以辅助呼吸。③诱导期还可出现咳嗽、屏气,苏醒期偶有体动及寒战。④长时间吸入,苏醒延迟。

2.适应证与禁忌证

(1)适应证:临床适应证同恩氟烷,且优于恩氟烷。对老年人、冠心病患者、癫痫患者、颅内压增高患者应首选异氟烷。

(2)禁忌证:①不适宜用于二尖瓣或主动脉瓣狭窄的患者,因其对外周血管有显著扩张作用。②不适于产科手术,因其可松弛子宫肌肉,增加子宫出血。

3.麻醉方法

与恩氟烷相同。

4.注意事项

(1)诱导时,异氟烷的吸入浓度应逐步增加,不可猛增。

(2)与氧化亚氮并吸时,可加速诱导。与芬太尼、硫喷妥钠等合用时,MAC 值可降低。

(3)并用肌松药时异氟烷用量可适当减少。

四、七氟烷麻醉

1.优缺点

(1)优点:①诱导迅速,停药后苏醒快。②不增加呼吸道分泌物。③循环抑制作用轻,不增加心肌应激性,不引起心律失常。④可在普通的蒸发装置中使用。

(2)缺点:①与碱石灰接触可产生有毒物质。②在体内分解,稳定性差。③合用氧化亚氮时其镇痛效能不及异氟烷。④对肝脏有一定的毒性。

2.适应证与禁忌证

(1)头颅、胸、腹等各种手术。

(2)全麻下甲状腺次全切除术、脊椎间盘摘除术及关节整复术。

(3)未出现有禁忌证。

3.麻醉方法

可用于麻醉诱导及麻醉维持。麻醉维持时可吸入 1.5％七氟烷、70％氧化亚氮和氧。也可在开始时注入 1.3mL,1 分钟注入 0.3mL,以后每 5 分钟注入 3 次,每次 0.3mL,即可维持手术所需要的深度。

4.注意事项

虽然七氟烷比地氟烷更早问世,但对它的系统性研究远不如地氟烷那样广泛。目前只有日本学者提供了许多支持七氟烷投放临床使用的证据。但欧美学者研究结果却认为,七氟烷除诱导和苏醒比异氟烷迅速之外,不比异氟烷有更多优点。七氟烷用于临床的前景仍不乐观。

五、地氟烷麻醉

1.优缺点

(1)优点:①化学性质稳定,体内分解少。②苏醒快。③对肝肾功能无明显影响。④对循环系统抑制轻,可轻度扩张冠状动脉。⑤脑电图无异常改变。

(2)缺点:①MAC 较大,所需药量大。②价格昂贵,临床尚未普及,还缺乏广泛的临床证据。

2.适应证

同异氟烷,特别适用于冠心病患者。还未有肯定的禁忌证。

3.麻醉方法

同异氟烷。

4.注意事项

地氟烷是一种较安全、比较理想和很有发展前途的吸入麻醉药,应在临床应用中进一步探讨和验证。

六、氧化亚氮麻醉

1.优缺点

(1)优点:①在不缺氧的情况下,氧化亚氮并无组织毒性。②麻醉诱导及苏醒迅速。③对呼吸道无刺激性。④无燃烧爆炸性。

(2)缺点:①麻醉作用弱,使用高浓度时易产生缺氧。②能引起体内闭合空腔体积增大,如气胸可增大 2～3 倍。

2.适应证与禁忌证

(1)适应证:①与其他吸入麻醉药合用时,适用于各类手术。②可用于严重休克和重危患者。③分娩镇痛。

(2)禁忌证:①肠梗阻、空气栓塞、气胸等患者。②哮喘、呼吸道堵塞的患者。③麻醉机的流量计不准确时禁用。

3.注意事项

(1)诱导时,氧化亚氮与氧比例为 4∶1 或 3∶1。

(2)麻醉维持时,氧化亚氮与氧应按(1~3)∶1 比例吸入,氧流量必须＞500mL/min。

(3)使用氧化亚氮最大危险是缺氧,应高度警惕。

(4)氧化亚氮麻醉效能差,应合用其他麻醉药。

(5)氧化亚氮长时间使用可以抑制肝脏的甲硫氨酸合酶(一种参与 DNA 基质生成的酶)。使用时间＞6 小时可以引起巨幼细胞性贫血和骨髓发育不全以及致命性的粒细胞缺乏症。妊娠前半年时期最好不用氧化亚氮麻醉。

肺泡气最低有效浓度(MAC)是在一个大气压力下,对人或动物的皮肤给予疼痛刺激,50％患者或动物不发生体动反应或逃避反射时,肺泡气中该吸入麻醉药的浓度。MAC 可以反映该麻醉药的效能浓度,MAC 愈小麻醉效能愈强。临床麻醉中只应用 MAC 的吸入麻醉药浓度显然不足,一般主张使用 1.3MAC 的浓度,99％的患者不致因麻醉药浓度不足而发生体动反应。

影响 MAC 的因素:青少年、发热者、嗜酒患者和 CNS 处于兴奋状态时,使用的 MAC 应增多;老年患者、低温、CNS 受抑制者,使用的 MAC 应减少。

第二节 静脉麻醉

一、概述

凡由静脉注入全麻药,经血液循环作用于中枢神经系统而产生全身麻醉的方法为静脉麻醉。

1.静脉麻醉的优缺点

(1)优点:①对呼吸道无刺激性。②诱导苏醒迅速、平稳,患者舒适。③无燃烧爆炸性。④操作简单,充分发挥每种药的特点,取长补短。⑤不污染周围环境,使医务人员免受其害。

(2)缺点:①静脉麻醉药多数镇痛作用差,肌松作用弱。②可控性不强,一旦剂量过大,只能依靠机体代谢清除。③用药较多,过于复杂,药物间的作用比较复杂。

2.给药方法

根据给药顺序分为以下几种。

(1)静脉基础麻醉:手术日在病房内静脉注射麻醉药,待入睡后再送至手术室进行麻醉。

(2)静脉诱导麻醉:静脉注射全麻药使患者由清醒到神志消失的过程。

(3)静脉维持麻醉:诱导后经静脉给药以维持麻醉全过程。

3.给药方式

根据给药方法分为以下 3 种。

(1)单次注入法:一次注入较大剂量的静脉全麻药,以达到适宜的麻醉深度。用于全麻诱导和短小手术的麻醉。

(2)分次注入法：先静脉注射一次较大剂量的麻醉药，达到一定的麻醉深度，以后根据患者的反应和手术的需要，分次静脉追加，以维持麻醉，但要注意用药总量的限制。

(3)连续滴注法：麻醉诱导后，采用速度不等的连续静脉滴注的方法以维持麻醉，但要注意药物的蓄积作用。

4.用药种类

根据给药种类不同分为以下 2 种。

(1)单一药物麻醉：仅用一种静脉全麻药完全麻醉，操作简单，但要限制药物总量。

(2)复合药物麻醉：采用两种以上的静脉全麻药完成麻醉的方法。包括镇静、镇痛和肌松药，作用完善，麻醉效果理想，能充分发挥各种药物的优点，弥补缺点，可用于长时间的手术。

5.静脉麻醉注意事项

(1)严格掌握适应证与禁忌证。长时间手术选择长效药物，相反，则选用短效药物。

(2)多种静脉全麻药合用时，必须注意药物之间的相互作用，如普鲁卡因与琥珀胆碱合用时药效增强。

(3)选配药物应能满足手术的基本要求。

(4)选用半衰期短，代谢快，起效快的药物。

(5)必须保持呼吸道通畅。除短小手术外，均应行气管内插管。

(6)麻醉过程中，应保持静脉输注通畅。

(7)术前应禁食，急症患者应于麻醉前置胃管，排空胃部，防止误吸。

二、硫喷妥钠静脉麻醉

1.适应证与禁忌证

(1)适应证：①全身麻醉诱导：诱导舒适、快速，患者无不适。②辅助麻醉。③短小手术：如切开引流、血管造影等，今已被氯胺酮替代。④控制痉挛、惊厥的特效药。

(2)禁忌证：①哮喘、呼吸道阻塞患者。②婴幼儿。③产妇分娩或剖宫产。④心功能不全者。⑤低血容量、休克患者。⑥严重肝、肾功能不全者。⑦慢性衰竭、营养不良、贫血及低蛋白血症患者。⑧肾上腺皮质功能不全或长期使用肾上腺皮质激素者。⑨紫质症先天性卟啉代谢紊乱患者。⑩高血压、动脉硬化、严重糖尿病或巴比妥类药过敏者。

2.麻醉方法

(1)单次注入法：常用作麻醉诱导，剂量 4～6mg/kg(用 2.5％硫喷妥钠溶液)以 1mL/5s 速度注入。

(2)分次注入法和连续静脉滴注法今已少用，被氯胺酮逐渐取代。

3.注意事项

(1)注射速度过快时可致严重呼吸循环抑制，应谨慎。

(2)注意药物不要漏在血管外，引起皮下组织坏死。误入动脉可致肢体远端坏死。

（3）硫喷妥钠麻醉时一定要准备好气管内插管用品和氧气吸入辅助呼吸装置。

（4）出现喉痉挛时，应面罩加压给氧，继以静脉注射琥珀胆碱行气管内插管并进行氧气吸入辅助呼吸。

三、氯胺酮麻醉

1.适应证与禁忌证

（1）适应证：①各种短小手术、体表手术和诊断性检查，如切开引流、清创、人工流产、心血管造影等。②小儿各种中、小手术。③休克或低血压患者的诱导插管。④老年、危重或支气管哮喘患者。⑤其他各种麻醉效果不佳的辅助麻醉。

（2）禁忌证：①严重高血压患者。②颅内压增高者，如颅内肿瘤、动脉瘤患者。③眼压增高或眼球开放损伤者。④心功能代偿不全、冠心病、心肌病患者。⑤甲状腺功能亢进、嗜铬细胞瘤患者。⑥癫痫和精神分裂症患者。⑦颜面、咽喉、口鼻腔手术、气管内插管或气管检查时严禁单独使用，但如果结合表面麻醉或肌松药仍可应用。

2.麻醉方法

（1）肌内注射法：主要用于儿童，剂量 4～6mg/kg，臀肌内注射后 1～5 分钟起作用，持续 15～30 分钟。

（2）静脉注射法：适用于成人短小手术、小儿中等手术或辅助麻醉，剂量 1～2mg/kg，1～2 分钟出现麻醉，持续 15 分钟左右。需延长时间可追加首次量的 1/2 或全量，总量不超过 6mg/kg。

（3）静脉滴注法：将氯胺酮配成 0.1％溶液。先按 2mg/kg 静脉诱导，继以静脉滴注，根据麻醉深浅调节滴注速度。时间较长的手术，宜辅助其他药物，以减少氯胺酮的用量，预防术后出现精神症状。常用的复合方法有：

①氯胺酮、地西泮复合麻醉：先注射地西泮 0.2～0.3mg/kg，再用氯胺酮。

②氯胺酮、普鲁卡因、琥珀胆碱复合麻醉：诱导插管后，用 0.1％氯胺酮、1％普鲁卡因、0.1％琥珀胆碱复合液维持麻醉。

③氯胺酮、γ-羟丁酸钠复合麻醉：两药有协同作用，剂量宜相应减少。

另外，氯胺酮还可与其他药物复合应用，如咪达唑仑、丙泊酚、依诺伐等。

3.注意事项

（1）注药过快可致呼吸抑制，麻醉期应加强呼吸管理，保持呼吸道通畅。

（2）麻醉中有时出现睁眼或肌肉紧张，这不是麻醉浅的表现，无须追加药物。

（3）苏醒中若出现谵语或兴奋躁动不安时可静脉注射地西泮或氟哌利多等。

（4）硬膜外阻滞不全，腹部手术时最好不用氯胺酮辅助麻醉。

四、羟丁酸钠静脉麻醉

1.应用范围与禁忌证

（1）应用范围：①诱导麻醉：用药后下颌中度松弛，配合咽喉表面麻醉可行气管内插管。②辅助麻醉：是全麻和其他麻醉的良好辅助药。

(2)禁忌证：①严重高血压。②严重心脏传导阻滞。③心动过缓。④癫痫及惊厥患者。⑤短小手术。

2.麻醉方法

(1)用作麻醉诱导时，成人 50～80mg/kg，小儿 80～100mg/kg，衰老、体弱、脱水或休克患者应减量。一般均采取静脉单次注药法，注射速度 1g/min。

(2)羟丁酸钠可与其他药物复合应用，如芬太尼、地西泮、肌松药等，此时羟丁酸钠应适当减量。

3.注意事项

(1)注速过快或剂量过大，易出现锥体外系兴奋症状如肌肉震颤等，一般能自行消失，否则可静脉注射地西泮或硫喷妥钠治疗。注射过慢诱导时间将延长。

(2)出现呼吸抑制时，需行辅助或控制呼吸。

(3)麻醉前应给足量阿托品。

(4)可降低血钾，对血钾正常者无影响。但长期不能进食、呕吐、肠梗阻等血钾可能降低者，应慎重。

五、阿片类静脉麻醉

1.适应证与禁忌证

(1)适应证：本法主要用于心脏直视手术，长时间的胸内手术亦可考虑，如瓣膜置换术，冠脉搭桥术等。

(2)禁忌证：①严重肺功能不全或支气管哮喘患者。②肝、肾功能不全患者。③危重、休克、恶病质患者、老年人。

2.麻醉方法

(1)吗啡静脉复合麻醉实施方法：一般按 0.5～3mg/kg 缓慢静脉注射，近年来已趋向于 1mg/kg 加肌肉松弛药静脉注射及复合安定或其他药物进行诱导气管插管。吗啡总量不超过 1.5mg/kg。必要时复合吸入麻醉。

(2)芬太尼静脉麻醉实施方法

①诱导插管后静脉注射芬太尼 0.2～0.4mg(成人量)，切皮前及手术中每 30～60 分钟追加 0.1mg，总量可达 15～30μg/kg。术中可辅加肌松药、吸入麻醉药，芬太尼用量可适当减少。

②近年有人主张单纯用大剂量芬太尼(50～100μg/kg)做全凭静脉麻醉，主要用于心脏手术。

(3)瑞芬太尼静脉麻醉实施方法

①瑞芬太尼可与催眠药(如丙泊酚、硫喷妥钠、咪达唑仑或七氟烷)一并给药用于麻醉诱导，剂量为 0.5～1μg/kg，静推时间应大于 60 秒。

②单次给药后或气管插管后应即刻开始输注瑞芬太尼以维持阿片类药物的作用，输注速度为 0.1～1.0μg/(kg·min)。

③瑞芬太尼用于门诊无痛胃肠镜检查的负荷剂量为 $0.25 \sim 0.5 \mu g/kg$,维持剂量 $0.06 \mu g/$(kg·min),但应注意呼吸抑制的发生。

④TCI 靶控输注法:麻醉诱导时一般需要瑞芬太尼靶浓度 $3 \sim 4 \mu g/L$,麻醉维持靶浓度为 $3 \sim 6 \mu g/L$。

⑤瑞芬太尼 $0.0125 \sim 0.05 \mu g(kg·min)$ 持续输注可获得良好的术后镇痛效果。

⑥麻醉苏醒期应预料到需要及时使用替代性镇痛治疗,如围术期应用吗啡或芬太尼。

3.注意事项

(1)血压剧降时,宜加快输液输血或用升压药处理。麻醉浅致血压升高时应追加用药。

(2)心动过缓时可静脉注射阿托品。

(3)术毕给呋塞米(速尿)可加速药物排泄。

(4)术毕时呼吸仍处于抑制状态,需继续施行控制呼吸,多数能自动恢复,必要时可用纳洛酮拮抗。

六、丙泊酚静脉麻醉

1.适应证与禁忌证

(1)适应证:①全麻诱导与维持。②各种短小手术与特殊检查的麻醉。③辅助麻醉。④ICU 镇静。

(2)禁忌证:①对丙泊酚过敏者。②心肺功能不全患者。③休克及血容量不足患者。④脂肪代谢异常者。⑤癫痫患者。

2.麻醉方法

(1)单次静脉注射法:用于全麻诱导。剂量 $1 \sim 2.5mg/kg$,注射速度 40mg/10s,ASA Ⅲ～Ⅳ级患者输注速度应减慢。

(2)分次静脉注射法:诱导后每隔数分钟静脉注射 $10 \sim 40mg$ 以维持麻醉。

(3)持续输注法:用于全麻维持和 ICU 镇静。全麻维持剂量为 $3 \sim 9mg/(kg·h)$。ICU 镇静剂量为 $1.5 \sim 4.5mg/(kg·h)$。

(4)TCI 靶控输注法:成年患者麻醉诱导时一般需要丙泊酚靶浓度 $4 \sim 8 \mu g/mL$。在辅助镇痛药的作用下,麻醉维持所需丙泊酚靶浓度为 $3 \sim 6 \mu g/mL$。预苏醒时浓度一般为 $1 \sim 2 \mu g/mL$,并可因维持期间的镇痛药剂量而异。

3.注意事项

(1)给药前应备有气管内插管和辅助呼吸设备,麻醉期间应保持呼吸道通畅。

(2)可出现低血压及心动过缓,应备有升压药物和抗胆碱能药物。

(3)注射部位可能出现疼痛,用1%丙泊酚与0.5%或1%利多卡因注射液混合使用可防止疼痛。

(4)长期大剂量应用丙泊酚注射液有发生丙泊酚输注综合征的风险,表现为乳酸酸中毒、横纹肌溶解症、心力衰竭和肾衰竭,因此应慎用于 16 岁以下儿童的 ICU 镇静及成人的长时间镇静。

（5）药瓶启封后立即给药，整个输注期间必须保证无菌操作。如输注结束或输注时间达12小时，丙泊酚和输液器必须弃用。

七、全凭静脉麻醉（TIVA）

许多不同的静脉药的各种组合配方都可用于 TIVA，最常见的组合方式是一种阿片类药物与另一种易产生催眠和遗忘作用的药物联合应用。

推荐以瑞芬太尼 $1\mu g/kg$ 静脉注射后，以 $1\mu g/(kg \cdot min)$ 持续输注并复合丙泊酚 $75\mu g/(kg \cdot min)$ 可完成全麻诱导并控制气管插管反应。插管后瑞芬太尼输注速度为 $0.25 \sim 0.4\mu g/(kg \cdot min)$。

咪达唑仑-阿片类药物联合应用也能提供完全的麻醉效果。

第三节 低流量吸入麻醉

低流量指新鲜气流量不超过 $1L/min$。最低流量指新鲜气流量降到 $0.5L/min$。

1.低流量吸入麻醉的先决条件

麻醉机必须具备 N_2O 的截断装置，其中流量、O_2/N_2O 百分比浓度尤为重要。精确的气体流量计，一般低流量要求气流量计测量管刻度最小为 $100mL/min$，最低流量则要求测量范围从 $50mL/min$ 开始，每一刻度为 $10mL$。输出浓度精确的蒸发器，Drager Vapor 和 Tec 4、5 蒸发器的误差为听选浓度的 $\pm 5\%$ 左右，Penlon 蒸发器也是如此，它们的精度都足以满足低流量吸入麻醉技术的要求。回路系统良好的密封性能，当系统内部压力为 20mbar 时，气体泄漏损失不得＞$100mL/min$。螺纹管采用聚乙烯管为宜，因其吸收吸入麻醉药量仅为橡胶管的1/5。二氧化碳吸收器应有足够的容积，对一般患者而言，至少应能容纳 500g 钠石灰，钠石灰应有一定湿度，以免影响二氧化碳吸收。应选用风箱垂直运动的麻醉呼吸器，通过观察风箱运动情况，除了可了解肌松程度、自主呼吸情况外，还可发现回路有无漏气。为保证患者安全，除常规监测血压、脉率、血氧饱和度、心电图外，监测项目还应包括吸入氧浓度、通气量及气道压、潮气末和吸入气二氧化碳浓度、麻醉气体浓度监测。

2.低流量吸入麻醉优点

减少麻醉气体的消耗，降低费用。减少环境污染。改善吸入麻醉气体的条件，减少对患者呼吸道刺激。更好地掌握仪器性能知识，便于进行程序麻醉。

3.低流量吸入程序麻醉的两项基本法则

（1）时间的平方根法则：吸入麻醉实施时间的麻醉药摄取量，等于麻醉开始一分钟的摄取量除以平方根。换言之，吸入麻醉开始后 4、9、16、25 分钟时的麻醉药摄取量等于最初1分钟时的 1/2、1/3、1/4、1/5。

（2）体重（kg）的 3/4 法则：由患者的体重（kg）3/4 能计算出每分耗氧量，CO_2 产生量、心排血量、基础水分需要量、肺泡通气量、每分通气量,以这些数据作为施行麻醉管理的基础。

4.注意事项

低流量循环紧闭麻醉是以体重(kg)3/4 法则为基础,以估计的 VO_2、VCO_2、Q 等参数为依据实施的麻醉。当机体因手术、失血等影响而引起代谢改变时,有可能导致缺氧、高碳酸血症或麻醉过深。因此,实施低流量循环紧闭麻醉必须严密监测。对于缺少生理和气体监测设备的地方,实施低流量循环紧闭麻醉必须慎重。在应用过程中如怀疑有缺氧、高碳酸血症或麻醉过深时,最简便有效的处理方法就是停止麻醉药吸入,开放回路,以 100% 氧气施行人工呼吸[VO_2:分钟耗氧量(mL/min);Vcomp:回路的压缩容量(mL);Q:心排血量(dL/min);VCO_2:每分钟 CO_2 产生量(mL/min);V_D:解剖无效腔(气管内插管时 =1mL/kg)]。

第四章 椎管内麻醉

第一节 蛛网膜下隙阻滞

把局部麻醉药注入蛛网膜下隙,由脊髓发出并经过蛛网膜下隙的脊神经根受到药物阻滞,使脊神经所支配的相应区域产生麻醉作用,称为蛛网膜下隙阻滞,习称脊椎麻醉,简称脊麻或腰麻。

根据脊神经阻滞平面的高低,蛛网膜下隙阻滞可分为:

高平面脊麻:阻滞平面在 T_4 以上。阻滞平面超过 T_2,有发生呼吸和心搏骤停的可能,故已罕用。

中平面脊麻:阻滞平面在 $T_{4\sim10}$。可对呼吸和循环有影响,易于纠正。

低平面脊麻:阻滞平面在 T_{10} 以下。对呼吸和循环基本无影响。

鞍区麻醉:仅骶尾神经被阻滞,适用于肛门、会阴部手术。

一、适应证与禁忌证

1.适应证

(1)盆腔手术,如阑尾切除术、疝修补术、膀胱手术、子宫及附件手术等。

(2)肛门及会阴手术,如痔切除术、肛瘘切除术等,选用鞍区麻醉更为合理。

(3)下肢手术,如骨折或脱臼复位术、截肢术等。

2.禁忌证

(1)中枢神经系统疾病,如脊髓和(或)脊神经根病变、颅内高压等。

(2)严重高血压、心功能不全,若高血压心脏代偿功能良好,并非绝对禁忌。而高血压并存冠心病,则禁用脊麻。收缩压超过 160mmHg 和(或)舒张压超过 100mmHg,一般应慎用或不用脊麻。

(3)休克、血容量不足,休克患者绝对禁用脊麻。血容量不足会促使麻醉期间低血压的发生。

(4)慢性贫血,可考虑低平面脊麻,禁用中平面以上脊麻。

(5)穿刺部位有感染、全身性严重感染。

(6)有凝血功能障碍或接受抗凝治疗者。

(7)脊椎外伤、脊柱畸形或病变。

(8)老年人,尤其是并存心血管疾病、循环储备功能差者,叭滞平面不宜过高。除鞍区麻醉外,其他种类脊麻应视为禁忌。

(9)精神病、严重神经官能症、不能合作的小儿等患者。

二、常用局麻药

1.常用局麻药及其剂量、浓度与作用时间

常用的局麻药有丁卡因、丁哌卡因、利多卡因和罗哌卡因等。为了防止局麻药的毒性作用,应严格按限定剂量给药,不应超过最大剂量。根据麻醉平面高低、患者脊柱长短、病情等因素确定具体用药剂量。从局麻药注入蛛网膜下隙充分显示麻醉作用的这段时间称为脊麻的起效时间。起效时间可因局麻药的种类、溶液的比重以及溶液的配合方式不同而异。一般说来,利多卡因起效时间最短(1~3分钟);丁卡因和丁哌卡因需5~10分钟。

脊麻持续时间主要取决于药物浓度,也与药物种类和剂量有关。通常浓度高则作用维持时间长,麻醉效果也确实可靠,但应注意过高的浓度可造成神经损害甚或永久性麻痹的不良肝果。

2.局麻药液的比重

脊麻用局麻药可配制成重比重、等比重和轻比重三种药液,临床上最常用的是重比重液。比重大于脑脊液的局麻药为重比重液;一般1%丁卡因、生理盐水溶液等与脑脊液比重相等,为等比重液;低于此浓度或低于脑脊液比重的则为轻比重液。利用重比重液下沉,轻比重液上浮的特性,配合体位的变动,可使注入蛛网膜下隙的药物向一定方向和在一定范围内移动。药物比重与脑脊液比重差别愈大,则药液愈易移动。要使局麻药液配成重比重液,可加入10%葡萄糖液。

3.常用蛛网膜下隙阻滞用药的配制方法

(1)丁卡因重比重液:1%丁卡因、10%葡萄糖溶液和3%麻黄碱各1mL,即配制成所谓1:1:1溶液。

(2)利多卡因重比重溶液:一次用量60~100mg。加入5%或10%葡萄糖溶液0.5mL,再加入0.1%肾上腺素0.2mL,混匀后即可应用。

(3)丁哌卡因重比重液:0.5%或0.75%丁哌卡因2mL(分别含丁哌卡因10mg或15mg),加10%葡萄糖溶液0.8mL,再加入0.1%肾上腺素0.2mL,配成重比重液3mL。

三、蛛网膜下隙阻滞麻醉方法

(1)麻醉前用药常用巴比妥类药,目的是镇静并增强对局麻药的耐受性。也应用抗胆碱药,以抑制椎管内麻醉期间的迷走神经功能亢进作用。

(2)麻醉用具包括9号(20G)或7号(22G)腰椎穿刺针(如24~26G可同时准备)1~2根,2mL和5mL注射器各一副,5号(25G)和7号(22G)注射针头各一枚,消毒钳一把,无菌单四

块或孔巾一块,以及药杯、砂轮、棉球、纱布等,包好后高压蒸汽灭菌备用。目前多采用市售的一次性脊椎麻醉穿刺包。同时准备好给氧、人工通气器具及急救药品,以备急用。

(3)体位一般采用侧卧位,两手抱膝,大腿膝盖贴近腹壁,头向胸部屈曲,使腰背部尽量向后弓曲。背部应平齐手术台边沿,以利于穿刺操作。鞍区麻醉则应采取坐位。

(4)穿刺部位与消毒范围脊麻穿刺常选 $L_{3\sim4}$ 或 $L_{4\sim5}$ 棘突间隙为穿刺点。两侧髂嵴最高点在背部做连线时与脊柱相交处即相当于 $L_{3\sim4}$ 棘突间隙或 L_4 椎棘突。消毒范围:上至肩胛下角,下至尾椎,两侧至腋后线。

(5)操作方法:穿刺点用 1％～2％ 利多卡因做皮内(皮丘)、皮下和棘上、棘间韧带逐层浸润。

①直入穿刺法:固定穿刺点皮肤,穿刺针在棘突间隙中点刺入,注意与患者背部垂直,穿刺针方向应保持水平,针尖略向头侧,缓缓进针并仔细体会各层次阻力变化。针尖穿过黄韧带时,有阻力突然消失的"落空感",继续推进时可有第二次"落空"感,提示已穿破硬脊膜与蛛网膜,进入蛛网膜下隙。

②侧入穿刺法:也称旁入穿刺法。在棘突间隙中点旁开 1.5cm 处穿刺,穿刺针向中线倾斜与皮肤呈 75° 角对准棘突间孔方向进针。本穿刺法不经过棘上韧带和棘间韧带层次,经黄韧带、硬脊膜和蛛网膜而到达蛛网膜下隙。适用于韧带钙化的老年人,或棘突间隙不清的肥胖患者等。直入法穿刺未成功时,常改用本法。

针尖进入蛛网膜下隙后,拔出针芯即见有脑脊液流出,如未见流出而又相信已进入蛛网膜下隙时,应考虑有无颅内压过低的情况,可试用压迫颈静脉或让患者屏气、咳嗽等迫使颅内压增高的措施,以促进脑脊液流出。疑有针孔阻塞时,可反复以针芯通透。考虑针头斜口被阻塞时,可转动针芯,或用注射器缓慢抽吸。若仍无脑脊液流出则应调整深度或重新穿刺。

穿刺成功后将盛有局麻药的注射器与穿刺针紧密衔接,用左手固定穿刺针,右手持注射器先轻轻回抽见有脑脊液回流再开始缓慢注射药物,一般于 10～30 秒内注完。注完后再稍加回抽并再次注入。这一方面可证明药物已确实注入蛛网膜下隙内,另一方面也可将或许残留在注射器内的药液全部注入。一般在注药后 5 分钟内即有麻醉现象出现。对双侧脊麻,注完药物后即可平卧。单侧脊麻则利用药液比重仍采取侧卧位。鞍区麻醉注药后保持坐位(重比重药液),至少 5 分钟后才能平卧。

(6)阻滞平面的调节:麻醉平面的调节是指将局麻药注入蛛网膜下隙后,要在较短的时间内主动调整或限制阻滞平面在手术所需要的范围内。这涉及麻醉的成败和患者的安危,是蛛网膜下隙阻滞操作技术中重要环节之一。

影响阻滞平面的因素很多,局麻药注入蛛网膜下隙后药液在脑脊液中的移动成为主要影响因素。这种移动又受到体位和药液比重的影响。体位的影响主要在麻醉后 5～15 分钟内起作用,此期间应注意通过改变体位调节阻滞平面。一旦平面确定之后,则体位的影响较小,但即使超过 30 分钟,仍有少数人阻滞平面受体位影响而扩大的可能,必须严密观察。此外,局麻药的剂量、容积、注药速度、针尖斜口方向等均对阻滞平面产生影响。阻滞平面超过 T_4 很容易出现循环、呼吸的严重扰乱,应予避免。一般以每5秒注入1mL药物为宜,鞍区麻醉坐位推药时可减慢至每20～30秒注药1mL,使药液集中于骶部。

另外,因脊柱的四个生理弯曲,穿刺部位也影响药液的移动方向。如在$L_{3\sim4}$或$L_{4\sim5}$穿刺注药,患者平卧后大部分药液向骶段移动,而在$L_{2\sim2}$穿刺注药,平卧后药液可向胸段移动。

四、麻醉中的管理

蛛网膜下隙阻滞所可能引起的一系列生理扰乱程度与阻滞平面密切相关,也与患者的病情等因素有关。因此麻醉中必须严密观察病情变化,加强对呼吸和循环等的管理。

1.血压下降

常由于阻滞平面过高和患者心血管代偿功能较差所致。血压下降程度一般与阻滞神经节段呈正相关。胸腰段交感神经缩血管纤维受到广泛阻滞时可引起血管扩张,外周阻力降低,回心血量和心排血量骤减,以致血压下降。阻滞平面超过T_4时心交感神经受到阻滞,迷走神经活动亢进引起心率减慢。少数患者可发生血压骤然下降,严重者可因脑供血不足引起恶心、呕吐和烦躁不安,甚或意识丧失。

遇有血压下降,在分析其原因时,首先应考虑阻滞平面是否过高,患者心血管代偿状态如何,有无血容量不足或酸中毒等、有血容量不足时处理上应首先补充血容量。

考虑因血管扩张引起血压下降时,应肌肉或静脉给予小剂量的麻黄碱(15～30mg),同时加快输液即可恢复。血压下降明显者,可抬高下肢,以利于增加回心血量,同时配合输液和升压药(如多巴胺5～10mg静脉滴注)的使用,多可很快纠正。对心率缓慢者可静脉注射阿托品0.25～0.5mg。

2.呼吸抑制

阻滞平面过高时(如T_2)大部分肋间肌麻痹或低血压使呼吸中枢缺氧引起呼吸抑制,表现为胸式呼吸微弱,腹式呼吸增强。严重时患者呼吸困难、潮气量锐减、咳嗽和发音无力,甚至发绀、呼吸停止。此时必须有效给氧,如面罩给氧辅助呼吸。如呼吸停止应立即采取气管内插管控制呼吸,维持循环等抢救措施,直至肋间肌张力恢复,呼吸和循环功能稳定为止。

3.恶心呕吐诱因

①阻滞平面过广,血压急骤下降,脑供血锐减,兴奋呕吐中枢。②脊麻后迷走神经功能亢进,胃肠蠕动增加。③手术牵拉内脏。处理:如系血压骤降引起,应用缩血管药、加快输血输液提升血压的同时吸氧。暂停手术,减少对迷走神经的刺激,或施行内脏神经阻滞。亦可考虑使用异丙嗪或氟哌利多等药物镇吐。

五、麻醉后并发症及其处理

1.头痛

多在麻醉作用消失后24小时内出现,术后2～3天最剧烈,多在7～14天消失。其发生原因至今尚不完全清楚。一般认为是脑脊液经穿刺孔外漏,或软脊膜受到刺激使脑脊液吸收增加,脑脊液压力降低所致。因此,选用细穿刺针、减少脑脊液外漏,输入或摄入足够的液体以及脊麻后嘱患者去枕平卧是预防头痛的根本方法。

发现头痛则应持续平卧位,腹部应用加压腹带,硬脊膜外腔注射中分子右旋糖酐 30mL,或 5% 葡萄糖液或生理盐水 30～40mL。应用肾上腺皮质激素亦有一定疗效。还可口服烟酰胺 100mg,一日 3 次,以增加脑脊液的生成。

2.尿潴留

主要是支配膀胱的骶神经恢复较晚所致,也可由下腹部手术刺激膀胱、会阴和肛门手术后疼痛所造成。患者术后不习惯于在床上卧位排尿也是不可忽视的因素。可改变体位,鼓励患者自行排尿,下腹部热敷也有一定的作用。尿潴留一般多在术后 1～2 天恢复。潴留时间过长,上述措施无效时可考虑导尿。此外亦可用针灸进行治疗。

3.下肢瘫痪

为少见的严重并发症,原因尚不清楚,但多认为是药物化学刺激所引起的粘连性蛛网膜炎所造成。一般潜伏期为 1～2 天,以运动障碍为主,呈进行性,可向上发展影响呼吸和循环。无特殊疗法,主要为促进神经功能的恢复,可用激素、大剂量维生素 B_1、维生素 B_{12} 配合理疗等。恢复情况视病变严重程度而定,轻者数月,重者数年以上。

4.脑神经麻痹

偶尔发生,以外展神经麻痹多见。术后 2～21 天先出现脑膜刺激症状,继之出现复视和斜视。多认为是穿刺后脑脊液外漏,脑脊液压力降低,脑组织失去脑脊液支持而下沉,使展神经在颞骨岩部伸展或受压所致。一旦发生应对症处理。半数以上在 4 周内自行恢复,个别人病程长达两年之久。

第二节 硬脊膜外腔阻滞

将局麻药物注入硬脊膜外腔,阻滞脊神经根,使其支配的区域产生暂时性麻痹,称为硬脊膜外腔阻滞,简称硬膜外阻滞。

硬膜外阻滞可分为连续法和单次法两种。单次法是指穿刺后将预定的局麻药一次注入硬膜外腔进行麻醉的方法。因可控性差,易发生严重并发症或麻醉意外,故已罕用。连续法指通过穿刺针在硬膜外腔隙内置入硬膜外导管,借此导管分次给药,视具体情况随时掌握用药量,使麻醉作用时间得以延续,手术时间不受限制,并发症明显减少。目前临床上主要采用连续硬膜外阻滞。

临床上根据不同的阻滞部位可将硬膜外阻滞分为四类。

1.高位硬膜外阻滞

穿刺部位在 C_5～T_6,阻滞颈段及上胸段脊神经,适用于甲状腺,上肢或胸壁手术。

2.中位硬膜外阻滞

于 $T_{6～12}$ 之间进行穿刺,常用于上、中腹部手术。

3.低位硬膜外阻滞

穿刺部位在腰段各棘突间隙,用于盆腔及下肢手术。

4.骶管阻滞

经骶裂孔穿刺,阻滞骶神经,适用于肛门、会阴部手术。

一、适应证与禁忌证

1.适应证

(1)主要适用于腹部手术,凡适于蛛网膜下隙阻滞的下腹部及下肢等手术,均可采用硬膜外阻滞。

(2)颈部、上肢和胸部手术也可应用,但应加强对呼吸循环的管理。

2.禁忌证

(1)严重高血压、冠心病、休克及心脏功能代偿不良者。

(2)重度贫血、营养不良者。

(3)穿刺部位有感染者。

(4)脊柱严重畸形或有骨折、骨结核、椎管内肿瘤等。

(5)中枢神经系统疾病。

二、麻醉准备

1.麻醉前用药

术前应给予地西泮或巴比妥类药,以预防局麻药的不良反应。对高平面阻滞或迷走神经兴奋型患者及其他患者,应常规加用阿托品,以防止心动过缓。

2.硬膜外穿刺用具

包括连续硬膜外(16G 或 18G)穿刺及硬膜外导管各一根(两点穿刺需 2 根硬膜外导管)。15G 射针头(供穿刺皮肤用)一枚。5mL 和 20mL 注射器各一副。5 号(25G)和 7 号(22G)注射针头各一枚。50mL 局麻药杯两只。无菌单两块,消毒钳一把,纱布数块,棉球数个。将以上品(硬膜外导管除外)包好进行高压蒸气灭菌消毒备用。硬外导管应用煮沸消毒或 75% 乙醇浸泡消毒 1 小时以上,使用生理盐水冲洗导管腔及导管壁。近年来国内外厂家已有一次性硬膜外穿刺包供应使用。

3.急救用具

硬膜外阻滞时,应有给氧装置,气管内插管具及其他急救药品,以备紧急情况使用。

三、穿刺点的选择及体位

(1)穿刺点的选择应以手术切口部位和支配手术范围中的脊神经的棘突间隙为穿刺点。

下列体表解剖标志有助于确定相应棘突的位置:①颈部最明显突起的棘突为 C_7 棘突。

②两侧肩胛冈连线为 T_3 棘突。③两侧肩胛下角连线为 T_7 棘突。④两侧髂嵴最高点连线为 L_4 棘突或 $L_{3\sim4}$ 棘突间隙。

(2)体位分侧卧位和坐位两种,临床上多采用侧卧位,具体要求与蛛网膜下隙阻滞相同。

四、操作方法

1.穿刺方法

硬脊膜外腔穿刺可分为直入法和侧入法两种。

(1)直入法:在所选定的棘突间隙做一皮丘,再做深层次浸润。硬膜外穿刺针针尖呈勺状,较粗钝,穿过皮肤有困难,可先用 15G 锐针刺破穿刺点皮肤,再将硬膜外穿刺针沿针眼刺入,缓慢进针。针的刺入位置及到达硬膜外腔的位置必须在脊柱的正中矢状线上,在经过皮肤、皮下组织、棘上韧带、棘间韧带和黄韧带后,即到达硬脊膜外腔。穿透黄韧带有阻力骤减感,提示针尖已进入硬膜外腔。判断针尖在硬外腔后,即可通过穿刺针插入硬膜外导管。另外,在穿刺过程中应注意保持针尖斜口与纵行韧带纤维相平行,以免切伤韧带纤维。

(2)侧入法:也称旁入法。对直入法穿刺有困难,如胸椎中下段棘突呈叠瓦状、间隙狭窄、老年人棘上韧带钙化等情况可用侧入法。棘突正中线旁开 $1\sim1.5cm$ 处为穿刺点,局麻后,用 15G 锐针刺破皮肤并沿针眼刺入硬膜外穿刺针,做法同直入法。应垂直刺入并推进穿刺针直抵椎板,然后退针约 1cm,再将针干略调向头侧并指向正中线,沿椎板上缘经棘突间孔突破黄韧带进入硬膜外腔。侧入法所经过层次为皮肤、皮下组织、肌肉、部分棘间韧带、黄韧带、硬脊膜外腔,避开了棘上韧带。

2.判断穿刺针进入硬脊膜外腔的方法

(1)阻力骤减:穿刺针抵达黄韧带时,操作者可感到阻力增大,并有韧性感。此时取下针芯,将装有一定空气量(5mL 注射器含有 2mL 左右空气)的滑润注射器与针蒂衔接,推动注射器芯可有回弹感觉,表明针尖已触及黄韧带。此后边徐缓进针边推动注射器试探阻力。一旦突破黄韧带,即有阻力骤然减弱或消失的"落空感",此时注射器内空气即被吸入,再推进注射器芯可毫无阻力,表示针尖已进入硬脊膜外腔。应注意针尖位于椎旁疏松组织时,阻力也不大,易误认为是在硬脊膜外腔。鉴别方法:①注入空气时,手感穿刺部位皮下组织肿胀。②置管遇到阻力。

(2)负压试验:穿刺针触及黄韧带时有坚韧感,拔出穿刺针芯,先用空注射器试探阻力,如阻力很大,在针蒂上悬挂一滴局麻药或生理盐水,继续缓慢进针。当针尖突破黄韧带而进入硬脊膜外腔时,可见到悬滴液被吸入,此即为悬滴法负压试验。为便于操作,可将盛有液体的玻璃管与针蒂相接,当针尖进入硬脊膜外腔时,管内液体可被吸入,并可见液柱随呼吸而波动,此谓玻璃管负压测定法。负压现象一般在颈胸段穿刺时比腰段明显。

(3)正压气囊试验:针尖抵达黄韧带后,于针蒂处接一个正压小气囊,穿刺针尖进入硬脊膜外腔时气囊因气体进入硬脊膜外腔而萎瘪。

(4)进一步证实针尖已进入硬脊膜外腔的方法有:①抽吸试验:接上注射器反复轻轻抽吸,

无脑脊液被吸出则证明针尖确已在硬脊膜外腔。②气泡外溢试验：接上装有 2mL 生理盐水和 3mL 空气的注射器,快速注入后取下注射器,见针蒂处有气泡外溢则已得到证实。③置管试验：置入导管顺利,提示针尖确在硬脊膜外腔。

3.置管方法

(1)皮肤至硬膜外腔的距离＝穿刺针全长(成人穿刺针长 10cm)－针蒂至皮肤的距离。

(2)置管：硬膜外导管进至 10cm 处(与针蒂外缘相对应的刻度)可稍有阻力,此时导管已达针尖斜面,继续徐徐插入 3～5cm,一般至导管 15cm 刻度为止,不宜置管过深。

(3)拔针、调整导管深度、固定导管：应一手拔针,一手固定导管,以防拔针时将导管带出。拔针时切不可随意改变针尖斜口方向,以免斜口切割导管。拔针后,根据刻度及所测得的距离,适宜退出导管,调整导管在硬脊膜外腔的长度,一般以 3～4cm 为宜。置管后,将导管尾端与注射器相接,回吸无回血或脑脊液,注入少许空气或生理盐水无阻力则表明导管通畅,位置正确,即可固定导管。

(4)注意事项：置管遇到阻力需重新置管时,必须将导管连同穿刺针一并拔出,否则有导管被斜口割断的危险。不提倡以导管芯作为引导,导管太软时应更换导管,以防导管在硬膜外腔卷曲盘绕或穿破硬膜外腔进入蛛网膜下隙。置管过程中患者有肢体异感甚或弹跳,提示导管已偏于一侧椎间孔刺激脊神经根,应重新穿刺置管。导管内有血流出说明导管进入静脉丛,少量出血可用生理盐水冲洗,仍无效时应另换间隙重新穿刺。

五、常用局麻药及注药方法

1.常用局麻药

(1)利多卡因起效快,潜伏期短(5～12 分钟),穿透弥散能力强,阻滞完善,常用 1％～2％溶液,作用持续时间为 60～90 分钟。成年人一次最大用量为 400mg。

(2)丁卡因常用浓度为 0.15％～0.33％,用药后 10～15 分钟发挥作用,20 分钟左右麻醉作用完善。作用持续时间为 3～4 小时,成人一次最大用量为 60mg。

(3)丁哌卡因常用浓度为 0.5％～0.75％,效能比利多卡因强 4 倍,用药后 4～10 分钟起效,15～30 分钟麻醉作用完全,可维持 4～7 小时,浓度较高方产生肌肉松弛效果。由于丁哌卡因对心脏的较强毒性作用,成人一次最大用量为 100mg。

(4)罗哌卡因常用浓度为 0.3％～0.5％,欲使运动神经阻滞完善,可以将浓度提高至 0.6％～0.8％。起效和维持时间与丁哌卡因相当,但对心脏的毒性作用较弱。成人一次最大用量 100～150mg。

决定阻滞强度和作用时间的主要因素是局麻药浓度,但浓度过高又易产生局麻药不良反应。因此,应根据穿刺部位高低和手术的不同需求选择适宜的局麻药浓度。一般来说,穿刺部位愈高,其浓度应愈低。如利多卡因用于颈胸部手术时以 1％～1.3％为宜。浓度过高加之阻滞平面过广,可引起肋间肌和膈肌麻痹。用于腹部手术时为达到麻痹运动神经进而腹肌松弛的需求,需用 1.5％～2％。此外,浓度的选择也与身体状况有关,健壮患者所需的浓度宜偏高;

而虚弱或老年患者所需的浓度要偏低。对一般成人,1%利多卡因和0.15%丁卡因混合液,内加1∶200000肾上腺素,可缩短潜伏期而延长作用持续时间,为临床上应用较广泛的配伍方法。小儿用0.8%～1%利多卡因即可取得满意的麻醉效果,亦可满足手术的需求。

2.局麻药中加用肾上腺素

减缓局麻药的吸收速率、延长作用持续时间,并减少其中毒概率是局麻药液中加用肾上腺素的主要目的。一般加入后浓度变为1∶200000,即20mL药液中加入0.1%肾上腺素0.1mL,对高血压患者应免加或仅用1∶400000即可。

3.注药方法

(1)试验剂量:一般注入试验剂量为3～5mL,5分钟内如无下肢痛觉和运动消失,以及血压下降等体征,则可排除药液误入蛛网膜下隙的可能。如发生全脊麻,应立即进行抢救,维持呼吸和循环功能稳定。另外,注入试验剂量前应常规回吸,观察导管(需透明)和注射器内有无回血。注药后心率增快每分钟30次以上,持续30秒以上,部分患者尚可有头晕目眩、血压升高等反应时,应考虑为药液注入血管内所引起。如先前已有同血则更能证实导管进入血管内,此时应停止给药,放弃硬膜外阻滞法,改用其他麻醉方法。

(2)诱导剂量:不同神经节段的硬脊膜外腔容积不等,阻滞每一节段所需药量也不尽相同。一般为颈段1.5mL/节段;胸段2mL/节段;腰段2.5mL/节段。根据阻滞平面及手术需求等,以此确定首次诱导剂量(也称初量),一般需15～20mL(结合药物种类、浓度、一次最大用量等因素确定容量)。在试验剂量用后观察5～10分钟,证实无蛛网膜下隙阻滞征象后,则应分2～3次并每次间隔5分钟左右注入诱导剂量。用针刺法或温差法试验并判定阻滞平面。

(3)追加维持量:术中患者由无痛转而出现痛感,肌肉由松弛变为紧张,患者出现内脏牵拉反应如鼓肠、呃逆等,则说明局麻药的阻滞作用开始减退。如循环功能稳定,可追加维持量,一般用量为首次诱导剂量的1/3～1/2。追加时间依所用局麻药种类不同为40～90分钟。以后随手术时间的延长,患者对局麻药的耐受性将降低,应慎重给药。

六、硬膜外阻滞平面的调节

穿刺部位(相当于注药部位)是影响硬膜外阻滞平面的主要因素,应按手术要求选择适当的穿刺点。其他影响因素如导管的位置和方向、药物容量和注射速度,以及患者体位及全身情况等也不可忽视。

1.导管的位置和方向

导管偏于一侧,易出现单侧阻滞;导管进入椎间孔,则只能阻滞几个脊神经根。导管置向头侧,药液易向头侧扩散;置向尾端,则多向尾侧扩散。

2.药物容量和注药速度

容量愈大,阻滞范围愈广,反之则阻滞范围狭窄。一般来说,注药速度稍快,可能有利于加快局麻药的扩散速度,使阻滞范围扩大。但临床实践表明,注药速度过快则对扩大阻滞范围的影响有限。

3.体位

一般认为硬膜外腔局麻药液的扩散很少受体位因素的影响,但体位可影响到硬膜外腔的压力,而压力则间接影响局麻药的扩散。如头低位可使腰段硬膜外腔压力降低,药液易于扩散;头高位时腰段硬膜外腔压力增高,药液不易扩散,用药量相对增大。

4.患者情况

老年人硬膜外间隙狭小,椎间孔变窄甚或闭锁,药液易于扩散,阻滞范围扩大,用药量可减少 20%～30%;小儿硬膜外腔也相对窄小,药液易向头侧扩散,用药量也需减少。因此,应遵循分次注射,仔细观察的用药原则。

妊娠末期,因腹内压增高,下隙静脉受压使硬膜外腔静脉丛充盈,间隙变小,药液易于扩散,用药量可减少一半。其他腹内压增高(如肿瘤)、血容量不足、脱水等病理因素均可加速药物扩散,应格外慎重。

七、硬膜外阻滞的并发症与处理

1.血压下降

多发生于胸段硬膜外阻滞,主要是胸段交感神经受到阻滞引起血管扩张,外周阻力降低,回心血量和心排血量减少,血压下降。同时副交感神经相对亢进引起心率减慢。多于用药后 15～30 分钟内出现,处理措施:①缩血管药物,一般麻黄碱 15～30mg 静脉注射多可奏效。效果不明显或患者有心率增快时,可用去氧肾上腺素 25～50μg 静脉注射,常可获得满意效果。②加快输液输血,补充血容量。如考虑到血容量不足为主时,则应先迅速补充血容量,再用缩血管药物。兼有水、电解质失衡和酸中毒存在时,必须同时给予纠正。

2.呼吸抑制

一般阻滞平面低于 T_8,对呼吸功能并无影响。颈段及上胸段硬膜外阻滞时,由于肋间肌或膈肌受到不同程度的麻痹,一般阻滞平面超过 T_4,可出现呼吸抑制,呼吸困难甚至呼吸停止。因此,术中必须加强呼吸管理,仔细观察患者的呼吸(频率、潮气量、呼吸类型、分钟通气量、有无发绀等),并做好给氧及人工通气等急救准备。对颈段及胸段硬膜外阻滞患者,无论阻滞平面如何,建议常规合并气管插管给氧吸入,并作辅助通气,才能保证安全,同时应有脉搏血氧饱和度(SpO_2)监测。

3.恶心呕吐

其发生机制及处理原则同蛛网膜下隙阻滞。

4.全脊髓麻醉

硬膜外阻滞时,误将药物注入蛛网膜下隙且未及时察觉或判断失误,可于短时间内出现凶险的全脊麻,导致呼吸停止,血压剧降和神志消失,挽救不及时患者可因严重缺氧而迅速死亡。麻醉医师对此必须保持高度警惕,具有足够的思想认识和急救准备,掌握呼吸管理及心肺脑复苏技术。处理要点以保证呼吸和循环系统的稳定为原则。预防措施:仔细穿刺操作,置管后反复回吸证实无脑脊液,注射试验剂量,注药后严密观察阻滞平面及呼吸循环和神经系统的改变。

5.神经根的损伤

多为穿刺操作不当所致。硬膜外穿刺针较粗,且针尖斜口较宽,操作粗暴,进针过快或针体方向偏斜易损伤神经根,可造成不良后果。穿刺过程中遇有患者诉说电击样疼痛并向单侧肢体放射传导,则不应强行进针,需退针后调整进针方向。最好改用其他麻醉方法,并于术后严密观察肢体的感觉与运动功能,给予维生素 B_2、维生素 B_{12} 等神经营养药物、理疗等治疗措施。

6.硬膜外血肿或脓肿

术前患者凝血机制障碍,穿刺置管又不顺利,易引起硬膜外腔出血并有引发硬膜外血肿的可能。因此,应严格掌握硬膜外阻滞适应证并谨慎操作。硬膜外腔静脉丛在背正中线较两侧为少,力求穿刺针在背正中线(无论是直入法还是侧入法)进入硬脊膜外腔,不要强行置管,可最大限度地减少硬膜外腔出血的并发症。严重的硬膜外腔血肿可引起脊髓压迫症状,特别是老年人硬膜外腔隙窄小,更易引起压迫症状。出现下肢进行性麻痹时,应手术切开清除血肿。此外,硬膜外腔血肿亦可演变为脓肿,不按无菌原则操作,消毒处理穿刺器具不够严格,更易导致硬膜外腔发生感染,术后数日出现背部剧痛和脊髓压迫症状,并进行性加重,一旦确诊,当及时手术引流。

第三节　骶管阻滞

骶管阻滞是经骶裂孔穿刺,穿刺针抵达骶部硬膜外腔(骶管腔),并注局麻药于该腔以阻滞骶部脊神经,是硬膜外阻滞的一种方法。适用于直肠、肛门及会阴手术,小儿骶管阻滞可代替腰部硬膜外阻滞。

骶管穿刺术:一般取侧卧位或俯卧位。侧卧位时,腰背应尽量向后弓曲,双膝关节屈向腹部。俯卧位时,髋关节下需垫一厚枕,两腿伸开,大脚趾向内、足跟向外旋转,使臀肌松弛,显露并突出骶部。穿刺者位于患者一侧,消毒铺巾后,触及并触认骶裂孔,于骶裂孔中心进行皮内及皮下局部浸润,用 9 号(20G)或 7 号(22G)穿刺针垂直刺进皮肤,当刺到骶尾韧带时有弹韧感,稍作进针穿过骶尾韧带则有阻力消失感。此时,应将针体放平(向尾侧方向倾斜),使针与皮肤呈 30°~45°角,继续进针 1~4cm,即可达到骶管腔。注意针刺深度不得超过髂后上棘连线。接上注射器,抽吸无脑脊液及回血,注射生理盐水或空气无阻力,亦无皮肤隆起,则证实针尖确实在骶管腔内,即可注入试验剂量 3~5mL,观察 5 分钟后如无蛛网膜下隙阻滞征象,即可全部或分次注入其余药液。

骶管穿刺成败的关键在于是否掌握好穿刺针的方向。针体过度放平,针尖常抵骶管后壁;针体近于垂直,针尖则可触及骶管前壁。遇及阻力时不宜暴力强行进针,应退针少许重新调整针体的倾斜度后再进针。以免引起不必要的剧痛或损伤骶管静脉丛。另外,对手术时间长者亦可用硬膜外穿刺针按上述操作方法在骶裂孔穿刺并置硬膜外导管,即为连续骶管阻滞,目前多不主张应用。

由于骶裂孔解剖变异较多,约 10%患者有骶裂孔畸形或闭锁,20%患者有骶管解剖学异常,是传统骶管阻滞失败率较高的主要原因。近年有人主张骶管阻滞改良法:嘱患者侧卧,在

S_2 平面以下先摸清骶裂孔，穿刺针自中线垂直进针，类似于腰部硬膜外阻滞法，一般较易进入骶裂孔。这种改良法失败的概率减少，并发症发生率也相应降低。另外有人主张如对骶裂孔辨认不清或触摸不到骶裂孔时，改为鞍区麻醉效果比较可靠。

骶管内有丰富的静脉丛，抽吸回血时最好改换其他麻醉方法。注药时如下肢或大腿有异感出现，常证实穿刺针确在骶管腔内。同时应注意注药速度不应过快，否则可引起眩晕和头痛等不良反应。

第五章　专科麻醉

第一节　腹部外科手术麻醉

一、特点与要求

1.麻醉前准备

麻醉前积极而适当地处理和纠正生理紊乱,改善全身营养不良,提高患者对麻醉的耐受性。

(1)纠正生理紊乱:腹部外科手术,多系腹腔内脏器质性的慢性疾病。多为久病后,并发全身营养不良、贫血、低蛋白血症及水、电解质紊乱等病理生理改变。为保证手术麻醉的安全,减少术后并发症,术前应予以纠正。包括输入全血、血浆、水解蛋白和液体,改善患者的营养及全身情况。

(2)全面估计病情:腹部外科手术以急腹症多见。病情危重,必须施行的急症手术,麻醉前往往无充裕时间准备和检查。急腹症手术麻醉的危险性、意外和并发症的发生率均高于择期手术。麻醉医师应在术前有限时间内对病情做出全面估计,争取时间有重点地进行检查和治疗,选择适当的麻醉前用药和麻醉方法,以保证麻醉手术患者的生命安全和手术的顺利进行。

2.安全无痛

麻醉要镇痛完全,对生理扰乱小,对代谢、血液化学、循环和呼吸影响最小。

3.肌肉松弛

在确保患者生命安全的条件下,麻醉必须有足够的肌肉松弛。但肌松药不能滥用,要有计划地慎重应用。

4.降低患者应激反应

要及时处理腹腔神经丛的反射——迷走神经反射。腹内手术中内脏牵拉反应显著,严重时发生迷走神经反射,不仅影响手术操作,且易导致血流动力学的改变和严重的心律失常,甚至心搏骤停。要重视术中内脏牵拉反射和神经反射的问题,积极预防和认真处理,严密观察患者的反应,如血压下降、脉搏宽大和心动过缓等。可辅助局部内脏神经封闭或应用镇痛、镇静药,以阻断神经反射和向心的手术刺激,维护神经平稳。

5.预防呕吐和反流引起的误吸

误吸是腹部手术麻醉常见的死亡原因。术前应留置胃管行胃肠减压;对胃内容物潴留患者,采取清醒插管、全麻诱导平顺等有效的预防措施,可以避免呕吐误吸和反流误吸。若发生呕吐时,应积极处理。

6.术前做好输血准备

腹腔脏器血供丰富,粘连性手术或癌肿根治性手术,术中出血较多,失血量大。采用中心静脉穿刺,术中应保证输液通畅,均匀输血,防止输液针头或导管脱出。消化道肿瘤、溃疡、食管胃底静脉曲张和胆囊等,可继发大出血,术中也有误伤大血管发生大出血的可能。如果一旦发生大出血,补充血容量不及时,或是长时间的低血压状态,易引起严重后果,甚至危及性命。麻醉前就补充血容量和细胞外液量,并做好大量输血的准备。

7.预防手术的高腹压反应

手术常使严重腹胀、大量腹水、巨大腹内肿瘤等高腹压骤然下降,而发生血流动力学及呼吸的骤然变化。应做好预防治疗,避免发生休克、缺氧和二氧化碳蓄积。

8.维持术中气道通畅

对于慢性缺氧和术中头低位的患者,应施行辅助或控制呼吸,改善肺泡通气量。防止缺氧和二氧化碳蓄积。

9.预防术后气道并发症

避免麻醉前用药过重,麻醉过深;避免区域阻滞麻醉平面过宽、过广;避免肌松药用量过大等,否则导致术后长时间的呼吸抑制。忌辅助镇痛、镇静药量过大、用药种类过多,以防引起术后苏醒延长等。患者因术后刀口疼痛、麻醉因素等原因,咳嗽反射弱,分泌物阻塞,易造成感染的机会。在术中不能发现的反流误吸,也可导致术后吸入性肺炎或肺不张等严重后果。术后要采取麻醉术后镇痛措施,经常协助患者翻身、咳嗽和练习深呼吸运动。

10.重视胆道外科麻醉

胆道疾病是腹部外科最多的手术之一。往往伴有反反复复的感染、梗阻性黄疸和肝功能损害。麻醉中要注意肝功能的维护、纠正凝血机制的紊乱、肾功能的保护及术中胆—心反射,或迷走—迷走神经反射的防治。

二、麻醉前用药

颠茄类药物绝不可缺,镇痛药和镇静药常需应用。

三、麻醉选择

1.连续硬膜外麻醉

是目前腹部手术最常用的麻醉方法之一。

(1)优点:①痛觉阻滞完善。②腹部肌松满意。③对生理扰乱小、呈节段性阻滞,麻醉范围局限在手术野范围,对呼吸、循环、肝、肾功能影响小。④因能阻滞部分交感神经,可使肠管收缩、塌陷,手术野显露较好。⑤麻醉作用不受手术时间的限制,分次按时间追加药,使手术长时间内持续不间断进行。⑥术后并发症少,恢复快,不需特殊护理。导管还可用于术后止痛等。

(2)缺点:肌松比全麻要差,内脏牵拉反应存在,并需要术中辅助用药解决为其缺点。然而仍为较理想的麻醉方法。

2.全麻

全身麻醉在腹部手术的应用日益增多。凡不适宜选用硬膜外麻醉,或手术有特殊要求者,或患者过于紧张而不合作者,或主动要求全麻者,可选全麻。如全胃切除,高位选择性迷走神经切断术、胸腹联合切口手术(肝右半切除及巨脾切除)及休克患者手术等,适宜选用全身麻醉。选快速诱导或清醒插管。以丙泊酚静脉复合麻醉、NAL复合麻醉或静吸复合麻醉等维持。辅助肌松药,效果满意。具有易控制、麻药用量少、安全范围大、术后苏醒快等优点。但是,全麻对生理扰乱大,术后恢复期需特护,价钱昂贵及术后并发症的发生仍为其不足。

3.腰麻硬膜外联合麻醉

适用于下腹部及肛门、会阴手术。麻醉效果好,肌松满意,肠管塌陷,手术野显露清楚。麻醉维持时间不受限,术后患者头痛及尿潴留等并发症少,有待观察。

4.全麻加硬膜外麻醉

上腹部及危重患者手术使用全麻加硬膜外麻醉,可抑制手术引起的应激反应,安全平稳,麻醉效果更可靠。先行硬膜外穿刺注药、置管后再行气管内插管全麻。

四、常见手术麻醉

1.阑尾切除术

阑尾切除术麻醉为腹部外科最常见的小手术,但无小麻醉。

(1)麻醉选择:成人手术选硬膜外麻醉、腰麻硬膜外联合麻醉。硬膜外麻醉经 $T_{12} \sim L_1$ 椎间隙穿刺。腰硬膜外联合麻醉选 $L_{1 \sim 2}$ 或 $L_{2 \sim 3}$ 椎间隙穿刺。

(2)小儿患者:小儿手术选基础麻醉加局麻,或基础麻醉加硬膜外麻醉,或恩氟烷等吸入(开放或半开放)麻醉,或氯胺酮静脉复合全麻。

(3)病情复杂患者:肥胖、估计病情复杂、手术困难时,如阑尾异位、阑尾粘连严重、阑尾穿孔形成腹膜炎或阑尾周围脓肿等,宜选硬膜外麻醉或全麻。

2.疝修补术

优选硬膜外麻醉、腰硬膜外联合,也很少出现术后并发症。小儿疝修补术以基础麻醉加局麻为常用。个别患者选用静脉复合全麻。硬膜外选 $T_{12} \sim L_1$ 穿刺。

3.胃及十二指肠手术

(1)连续硬膜外麻醉:安全、有效、简便,为首选麻醉方法之一。硬膜外麻醉可经 $T_{8 \sim 9}$ 或 $T_{3 \sim 10}$ 椎间隙穿刺,向头侧置管,阻滞平面以 $T_4 \sim L_1$ 为宜。麻醉中应严格控制阻滞平面,并观察呼吸的变化。为消除内脏牵拉反应,进腹腔前,静脉注射哌替啶及氟哌利多合剂 $0.25 \sim 0.5mL$,或依诺伐 $0.25 \sim 0.5mL$ 辅助。

(2)全麻:全胃或未定形的剖腹探查术选用。快速诱导或急症饱胃者清醒插管后,辅助肌松药。手术可在浅全麻下进行。注意呼吸、循环及尿量的变化,维护水、电解质、酸碱平衡。

4.胆囊及胆道手术

为腹部外科手术麻醉中最常遇到的,因患者为迷走神经紧张型,应足够重视。

(1)麻醉选择:常选用连续硬膜外麻醉或气管内全麻。

(2)麻醉前准备:使患者各器官功能处于最佳状态。

①详细了解心、肺、肝、肾功能。对并发的高血压、冠心病、肺部感染、肝功能损害及糖尿病等应先进行内科治疗。

②心脏情况术前要详细了解和重点检查。心绞痛与胆绞痛易混淆,两者往往同时存在,因合并心绞痛时,病死率高。

③多伴有反复感染,麻醉前要给予抗感染、利胆和保肝治疗;合并严重肝功能不全时,其手术死亡率相应增高。

④阻塞性黄疸可导致胆盐、胆固醇代谢异常,维生素 K 吸收障碍,致使维生素 K 参与合成的凝血因子减少,发生凝血异常,凝血酶原时间延长。麻醉前常规用维生素 K_1 治疗,使凝血酶原时间恢复正常。若凝血酶原不能恢复正常,提示肝功能严重损害,手术应延期。加强术前保肝治疗,尽量使肝功能改善后,再行手术。

⑤血清胆红素升高者或黄疸指数高达 100U 以上者,多为阻塞性黄疸,术后肝肾综合征的发生率较高,术前宜先加强保肝治疗,行经皮胆囊引流,使黄疸指数降至 50U 以下,或待黄疸消退后再手术。术中、术后应加强肝肾功能维护,预防肝肾综合征发生。

⑥防治迷走神经反射。胆囊及胆道反复发炎的刺激,特别是阻塞性黄疸患者,受胆色素、胆酸的刺激,自主神经功能失平衡,迷走神经紧张性增高,心动过缓。加之手术操作的刺激,表现为牵拉痛、反射性冠状动脉痉挛,心肌缺血,心律失常和低血压,易发生胆-心反射和迷走-迷走神经反射而致心搏骤停。麻醉前常规肌内注射阿托品以预防。

⑦纠正生理及水、电解质紊乱。此类患者常有水、电解质、酸碱平衡紊乱、营养不良、贫血、低蛋白血症等继发性改变,麻醉前均应全面纠正,然后手术麻醉。

(3)硬膜外麻醉穿刺间隙:经 $T_{8\sim9}$ 或 $T_{9\sim10}$ 椎间隙穿刺,向头侧置管,阻滞平面控制在 $T_{4\sim12}$。为预防迷走神经反射,麻醉时应采取预防措施。①入腹腔前,静脉注射哌替啶 50mg 加氟哌利多 2.5mg,或依诺伐 2mL 静脉注射,以减轻牵拉反应和应激性。②入腹腔前应加深麻醉。③入腹腔后,对肝、十二指肠韧带或腹腔神经丛等部位用局麻药封闭。④必要时,术中应用阿托品对抗心动过缓。⑤吸氧。⑥当血压剧降时,暂停手术,待病情好转,血压回升后继续施行手术。

(4)保肝:麻醉中应避免低血压,注意保肝治疗。当手术开始后即适当加快输液,术中及时补充血容量,血压不回升或呈"拉锯战"而波动过大时,应用升压药稳定血压,使收缩压维持在 90mmHg 以上。胆道探查术者应逾量输血。

(5)用抗纤溶药物:术中如果有异常出血,应立即检查纤维蛋白原、血小板,并给予抗纤溶药物或纤维蛋白原等处理。

(6)禁用损肝药物:术中对肝功损害者,应多输糖、维生素,少用治疗药物。特别是对肝肾有损害者,对通过肝肾排泄的药物要禁用、少用。禁忌用吗啡及吸入麻醉药,如氟烷等。

(7)麻药量个体差异大:年老、体弱和肝功能差等患者,麻药量要小,用成人量的1/3～1/2。要防止缺氧,充分吸氧。肥胖者逐年增多,麻醉选择与处理的难度也更复杂。

(8)监测:麻醉中连续监测血压、脉搏、呼吸和心电图、尿量、尿比重等。

(9)送ICU监测治疗:危重患者及感染性休克患者,送麻醉恢复室及ICU监测治疗:持续监测血压、脉搏、呼吸和心电图等,直到病情稳定;监测尿量及尿比重;保肝保肾治疗,预防肝肾综合征;持续鼻腔导管吸氧,并行血气分析检验,根据检查结果给予调整治疗;记录出入量,及时输液,保证水、电解质及酸碱平衡;预防肺部并发症等。

5.脾切除术

脾切除术麻醉在腹部外科麻醉占有一定比例,尤其在腹部创伤急症手术麻醉中占50%。

(1)连续硬膜外麻醉:对于无明显出血倾向及出凝血时间、凝血酶原时间已恢复正常者,选连续硬膜外麻醉最佳。经$T_{8\sim9}$或$T_{9\sim10}$椎间隙穿刺,向头侧置管。麻醉操作要轻柔,避免硬膜外间隙出血,但要防止血压波动,防止脾功能亢进者术中肝昏迷的发生。凡有明显出血者,应弃用硬膜外麻醉。

(2)全麻:巨脾切除、周围广泛粘连者、脾脏位置深、肝功能严重损害、病史长、体质差或病情危重的患者,有明显出血者选用全麻。有的必须采用腹胸联合切口才能完成手术,必须用全麻。可根据肝损害的情况,选用静脉复合或静吸复合麻醉,并用肌松药,控制呼吸,注意预防术后肝昏迷。气管内插管操作要轻柔,防止口咽腔黏膜损伤致血肿或出血。

(3)针麻和局麻:均不能达到良好肌松的目的,术野暴露困难,仅用于极个别重度休克和衰竭患者。

(4)麻醉要求:必须有良好的肌松,全麻时并用肌松药,肌松当无问题。硬膜外用药选用2%利多卡因,剂量要适当增大,或用0.75%～1%耐乐品;并辅助镇痛、镇静药物,使手术野暴露满意。

(5)麻醉处理的难度:主要是决定于脾周围粘连的严重程度,游离和搬动脾脏、结扎脾蒂等操作动作刺激性较大。应适当加深麻醉,做好防治内脏牵拉反应的准备。

(6)肝功能损害者:麻醉前用药要轻,免用对肝脏有损害的药物,尽量避免用吸入麻醉药物。

(7)避免低血压:麻醉中预防失血性休克是麻醉医师的一项主要职责。脾切除术中易出血的原因:①脾功能亢进、血小板减少,正常凝血功能遭到破坏,患者已有贫血;或术前已反复合并上消化道出血,对失血的耐受力差。②脾脏周围广泛粘连,和肝脏粘连,并建立起丰富的侧支循环,手术分离脾脏周围时渗血增多,强行分离易撕脱肝脏表面或撕破大静脉,发生意外大出血。③巨大脾脏切除术后,脾内含血400～1000mL。术中应及时补充失血,保证输液、输血通畅,必要时静脉切开或深静脉穿刺,保证紧急时的快速大量输血。即使切除脾脏前已输600～1000mL全血,但仍不能保证不发生出血性休克。已有慢性失血的患者,如发生急性大出血,所出现的休克常常是极为严重和顽固的,血压长时间测不到,十分危险,必须紧急抢救处理。包括停止麻醉和手术、加压输血或成分输血、使用升压药、纠正酸中毒及使用巴曲酶(立止血)等止血药等抗休克措施。

(8)全麻插管时对口腔、气管内黏膜要妥善保护,以防损伤出血和血肿形成。一旦出血不止时,可成分输血,辅助静脉注射止血药和激素。术前长期服用激素的患者,术中继续给予激素维持量,以防止肾上腺皮质功能急性代偿不全。

(9)如为外伤性脾破裂,手术很紧迫,应立即大量输血,迅速补充血容量,争取尽早做脾切除术。麻醉的选择同休克患者。必要时行动脉输血。手术一旦进入腹腔,即尽快用止血钳夹住脾蒂,使出血减少,血压可回升到正常值。当血压不回升时,注意有无漏诊其他器官并存损伤,避免发生意外。

(10)脾切除时,可做脾血回收,自身回输,以减少输入过多的库存血,并节约血源。脾脏切除前应做好收集脾血回输的准备工作。

(11)改善全身状况:脾大、脾功能亢进、贫血、肝功能损害,黄疸和腹水等病理生理的改变,使患者对麻醉手术的耐受能力显著降低。术前应充分纠正贫血、放腹水、保肝、输血或血浆,改善特别差的全身状况。待贫血基本纠正,肝功能改善,出凝血时间和凝血酶原时间基本恢复正常后再行手术。

(12)粒细胞缺乏症者:患此症者常有反复感染史,术前应积极治疗。

(13)术前输血准备:术前要做好输血准备工作。

(14)麻醉后注意事项:在严密监测血压、脉搏、呼吸和血红蛋白的同时,凡硬膜外麻醉后,应观察预防硬膜外血肿的发生。预防内出血及广泛大量渗血、继续补充血容量。已用激素者,应继续给予激素维持量。

6.门静脉高压症手术

门静脉高压及肝硬化可直接或间接损害肝脏功能,手术麻醉的选择与处理应引起重视。

(1)特点:门静脉高压症是指门静脉的压力因各种病因而高于 $25cmH_2O(2.45kPa)$ 时,表现出一系列症状的病理变化。其特点为:①肝硬化或肝损害。②高动力型血流动力学改变,容量负荷与心脏负荷增加,动、静脉血氧分压差降低,肺内动、静脉短路和门、肺静脉间分流。③出凝血功能改变,有出血倾向和凝血障碍。④低蛋白血症。⑤脾功能亢进。⑥电解质紊乱,钠和水潴留,低钾血症。⑦氮质血症、少尿、稀释性低钠、代谢性酸中毒和肝肾综合征等。

(2)麻醉前准备:门静脉高压症患者手术前应认真做好准备。

①判断门静脉高压症麻醉危险性的指标。黄疸指数>40U;血清胆红素>20.5μmol/L;血浆总蛋白量<25g/L;A/G<0.8;GPT、GOT>100U;磺溴酞钠(BSP)潴留试验>15%;吲哚氰氯(ICG)消失率<0.08。糖耐量曲线如>60值者,提示肝细胞储备力明显下降,麻醉手术死亡率极高。要做好麻醉前危险性评估。

②麻醉前治疗。因门静脉高压症多有不同程度的肝损害,麻醉前应重点做好改善肝功能、出血倾向及全身状态的准备。

③高糖高热量、高维生素、高蛋白及低脂肪饮食,总热量应为 125.6～146.5kJ/kg。必要时可静输葡萄糖胰岛素溶液。静脉注射 0.18g/(kg·d)蛋白氨基酸,脂肪<50g/d;每日肌内注射或口服维生素 B_6 50～100mg;维生素 B_{12} 50～100μg;复合维生素 B 6～12 片口服,或 4mg 肌内注射;维生素 C 3g,肌内注射。

④维生素 K_1 肌内注射,或输新鲜血或血浆,以纠正出、凝血时间和凝血酶原时间,提高肝细胞合成的凝血第 V 因子功能。

⑤伴有大量腹水者,说明肝损害严重。腹水直接影响呼吸、循环和肾功能,应采取补充白蛋白,利尿,补钾,限水和麻醉前多次、少量放腹水等措施。禁止一次大量放腹水。

⑥水、电解质、酸碱平衡紊乱者,麻醉前应逐步得到纠正。

(3)麻醉选择与处理:根据肝功能损害的程度,选用最小有效剂量的麻药,使血压>85mmHg。具体处理如下。

①麻醉前用药:阿托品 0.5mg,或东莨菪碱 0.3mg;镇静药,咪达唑仑 5～10mg,其他镇静镇痛药减量或免用。

②硬膜外阻滞:经 $T_{8～9}$ 或 $T_{9～10}$ 椎间隙穿刺。辅助用药以依诺伐为好。

③全麻:诱导用氯胺酮加咪达唑仑加琥珀胆碱静脉注射后快速插管。或依诺伐加琥珀胆碱静脉注射,快速插管。麻醉维持用氯胺酮、咪达唑仑、泮库溴铵静脉复合麻醉;或依诺伐、泮库溴铵静脉复合麻醉;或在上两种方法中吸入氧化亚氮和氧 1：1;或复合少量吸入恩氟烷或异氟烷等。

④禁忌使用:巴比妥类药、吗啡类药、箭毒、局麻药等。

⑤维持有效的血容量:术中连续监测血压、脉搏、呼吸、中心静脉压、尿量等,维持出入量平衡,等量输液,避免血容量过多或不足。预防低血压和右心功能不全、维护肾功能。要限钠输入,避免肺水肿和加重肝功能、肾功能损害。监测血气和电解质,测定血浆和尿渗透浓度,以指导纠正水、电解质紊乱和酸碱失衡。

⑥补充清蛋白:使清蛋白>25g/L,以维持血浆渗透压和预防间质水肿。

⑦维持血氧输送能力:使血细胞比容保持在 30% 左右;对贫血者可输浓缩红细胞。

⑧补充凝血因子:麻醉前有出血倾向的患者,输用新鲜血或血小板。缺乏维生素 K 合成的凝血因子者,应输新鲜血浆。术中一旦发生异常出血,应立即检查各项凝血功能,对病因行针对性处理。

⑨输血:以全血为佳。适量给予血浆代用品。注意补充细胞外液,纠正代谢性酸中毒。充分给氧和及时补钙。

⑩麻醉止痛完善,避免应激反应。

7.类癌综合征麻醉

类癌肿瘤源于肠嗜铬细胞的增生。肿瘤好发于阑尾、直肠、小肠和支气管。约有 5% 的类癌肿瘤发展为恶性类癌综合征。此类手术麻醉虽然少见,但应根据其因色氨酸代谢紊乱,分泌 5-HT、缓激肽、组胺等造成患者在麻醉中易使神经节阻滞药作用增强,致血压下降、支气管痉挛、高血糖,5-HT 使中枢产生抑制,使麻醉苏醒延迟等病理特点以及手术部位和手术对麻醉的要求做好麻醉选择。手术目的是解除肠梗阻、切除原发肿瘤和(或)部分肝转移灶、结扎肝动脉或置换三尖瓣和(或)肺动脉瓣。

(1)麻醉前准备:对怀疑类癌综合征的患者,应重点检查,全面评估。对症治疗。

①麻醉前用 5-HT 拮抗药左美丙嗪、缓激肽拮抗药抑肽酶及皮质类固醇等进行试探性治疗,找出敏感有效药物,以供麻醉处理时参考。

②改善全身状况及营养不良,纠正水、电解质失衡。术前禁用含大量色氨酸的饮料和食物(如茶、酒、脂肪及某些蔬菜)。

③麻醉前用药要重,以保持患者镇静,防止交感-肾上腺系统兴奋。

(2)麻醉选择及管理

①全麻:神经安定药,咪达唑仑和泮库溴铵静脉诱导,气管内插管。以氟芬、咪达唑仑和泮库溴铵维持麻醉。充分供氧,维持气道通畅,预防支气管痉挛,可立即施行辅助呼吸。

②局麻、神经阻滞、脊麻和硬膜外等区域麻醉会引起类癌综合征患者症状发作,不宜选用。

③吗啡、氟烷、硫喷妥钠、右旋糖酐、多黏菌素 E,可促使 5-HT 增加,禁用。

④琥珀胆碱可增高膜内压,筒箭毒碱可诱发患者血压波动和支气管痉挛,应慎用。

⑤麻醉力求平稳,诱导期避免应激反应和儿茶酚胺释放等因素,要控制适当的麻醉深度,要尽量避免导致血压下降和呼吸抑制的各种因素。

⑥严密监测,一旦发生严重低血压或发作性心动过速与高血压的心血管衰竭时,是缓激肽危象的表现。应禁用儿茶酚胺类药,因其可增加缓激肽的合成,可使低血压更加严重;必要时选用甲氧胺、间羟胺或加压素等升压药升压;要选用 5-HT、缓激肽和组胺的拮抗药及激素;补足有效血循环容量,纠正水、电解质及酸碱失衡,对并存心肌、心瓣膜损害的类癌患者,应防止右心负荷增加的因素,正确掌握输血、输液的速度和总量,监测尿量,预防心力衰竭。手术操作挤压肿瘤、变动体位、缺氧和二氧化碳蓄积、低血压等因素都会促使类癌的活性物质 5-HT、缓激肽的分泌增加,诱发综合征发作,应注意预防和处理。故抗介质活性药物直用到手术切除肿瘤。手术探查肿瘤时,静脉注射善得定 $10 \sim 20\mu g$,$4 \sim 5$ 分钟达血浆峰值,后维持输注,$450\mu g/d$。

8.肝叶切除术

(1)硬膜外麻醉:用于左肝叶切除。经 $T_{8\sim9}$ 或 $T_{9\sim10}$ 椎间隙穿刺,向头侧置管,严格控制阻滞平面,以防止低血压和缺氧对肝功能的损害。

(2)全麻:右肝叶切除时选用,麻醉药及处理都应注意对肝的保护。

(3)麻醉前准备:重视纠正贫血和低蛋白血症。加强保肝治疗,提高对麻醉、手术和失血的耐受性及抗感染能力。充分做好输血和抗休克的准备。

(4)选择对肝影响小的药物:麻醉中禁止用对肝脏有害的药物,尽量减低镇痛药及全麻药对肝脏的影响。

(5)加强肝脏保护:选用局部低温保护法,以减少出血和对肝脏的保护,具体方法是在肝周围放置小盐水冰袋或用冰盐水冲洗。

(6)肝包囊虫病手术:要尽量避免包囊虫壁破裂,包囊虫液刺激腹膜后,可引起过敏性休克。

9.胰腺手术

麻醉处理较为特殊,麻醉选择应考虑以下几点。

(1)硬膜外麻醉:循环呼吸功能稳定者,可选用连续硬膜外麻醉。穿刺间隙选 $T_{8\sim9}$ 和 $T_{9\sim10}$,向头侧置管。

(2)全麻:选用对心血管系统和肝肾功能无损害的麻醉药。

(3)急性坏死性胰腺炎的麻醉:起病急骤、最主要的症状是腹痛,循环呼吸功能还好者,一般选硬膜外麻醉,有休克者选全麻;选用的全麻药不影响呼吸、心血管和肝肾功能;麻醉中注意补充血容量,纠正水电紊乱;输注多巴胺,尽快纠正低血压;在抗休克同时,尽快实施麻醉和手术,清除坏死组织;术中补钙;避免缺氧、缺血,注意心肌抑制和循环衰竭发生,必要时静脉注射毛花苷 C(西地兰)0.2~0.4mg;注意呼吸的变化,预防诱发间质性水肿,使呼吸功能减退,甚至发生急性呼吸窘迫综合征(ARDS)。同时警惕肾衰竭,对少尿、无尿等经快速输液无效时,用利尿药利尿。

(4)胰腺癌切除术的麻醉处理:胰腺癌是极度恶性肿瘤之一。手术切除是胰腺癌的唯一疗法。麻醉选择仍以连续硬膜外常用。个别情况太差,恶病质和特殊要求时选全麻。术式是行广泛癌肿切除。胰腺头部癌的手术范围更广,包括切除胰腺头部、胃幽门前部、十二指肠的全部、胆总管下段和附近淋巴结,再将胆总管、胰管和胃分别与空肠吻合。是腹部外科最大的手术之一,手术时间长,手术创伤刺激大,麻醉前准备要充分。根据病史、体检和各种检查结果,进行麻醉前评估;改善全身状况和营养不良,纠正水、电解质失衡;纠正贫血、低血糖,适量补糖;必要时输新鲜血或血浆;有出血倾向者,给予维生素 K 等止血药;麻醉前选用颠茄类药物、镇痛药及咪达唑仑;麻醉中注意保肝,保证镇痛完善,避免应激反应。切除肿瘤前输液以补糖为主;一旦切除肿瘤及时终止输糖液,改换输乳酸钠林格液和生理盐水。根据血糖水平,适量补胰岛素、氯化钾等,防止高血糖代谢性酸中毒,而加重脑损害。

10.直肠癌手术

一般行直肠癌根治手术,经腹会阴联合切口,手术取截石位,选用连续硬膜外麻醉。采用一点穿刺法时,经 $T_{12}\sim L_1$ 椎间隙穿刺,向头侧置管。腹部先进行手术操作,将乙状结肠、直肠游离完后,再行会阴部手术操作。阻滞平面充分、简便、阻滞效果满意。术中适当加用辅助用药以消除内脏牵拉反应。在麻醉效果满足手术要求的情况下,注意尽量减少局麻药用量,避免过宽、过广阻滞平面对循环的扰乱。也宜用两点穿刺双管法连续硬膜外麻醉。一点取 $T_{11\sim12}$ 或 $T_{12}\sim L_1$ 椎间隙穿刺,向头侧置管;另一点取 $L_{3\sim4}$ 椎间隙穿刺,向尾侧置管,更能保证满意的麻醉效果。但要注意药物逾量及阻滞平面过宽对呼吸、循环的影响。先经低位管给药以阻滞骶神经,再经高位管给药,使阻滞达 $T_6\sim S_4$,加适量辅助药以控制内脏牵拉反应,麻醉可满足手术的要求。采用腰硬膜外联合麻醉,效果好,小剂量腰麻药可迅速获得完全的、持续时间较长的腰骶神经阻滞,硬膜外给药满足较长持续手术的要求。先于 $T_{11\sim12}$ 连续硬膜外穿刺置管,再于 $L_{3\sim4}$ 行腰穿,注入丁哌卡因 7.5~10mg;平卧后根据麻醉平面要求,向硬膜外腔注入 2% 利多卡因 3~5mL,作为腰麻的补充。也可选 $L_{2\sim3}$ 椎间隙腰硬联合(CSEA)穿刺,注入 0.5% 丁哌卡因 2mL 后,置入硬膜外导管,术中必要时注入 2% 利多卡因,是直肠癌根治术有效的麻醉方法。患者情况差时,选用气管内插管,静脉复合全麻或静脉吸入全麻,可充分供氧,维持气道通畅,便于意外情况发生后的抢救。麻醉管理如下。

(1)预防休克:手术部位在盆腔内,位置深,手术时间长,出血多,手术创伤对神经刺激性大,易发生出血性及反射性休克。

(2)维持呼吸循环稳定:手术范围广,分腹部和会阴两手术组同时操作,组织损伤严重。麻醉中应注意体位改变对呼吸循环的影响。常规面罩给氧,并应注意维护呼吸通气量。加强监测,维护呼吸循环功能的平稳。

(3)预防低血压:术前纠正贫血和血容量不足。必要时术前要适当输血,恢复正常血容量,以增强患者对失血的耐受力。取截石位体位时避免因搬动患者体位引起的循环紊乱。术中及时充分补足失血。如果在进行腹内手术操作中未能使血容量得到充分补充,当行会阴部手术操作时,出血将会更多,会引起十分严重的低血压。术中出血要随时根据出血量,给予补偿。因有发生意外大出血的可能,要做好大量快速输血的准备。当直肠与骶骨粘连被强行分离时,易误伤骶前静脉丛。损伤一旦发生,止血相当困难。当止血效果仍不佳时,可将压迫纱布垫留置在直肠后间隙,暂时作为压迫止血的用物。缝合盆腔腹膜,关腹后可达到止血目的。将纱垫经会阴伤口引出一角,也可起到引流作用,当停止出血后,48~72 小时逐渐拉出。待患者生命体征稳定后送回病房或 ICU 监测治疗。麻醉科医师向医师及值班护士交代清楚病情后方可离去。

11.结肠及肠道手术

肠道手术可首选连续硬膜外麻醉。右半结肠切除术可选 $T_{10\sim11}$ 或 $T_{11\sim12}$ 椎间隙穿刺,向头侧置管,平面控制在 $T_6\sim L_2$ 为宜。左半结肠手术可选 $T_{12}\sim L_1$ 椎间隙穿刺,向头侧置管,阻滞平面需达 $T_6\sim S_4$。空肠或回肠手术选 $T_{11\sim12}$ 椎间隙穿刺,向头侧置管。进腹手术探查前可静脉注射哌替啶 50mg 和氟哌利多 2.5~5mg,以减轻内脏牵拉反应。休克患者或身体情况差者,或手术范围过于广泛者选用全麻。选用肌松药,控制呼吸。麻醉维持在浅麻醉下,维持血压平稳,保持气道通畅。用琥珀胆碱时,应注意与链霉素、新霉素、卡那霉素或多黏菌素等抗生素的协同作用,引起的呼吸延迟恢复等不良反应。麻醉前肠道准备除服用抗生素外,常需多次清洁灌肠。故应注意血容量和血钾的变化,以防低血压和心律失常等意外发生。术中加强监测,尤应监测心电图。

第二节　神经外科手术麻醉

一、麻醉要求

1.一般要求

(1)保持患者安静、无痛,气道通畅。

(2)血流动力学平稳,避免继发性脑损害或加重脑损害,保持适当的脑血流,维持正常的颅内压和预防脑水肿。

(3)降低脑组织代谢。

(4)防继发性脑损害,患者入手术室前,必须维护气道通畅,确保供氧,是预防致命性继发性脑损害的有效方法。

(5)诱导麻醉平顺、快速。

(6)维持麻醉以浅麻醉为主。

2.对麻醉药的要求

苏醒快、对中枢抑制轻微,且无脑损害为原则。根据手术需要和病情,选择药物和麻醉技术。对 CBF、ICP、ICC(脑顺应性)、CBV(脑血容量)和 $CMRO_2$ 影响小。

3.输血补液正确

静脉输液尽早进行,基本保持出、入量平衡。晶体液并不一定限制,近年用 3% 氯化钠、7.5% 氯化钠和高张乳酸钠林格液。输血要视血细胞比容,以胶体液的清蛋白为主。严防因血容量不足引起低血压和低渗透压引起的脑水肿。

4.注意手术特殊体位的影响

手术时的特殊体位,对围术期的血液循环、呼吸功能、气道通畅的保持、颅内压力的变化等带来负影响,特别是预防静脉气栓的发生要予以重视。不仅坐位发生率高(有 25%~35%),其他体位也可发生。

5.防止误吸

急性脑外伤使胃排空时间延长,在麻醉诱导期和苏醒期,易发生呕吐和反流,应麻醉前下胃管,注意防止误吸。

二、麻醉前准备

1.备足全血

神经外科手术时间长,出血量大,麻醉前应准备足够的同型全血。

2.手术体位要舒适

开颅手术的头位均要高于躯干,以减少出血和降颅内压。坐位是神经外科手术部位显露最佳的体位,对大脑误伤的机会也大大降低。近 20 年来采取坐位手术的渐多。但要考虑到对循环的扰乱。即每搏输出量降低、低血压、可减少脑灌注压及增加脑气栓的发生率。故老年人不宜采用坐位。半靠位要防止颈静脉受阻。侧卧位在腋下要垫枕,防止臂丛神经损伤及颈静脉压迫。俯卧位要预防气管导管因重力滑出气道外而发生意外。眼睛免因受压而失明。

3.体温的控制

有中枢性疾患的患者,常有体温突然升高的现象,术前、术中要控制在常温以下为妥。因高温使氧耗量增加。

4.控制术前寒战

因寒战可增加 50%～200% 氧耗量。

5.保持通气功能

对术前已有呼吸抑制或通气不足的患者,及早行气管内插管。要及早采用过度通气的办法,加以调整脑容积,防止进一步增大。

6.麻醉选择方案

对临床资料全面分析,拟订合理麻醉方案。

7.深昏迷患者的观察

麻醉前对肺部及泌尿系的观察,各种生理反射的抑制程度,为麻药的选择和麻醉中管理提供重要依据。

(1)浅昏迷患者:有不自主活动和肌紧张,对机体耗氧量增加,易导致机体和脑实质器官的缺氧性损害,以脑为最敏感。

(2)昏迷:>24 小时病死率高。

(3)颅内压(ICP):>3.3kPa(25mmHg)时病死率高达 80% 以上。对甘露醇治疗无效者,病死率 92%～100%。

(4)瞳孔反应:经治疗后瞳孔仍持续散大,并有眼球固定者病死率甚高。

(5)急性脑损伤的患者:有无全身合并多发性损伤,如气胸、腹内伤、颈椎骨折等。

8.昏迷深度评分

Glasgow 评分法是世界通用的,也是国内广泛采用的昏迷深度评分法。认为评分低达3～5 分者为严重脑损伤,死亡率是 6～8 分者的 3 倍。≤8 分,总体死亡率平均为 33%。

9.纠正水、电解质失衡及酸碱失衡

颅脑患者限制摄入水量,又不能进食,并长期利尿、脱水,易造成低钾血症。麻醉前补充氯化钾是必要的。术前应留置导尿管。

10.麻醉前 ICP 估计

(1)ICP:>15mmHg、143cmH$_2$O 为颅内高压。

(2)颅内高压征象:头痛、恶心、视盘水肿、单侧瞳孔散大、动眼或外展神经麻痹等。颅前窝病变引起颅内升压时,出现嗜睡、神志不清、瞳孔散大、对光反应消失、双眼球不能向上视物。颅后窝病变时,心动过缓、呼吸不规则或缓慢、高血压和嗜睡,出现颈僵硬强迫头位,提示延髓受小脑扁桃体压迫最终呼吸停止。CT 检查,间接诊断颅内块状病变、伴中线移位在 0.5cm 以上,可视为伴有颅内高压症。

(3)避免和消除 ICP 增高的因素:①低氧血症。②二氧化碳蓄积。③静脉压升高。④脑组织创伤、水肿和肿瘤(颅内占位性病变)。⑤手术刺激。⑥药物,如用吗啡等。

三、麻醉前用药

麻醉前用药宜小剂量。如阿托品、咪达唑仑或巴比妥类是必须用的。禁用吗啡等。

1.昏迷或颅脑外伤患者

免用镇静药,阿托品不能少。莨菪碱较好。

2.癫痫患者

镇静、镇痛药宜酌减。

3.肢端肥大症或巨人症

镇静药量要足。

4.脑垂体功能不足患者

中枢抑制药应减量。并可在麻醉前静脉滴注氢化可的松 100～300mg。

5.后颅凹手术患者

意识不清,免用镇静药。

四、麻醉选择

1.局麻

在患者合作的前提下,适用于简单的颅外手术等,单纯局麻可做到完全无痛。脑组织本身无痛觉。要注意下列部位:脑膜中动脉周围有上颌及下颌神经分支分布;硬脑膜深皱褶、大脑镰前端及天幕等处有眼神经分支分布;颅前窝底部硬脑膜的内侧有筛前神经分布;颅后窝硬脑膜有 $C_{1\sim2}$ 脊神经分支和颈上交感神经节节后纤维分布;动脉环和脑神经附近有交感神经纤维分布。以上可出现痛反应。浸润范围要广泛,注药前要常规作回抽。手术操作到以上部位时,或用局麻药阻滞,或辅助静脉注射镇痛药。也可辅助强化麻醉,选 M_1 号药。

2.全麻

为神经外科常用的麻醉方法,凡手术较复杂、术中估计出血多、呼吸难以维持通畅的或昏迷患者用全麻。

(1)诱导麻醉:要求迅速平稳,应激反应小。吸氧祛氮 10～15 分钟,100％氧过度换气。静脉注射依诺伐 0.5～1U,咪达唑仑 10～20mg,2.5％硫喷妥钠 5～20mL、泮库溴铵 0.08～0.15mg/kg 或阿曲库铵 0.3～0.6mg/kg,或琥珀胆碱 50～100mg,气管内插管。或丙泊酚 2mg/kg＋阿曲库铵 0.5mg/kg,芬太尼 2μg/kg 静脉注射,或芬太尼 4～8μg/kg,维库溴铵 0.1～0.12mg/kg,丙泊酚 2μg/kg 或依托咪酯 0.4～0.5mg/kg 静脉注射,5分钟后行气管内插管。可降低插管时的应激反应。有插管困难者,可用纤维光导喉镜辅助插管。

(2)维持麻醉:要求脑组织松弛、出血少、术野安静。常选用静吸复合麻醉。依诺伐和阿曲库铵 0.1～0.5mg/kg 静脉输注,间断吸入 0.5～0.8MAC 的七氟烷或异氟烷,维持浅麻醉。控制呼吸。必要时静脉注射咪达唑仑、γ-OH,或静脉注射硫喷妥钠或哌替啶少量,使全麻过程平稳。TIVA 较理想。或丙泊酚 5～10mg/(kg·h)加间断静脉注射芬太尼 0.002～0.004mg/kg 维持,更为理想。TCI,术前期、开颅期、颅内期和关颅期手术步骤,丙泊酚的血浆靶浓度分别为 $3.2\mu g/mL$、$3.2\mu g/mL$、$3\mu g/mL$ 和 $3.2\mu g/mL$。

(3)辅助局麻肾上腺素:为了降低全麻用药量,减少切口出血,使麻醉平稳,在切开头皮前,沿切口注入 0.25%～0.5%普鲁卡因加肾上腺素。但高血压患者等,不能用肾上腺素。

五、麻醉管理

颅脑手术麻醉的管理很重要,应细心观察,准确处理。

1.控制性降压和亚低温

对于血管丰富的颅内肿瘤、动静脉血管手术和严重高血压的患者,应采用控制性低血压麻醉。但血压最低不低于 70mmHg,并限制时间在 1 小时以内。降压期间及时补充血容量,血压回升至正常后,彻底止血,预防肾缺血和肾衰竭。亚低温(32～35℃)状态下,神经细胞处于低代谢、低氧耗状态、ATP 消耗减少,抑制神经细胞的凋亡进程,使之安全度过急性损伤期,显著降低重度颅脑损伤患者的死残率,提高生存率,改善预后。目前采取血管内降温。

2.输血补液

神经外科手术失血较多,麻醉前做好静脉穿刺,开放两条以上静脉,及时均匀成分输血,预防低血压和休克发生。一旦出现低血压时,先静脉注射 50%葡萄糖液 100～200mL 提升血压。液体管理总目标:维持正常血管内容量的同时,有恰当的高渗状态。选用等张胶体液,恰当的血液稀释与控制性降压相结合,开展血液回收,术前自体储血,术中监测电解质。

3.呼吸管理

维持平静而规律的呼吸运动。术中控制呼吸,过度换气,保持潮气量 8～12mL/kg,每分通气量 100mL/kg,呼吸次数,成人 10～12/min,$PaCO_2$ 在 25～30mmHg 最理想。维护气道通畅,保持足够的通气量,防止导管扭曲;及时吸痰,高浓度供氧和过度换气,避免缺氧和二氧化碳蓄积。注意呼吸停止的发生,对于延髓部的手术,要保留自主呼吸,维持有效的自主呼吸或辅助呼吸,禁用呼吸机,更要及时发现呼吸停止的发生,并尽快处理。

4.术中监测

开颅术触及生命中枢、脑神经的牵拉、大量的失血等干扰,使循环、呼吸可发生突然的变化。监测可及时发现、尽早处理,确保术中安全;对提高手术疗效十分重要。监测项目较多,应根据患者具体情况进行必要的监测。

(1)动脉血压:分无创和有创测压。在大出血时及时控制性降压。颅后窝及脑干部的手术应用有创持续测压,更为准确、可靠。

(2)心电图:肢导或遥控带电脑心电图持续监测。后者无电器干扰,效果好,可及时发现心律失常等,以便迅速处理。

(3)呼吸监测:呼吸监测可随时发现呼吸的变化,是神经外科必不可少的监测项目。监测脉搏血氧饱和度(SpO_2)。

(4)颅内压监测仪:用于颅内高压症及留置脑室引流等手术,了解麻药对 ICP 的影响及手术效果有一定价值。一般多用于术后监测,以指导降颅压治疗。

(5)CVP:凡大出血可能者、心功能及肺功能差的神经外科大手术及坐位颅后窝手术等,必须进行 CVP 监测,大手术应持续监测 CVP。指导补充血容量。

(6)血气监测:主要了解呼吸机通气效果,判断酸碱失衡,为确保较稳定的 $PaCO_2$ 和 PaO_2 提供科学依据。

(7)尿量:对预测和判断术中循环状态及输液、血容量的补充都有意义。术前应放留置导尿管。

(8)心前区听诊或食管听诊:对小儿监测心率、心音强弱,及时听到静脉杂音很有价值。

(9)多普勒超声探测仪:监测脑血流量,开颅术时监测气栓的诊断仪,只能定性,不能定量。

(10)体温监测:开颅术可能发生高体温,连续体温监测是必不可少的。降温麻醉时更应持续监测。

5.降低颅内压的措施

(1)体位的作用:头位高于胸部,利于脑静脉血回流,降低颅内静脉压而降低颅压。

(2)麻醉诱导平稳:深麻醉状态防止呛咳和屏气,气管插管反应小。

(3)维持气道通畅:充分供氧和控制呼吸时过度换气,通气良好降低 $PaCO_2$。

(4)手术野安静,应用镇静药物,如硫喷妥钠、苯巴比妥、地西泮、丙泊酚、咪达唑仑和利多卡因等,均为有效的脑血管收缩药,能快速降低颅内压。

(5)应用脱水药:在切开硬脑膜前,应使脑松弛,除以上 4 点外,予二甲亚砜(DMSO)0.5g/kg 静输,或 1g/kg 输入 20%甘露醇,或 25%山梨醇或呋塞米等,快速输入。达到脱水利尿,是降低颅内压的常用合适方法。

(6)限制液体入量:限制晶体液<500mL;少输或免输等渗葡萄糖,可输等张胶体液;等量输全血或血浆;或成分输血;或清蛋白等胶体液最适用;忌大量快速输入,总量仅是正常需要量的 1/3~1/2。以达到血流动力学和脑灌注稳定,为手术提供适当的脑松弛,降低颅内压。

(7)应用激素:氢化可的松 500~1000mg/d;或地塞米松 30~60mg/d,静脉注射。可减轻脑水肿,使颅内压下降。

(8)低温及控制性低血压:人工降温至 30~34℃,使脑温度下降,脑代谢、脑血流及脑血容量降低,颅内压降低。控制性低血压,使 ICP 降低。

(9)减少脑脊液:腰椎穿刺或经脑室穿刺引流脑脊液,可暂时缓解高颅压。

(10)手术减压:摘除颅内占位性病变或切除部分颅骨等。

(11)其他:高压氧疗法和能量合剂输注等。

6.心动过缓与昏迷的处理

(1)心动过缓:静脉注射阿托品 0.5mg 纠正。

(2)昏迷:给予小剂量的镇静药以避免术中躁动,保持循环稳定、降低氧耗量。保持气道通畅,术后昏迷时间长的患者早行气管造口术,便于气道管理。

7.苏醒应迅速

术毕患者即清醒,不出现屏气或呛咳;长效麻醉性镇痛药在手术结束前1～2小时禁用,以利术后迅速苏醒和防止通气量不足。肌松药拮抗药在头部包扎完后再使用,以尼卡地平等控制恢复期高血压,待自主呼吸恢复,吸空气 15 分钟,SpO_2 不低于 98%,呼之睁眼,能点头示意后,方可送回 PACU 或 ICU 或病房。

六、脑保护措施

临床上迄今尚未确立标准的脑保护措施,本文前面散在提及,现将较强的措施归纳如下。

1.立马措胺

通过阻滞 NMDA 通道起到拮抗谷氨酸的作用。显示该 NMDA 受体阻滞药对脑保护有益。

2.利多卡因

能阻滞 Na^+ 内流,可减轻脑坏死的损害。通过阻滞细胞色素 C 释放和 Caspase-3 激活等凋亡细胞途径,减轻半阴影区缺血性损害。术中术后输注利多卡因。对脑保护作用优于硫喷妥钠。

3.脑预处理

择期神经外科手术前进行脑预处理,术前应用高压氧、电休克及 K^+ 通道开放药二氮嗪等。

4.EPO(促红细胞生成素)

在术前 24～48 小时始用,术中追加,脑室内用药效果特优,术后在神经 ICU 继续维持。

5.低正常体温

低温无益。在神经 ICU 中采用控制性低正常体温。

6.Mg^{2+}

术前 Mg^{2+} 负荷,对神经保护作用强。

7.氙气麻醉

氙气具有 NMDA 受体阻滞作用。但推广应用还受到限制。

8.慎用药

要慎用 N_2O、氯胺酮、尼莫地平和替拉扎特等对脑功能不良作用的药物。癫痫患者避免吸入恩氟烷。

七、常见手术的麻醉

1.创伤性脑损伤手术麻醉

(1)须紧急处理:急性颅脑损伤手术多需要立即紧急处理。处理重点在于尽量避免加重因脑部原发损伤所引起的继发性脑损伤。①迅速恢复和维持患者心肺功能的稳定。②监测能反映继发性脑损伤的生理指标并迅速干预。

(2)麻醉危险性大:麻醉危险性与创伤性脑损伤(TBI)的严重程度、昏迷程度关系密切。

(3)麻醉前病情评估:在十分有限的时间里行复苏治疗和麻醉前评估,伤情估计依据为:①按Glassgow昏迷程度评分。②全身其他部位合并创伤情况。③CT检查,确诊的出血性脑挫裂伤或弥漫性脑肿胀的病情。④ICP>25mmHg,病死率达84%,若对甘露醇脱水降ICP敏感时疗效好,甘露醇治疗无效者,ICP仍高,病死率100%。⑤治疗后瞳孔不回缩和眼球固定者病死率高。⑥发生DIC、血压<90mmHg,ICP升高45%,血压>90mmHg,ICP升高增加6%提示预后不良。⑦颅脑外伤患者有10%~40%并发气道梗阻,加重脑水肿,合并呼吸衰竭时死亡率高。

(4)麻醉选择和处理:麻醉选择及处理措施是否得当是重要环节。

①昏迷患者:不需麻醉。表麻下气管内插管,以维持有效的自主呼吸或人工呼吸。维持轻度的高氧血症状态。

②气管内全麻:表麻下或静脉注射2.5%硫喷妥钠3~10mL加琥珀胆碱50~100mg或维库溴铵0.07mg/kg或罗库溴铵0.6mg/kg,快速气管内插管。以低浓度异氟烷或七氟烷吸入,或小量硫喷妥钠或丙泊酚与芬太尼维持。但要注意在颅内高压时,一旦掀开颅骨瓣就有发生严重低血压的可能,要做好快速输血的准备。

③局麻加强化麻醉:适用于中小型的开颅术,但气道的管理不方便。

④麻药量要小:颅脑外伤患者对全麻药往往敏感,用药量要偏小。

⑤预防和处理ICP增高:应用脱水药减轻脑水肿,充分给氧,保持气道畅通。控制呼吸,过度换气可进一步降低CBF和脑氧合。维持CPP(大脑灌注压)及CBF。

⑥注意血流动力学变化:积极治疗低血压,均匀输血,补充血容量,纠正休克,要限制输液量。同时,要预防开颅后的血压骤降。TBI后输注胶体液维持低脑水含量。

⑦麻醉前要下胃管,预防呕吐和误吸。

⑧持续心电监测:MAP、SpO_2、$PETCO_2$监测,积极循环支持,大量液体输注,发生心律失常时,及时处理。

2.颅后窝手术麻醉

(1)术前评估:为使患者安全渡过围术期,减少并发症,术前应正确评估。

①手术危险性大:颅后窝手术以脑桥小脑角手术为主。听神经瘤最常见,为来自内听道第Ⅷ对脑神经的良性肿瘤。因部位邻近生命中枢及其他如第Ⅸ、Ⅹ、Ⅺ、Ⅻ对后组脑神经,对脑神经刺激引起强烈的心血管反应,手术难度大,危险性大,死亡率高,并发症多。要求术中患者清

醒,以便观测手术效果。多在手术显微镜下进行手术,细致程度高,手术时间长。麻醉处理稍不慎,常危及生命。

②副损伤多:为实质瘤。有包膜,含液体,在内听道紧挨面神经,肿瘤增大时,常侵犯第Ⅴ、Ⅸ、Ⅹ、Ⅺ、Ⅻ对脑神经及小脑、脑桥。手术易造成永久性面神经损伤或其他脑神经损伤。术后易出现吞咽不协调,可致误吸和窒息。

③麻醉前准备:应纠正营养不良、电解质紊乱及脱水,提高对麻醉手术的耐受力。术前应行血压、ECG 等监测,患有严重心血管疾病的老年人,应控制病情。

④麻醉前用药:阿托品不可缺少。

(2)麻醉选择

①全麻:呼吸已停止时,气管内插管,应用少量全麻药诱导,气管内插管时,头勿后仰,特别是枕骨大孔区病变,强迫头位和颈部活动受限,增加插管难度。清醒时插管。

②强化局麻:术中患者清醒,便于观测手术效果。

(3)麻醉处理:麻醉诱导力求平顺;麻醉维持采用静吸复合麻醉,脑松弛好;采用侧卧位体位麻醉管理方便;保留自主呼吸,避免手术操作误涉及生命中枢;合适的麻醉深度。术中严密监测血压、脉搏、ECG、SPO₂ 等,尽量减少手术刺激。手术期间因对脑神经的刺激,可诱发一系列不良反应,应适时处理。

①维持脑灌注和供氧,确保稳定的血压。刺激三叉神经根(分离肿瘤的上极时)可出现血压显著升高,心率增快。如果囊壁紧贴脑干,分离时常诱发呼吸紊乱、血压有时高达200mmHg,是手术操作致使脑供血不足引起。要立即采用降压麻醉,用乌拉地尔、硝普钠或硝酸甘油降压。

②维护心血管系统的稳定性:分离下极时,可因牵拉迷走神经而出现血压、脉搏突然下降,静脉注射阿托品以对抗。

③呼吸停止时,应停手术,待呼吸恢复,辅助呼吸或控制呼吸。当呼吸迟迟不恢复时,过度换气,用脱水药脱水等措施。经处理后,呼吸仍不恢复时,说明手术牵拉第 4 脑室底部,使附近的生命中枢直接受损伤,或血供受干扰,或脑干受损,提示预后很差。

④积极防治空气栓塞:坐位手术易出现气栓,一旦出现气栓,可出现低血压、心律不齐、高碳酸血症、缺氧、继发性支气管痉挛和肺水肿,甚至致心搏骤停的危险。空气积聚>50mL 时,可致右心室和肺动脉输出道受阻,也可直接通过肺循环,或从心内右向左分流,空气进入冠状循环或脑循环。空气栓塞死亡的原因是冠状动脉栓塞和心室纤颤。可听到空气在血流中有一种特殊的滚动声,仅 0.25mL 空气可被发觉。一旦发觉,即停吸氧化亚氮,同时通过 Swan Ganz 导管或 CVP 监测导管迅速抽气。手术医师用盐水或骨蜡填塞手术区,以防止空气再度进入。患者取左侧卧位可避免气栓。坐位手术体位时避免用氧化亚氮。

⑤手术时间长,易致麻药蓄积,苏醒延长,反射迟钝。故术后应带留一置导管回 PACU 或病区。

⑥术后患者继发无呼吸或呼吸抑制时,可能是颅内血肿或脑水肿之可能。仍需严密观察,

针对原因,标本兼治。

3.颅内动脉瘤手术麻醉

本病 60% 好发于 40～60 岁,20 岁以前男性多,40 岁以后女性多见。19%～30% 为多发性。72%～90% 的患者因蛛网膜下隙出血而被发现。仅少数患者出现压迫症状,如复视,眼睑下垂,视力及视野障碍,垂体功能低下,Ⅱ、Ⅲ、Ⅳ、Ⅴ、Ⅵ、Ⅶ脑神经麻痹,运动障碍,小脑症状,精神症状,脑干压迫,癫痫,痴呆,脑脊液鼻溢,慢性头痛,听力丧失等。早期手术干预可能增加动脉瘤术中破裂的危险。

(1)术前评估及准备

①病死率高:颅内动脉瘤破裂患者病死率甚高。30% 患者 24 小时内死亡,50% 在 14 天内死亡,60% 在 6 个月内死亡。死于颅内高压、脑内出血、反复出血的血管痉挛。手术死亡率4.5%～20.8%。

②手术时机:除急症外,手术最好在出血后 72 小时内进行。颅内动脉瘤破裂后,3 天后血管痉挛,7 天达高峰,2 周时消失。

③麻醉前准备:焦虑不安者用咪达唑仑镇静;头痛患者可给喷他佐辛等;控制血压,比正常人降 20%～30%;维持围术期循环稳定,出血患者防止再出血。

(2)麻醉选择及麻醉处理

①均选全身麻醉:麻醉诱导期可因血压骤升和呛咳而并发动脉瘤破裂出血,发生率 0.5%。当有 ICP 升高或手术野张力大时,不选吸入麻醉。

②诱导平顺:无应激反应。吸氧祛氮 10～15 分钟,芬太尼 0.1mg 加氟哌利多 5mg 静脉注射,咪达唑仑 2.5～5mg 静脉注射,2.5% 硫喷妥钠 3～5mg/kg,维库溴铵 0.08～0.10mg/kg、利多卡因 1.5～2mg/kg静脉注射,气管内插管。或吸氧后,可待因 45～60mg 肌内注射,氟哌利多 5mg,咪达唑仑 10mg,2.5% 硫喷妥钠 10mL、泮库溴铵 6mg 静脉注射,利多卡因 1.5～2mg/kg 静脉注射,气管内插管。

③维持麻醉:用静脉复合或静吸复合麻醉。γ-OH 有升压作用,应免用。过度通气以减少 CBF 及 ICP。打开硬脑膜后,$PaCO_2$ 应在 25～30mmHg。现多用丙泊酚 0.35～0.8mg/kg 及芬太尼 $2\mu g/kg$ 维持较合理。临时阻断颅内大血管前静脉注射硫喷妥钠 3～5mg/kg,保护缺血脑组织。

④控制性低血压:选用乌拉地尔、硝普钠和三磷腺苷均可使瘤内压降低,瘤壁松弛,钳夹闭动脉瘤时,破裂机会减少,手术安全性提高。但要防止脑供血不足。降压限度:平均动脉压 50～60mmHg为限;收缩压 >90mmHg;SP 在手术结束前 >110mmHg 为好。降压中控制输液量,及时补充失血量。停止降压后,通过输血,使 CVP 维持在 $10cmH_2O$,血液稀释、升高血压可防止术后脑血管痉挛。胶体液选 5% 清蛋白或血浆,以维持 Hb 100～110g/L,血细胞比容(Hct)30%～35%。术中术后用中分子右旋糖酐 500mL,可防止脑血管痉挛。降颅压:用甘露醇等使脑松弛、脑容积缩小,便于暴露手术野。防治术后血管痉挛:术后重视治疗血管痉挛,如氨茶碱 0.9mg/(kg·h)静脉注射。避免术后血压波动:血压升高时,用酚妥拉明等血管扩张

药静脉注射降压。

4.脑血管畸形手术麻醉

特点与颅内动脉瘤相似,其主要危险是出血,发生率为 $38\% \sim 75\%$。危险性大,表现在第 1 次出血病死率 10%;第 2 次 13%;以后再次出血者 20%。脑血管畸形可与袋形脑动脉瘤或假性脑动脉瘤同时存在。高血流量可为 $150 \sim 900mL/min$。出现癫痫、脑实质出血及脑萎缩、头痛、智力衰退、痴呆、瞌睡、失语、面瘫、同侧偏盲、轻瘫、共济失调、感觉障碍和昏迷等。婴儿的巨大脑血管畸形可引起心脏扩大及心力衰竭。麻醉科医师对上述各点应了解和掌握。

(1)麻醉前评估:脑血管畸形出血时,非手术疗法病死率 $>20\%$。手术做高血流广泛病变全部切除治疗,手术死亡率为 $1.6\% \sim 18\%$,效果取决于术者技术水平。

(2)麻醉选择及处理:同颅内动脉瘤。

①麻醉选择:选全麻。但应使用降温、中度控制性降压。因畸形血管入口处的血压为 $40 \sim 70mmHg$,低于全身动脉压。多用硫喷妥钠、异氟烷降压,保护脑组织。

②预防大出血:应警惕低阻力高流量型的畸形血管被阻断后,出现血浆及红细胞外渗性血管型水肿、脑肿胀、多发性小血肿。Spetzler 称此为"正常灌流压的突破",患者可因大量出血而休克。

③在畸形血管处理前,应保证足够的 MAP,以保障缺血区 CPP(持续正压)。畸形血管处理后应适当降低 MAP,用硝普钠控制性降压,预防"正常灌注压的反跳";同时应用脑保护药和降低 ICP。

5.脑垂体手术麻醉

(1)麻醉前评估:了解下视丘-脑垂体-肾上腺的功能状态,以便决定是否应用氢化可的松。

(2)控制病情:对患者的高血压、缺血性心脏病、心肌病等,根据其病情做适当处理,使病情稳定。对糖的代谢异常,尿崩症的水、电解质失衡、肥胖症等,均需做出评估和处理。

(3)麻醉选择:麻醉选用全麻。如安定镇痛麻醉及吸入异氟烷,或用丙泊酚和芬太尼,给予泮库溴铵或阿曲库铵静脉注射,控制呼吸。高血压时,吸入异氟烷等辅助降压。经颅入路手术应控制好 ICP;经蝶入路可用吸入异氟烷或输硝普钠降压,控制麻醉深度,等患者完全清醒拔除气管插管,使其保持有效的经口呼吸。

(4)麻醉处理特点

①气管内插管困难:肢端肥大症的患者气管内插管很困难。一是因舌大而厚、咽喉粗大、声门狭小,使喉镜暴露及气管内插管相当困难。二是下颌宽阔,不易托起,难以维持气道通畅,较为费力。三是个别患者病情重,还并有喉返神经麻痹、吸气时出声、呼吸困难等。采取清醒插管,导管不可过粗,用小一号管易成功。

②麻醉药量偏大:肢端肥大症的基础代谢率增高,甲状腺亦增大,一般用麻醉药量较大。但患者若有心肌肥大、房室传导阻滞等并发症时可致心功能低下。麻药量不宜过大较为安全。

③血糖增高:肢端肥大症患者并有血糖增高,不严重时一般不处理。

④术前激素疗法：颅咽管瘤的瘤体过大，或偏及视交叉，可出现偏盲。术前应用糖皮质激素、甲状腺素处理脑积水、垂体功能低下、尿崩症及下丘脑功能障碍。

⑤纠正下丘脑功能紊乱：当手术刺激或伤及下丘脑周围时，引起下丘脑功能紊乱。出现血压下降，严重时呈顽固性低血压，脉快、呼吸急促，应视为重症，及早停止手术。对症处理，可加用糖皮质激素，用输血或输注血管收缩药等措施升高血压。做好呼吸管理。如体温上升行物理退热。并预防术后迟醒。出现下丘脑紊乱时，预后较差。

⑥监测尿量和电解质：术中或术后注意监测尿量及尿比重，以除外尿崩症。注重水、电解质的监测及补充。若有尿崩症，应积极治疗。

八、麻醉管理

1.缝合头皮前停用麻药

其目的是，尽量消除全麻抑制效应，使术后早清醒，以便于观察病情变化。

2.术后管理

由于手术的刺激、创面出血、脑水肿等影响，一般苏醒期延缓，反射的恢复较慢。若术前患者已昏迷者，短期内难以苏醒，更需要术后加强护理。

(1)麻醉前清醒患者：术中平顺，无呼吸循环意外发生，手术结束后，吞咽、咳嗽反射活跃，各生理生命体征正常，待 Stewart 苏醒评分法达 4 分者，可送回病室，见表 5-1。

(2)术前已有昏迷的患者：术毕仍有深度昏迷者，由外科医师在手术台上行气管造口术，维持术后气道通畅，这比带管回病房安全。术后患者送 PACU 或 ICU 监测、治疗和重症监护。

表 5-1 Stewart 苏醒评分法

分数	意识	气道通畅	肢体活动
0	对刺激无反应	气道需予以支持	无
1	对刺激有反应	不用支持可维持	肢体无意识活动
2	完全苏醒	遵医嘱咳嗽	有意识活动

(3)重大手术：如为颅内大手术或接近生命中枢（如听神经瘤、蝶鞍区、脑干区等）部位手术，或术中出现呼吸循环异常者，待生命体征稳定后，送 PACU 或 ICU 或病房监测治疗护理。

(4)术后观察项目：加强术后的观察和护理极为重要。①气道通畅程度、肌松药残余作用的消失情况。包括潮气量，分钟通气量，气道 CO_2、氧的百分浓度测定，肺部听诊，血气监测结果等。及时处理问题，及早预防肺部感染。②循环稳定程度。包括血压、CVP，SpO_2，肢端循环状态，尿量，ECG 检查的分析。③体温的观察及处理。④神志恢复状况，瞳孔，深浅反射等。若昏迷加深，应考虑颅内有反应性出血。如伴有心动过缓、血压升高，应及时药物治疗。⑤限制输液。术日及次日只用1.5～2L。如出现尿崩症，应迅速补充足够的晶体液，用 0.18％氯化钠，3 小时内补足先前 3 小时排出量，合用 4.3％葡萄糖。⑥术后昏迷或清醒后吞咽困难的患者，常规置鼻饲管，加强补充营养。要预防误吸。⑦以避孕套接管代替导尿管，可防止尿路感染。⑧术后患者体位,不急于上半身抬高,待完全清醒后或循环稳定后才改变体位,否则欲速则不达。⑨术后少用镇痛药,以防止抑制呼吸,或有碍于神志恢复的观察。如有头痛、躁动时,用可待因,或咪达唑仑、巴比妥类药加以控制。⑩加强气道通畅的维护及压疮的防治。

第三节 胸腔内手术麻醉

一、麻醉特点

1.对麻醉处理与管理的技术要求高

(1)呼吸管理为重点:开胸所造成的生理改变、肺萎陷、纵隔移动、反常呼吸等,间隙正压呼吸可以克服。

(2)必须应用肌松药:肌松药使呼吸停止,有助于控制呼吸的实施。

(3)单侧肺麻醉:对肺脓肿、咯血、支气管胸膜瘘和败血症等"湿肺"患者必须保护健侧肺防止污染,手术安全进行,采用单肺通气,可缩短手术时间。

(4)用新的吸入麻醉药:如氟烷、恩氟烷和异氟烷等有良好的镇痛效果;可让患者吸入高浓度的氧,无燃烧爆炸危险;可安全地使用电刀,加快手术的速度。

(5)监测:如血气分析、多功能呼吸监护仪、有创及无创动脉直接测压及 CVP 的测定,及呼气终末加压(PEEP)通气等技术的应用,加强术中和术后管理,增加手术的安全性。

2.开胸手术麻醉对器官功能的影响大

如 COPD 及 RPD(限制性肺疾患)、支气管扩张症、肺癌及肺损伤、气胸等患者均有不同程度的低氧、心肺功能不全,营养障碍,肝肾功能损害等,手术可加重以上损害。

二、麻醉前评估及准备

术前评估与准备的重要性,体现在充分考虑麻醉期与麻醉后机体状态及可能发生的危险性。

1.支持疗法

阻塞性疾病和限制性疾病需要手术治疗者,麻醉前应纠正贫血、血容量不足、电解质紊乱、代谢紊乱和水肿等病理生理改变。高蛋白、高糖、高维生素饮食。必要时输血或血浆,或补液,以改善营养和全身情况。

2.控制痰量

对肺疾患的患者麻醉前要控制痰量。凡痰量＞100mL/d 者,除药物控制痰量外,每天要进行体位引流排痰。排痰不力时,应用祛痰药、支气管扩张药或蒸汽雾化吸入稀释痰液。尽量使痰量降至最小限度。痰液多而稀薄时,并用阿托品 0.5mg,以利排出。咯血患者(急症者除外),应延期手术,待咯血减少或停止后,再施行手术。感染者用抗生素治疗。

2mg/kg，芬太尼1～2μg/kg，顺苯在插入单腔或双腔支气管

瑞芬太尼酚酸肌松，诱导要平稳。对心血管功能影响轻，气管插管应避免呛咳、屏气等反应。

3.5mg、氯琥珀胆碱剂量50～100mg等，个体内插入人单腔或双腔气管导管，可观察麻醉平稳后调整。

3.禁烟

吸烟增加气道易激性，如为择期手术，术前至少停吸烟3周。

4.呼吸训练

术前呼吸训练，对预防术后肺不张等肺部并发症有一定的意义。

5.心理疗法

术前向患者解释有关麻醉、手术情况，胸部切口痛、胸腔引流等术后不适感等情况。以取得患者合作。

6.麻醉前评估

麻醉前进行心肺储备功能的检查。根据肺功能评估。

(1)屏气试验：是最简单实用的办法。先令患者深呼吸数次，后深吸一口气，屏住呼吸，若持续30s以上为正常；若<30秒，说明心肺储备功能明显减弱。

(2)呼吸功能的测定：有条件时进行肺功能检查。测定肺活量、最大通气量和时间肺活量，结合患者活动量及活动后的呼吸气急情况，对肺通气量做出进一步评定。

最大通气量<预计值60%，说明肺功能明显降低，<预计值的50%有危险性。气速指数>1时，显示有限制性肺功能损害，如胸膜肥厚、脓胸等；气速指数<1者，显示有阻塞性肺功能损害，如肺气肿等。

一秒钟用力呼气量(FEV_1)<2L，或<总时间肺活量的50%。余气量/肺总量>50%；呼吸空气条件下，$PaCO_2$>45mmHg。其中有一条不正常时都有危险性，若肺功能明显损害时，呼吸管理更应严格。肥胖患者术前应进行呼吸锻炼。

(3)血气分析：有条件时可做血气分析，了解通气情况、判断酸碱失衡。

(4)心血管系统：要充分评估并存肺心病、高血压病、冠心病、心肌梗死及ECG异常等患者对手术麻醉的耐受性。

(5)一般情况：吸烟、年龄>60岁、肥胖、广泛手术、手术时间>3小时，均为危险因素。增加术后并发症发生率。

7.麻醉器械准备

按气管内全麻的要求，进行各项麻醉前准备。

8.麻醉前用药

宜给予巴比妥类、镇痛类药物，黏稠或呈脓性痰液者，颠茄类用量要小。

三、麻醉选择

选用全麻，力求麻醉诱导及维持平稳，避免血流动力学剧烈波动，插入单腔或双腔支气管导管。用下胸段硬膜外阻滞复合全麻可减少全麻用药，便于术后镇痛，减少并发症。

1.诱导

入室后建立静脉通道，常规监测ECG、SpO_2；桡动脉穿刺，监测血压、CVP、$PETCO_2$、HCT、尿量等。吸氧5～10分钟，咪达唑仑0.1～0.2mg/kg、芬太尼5～8μg/kg、丙泊酚1.5～

2mg/kg、维库溴铵 0.1～0.2mg/kg,静脉注射后,气管内插入单腔或双腔支气管导管,或表面麻醉下清醒插管。危重患者,如胸部外伤、大咯血等急症手术患者。静脉注射咪达唑仑 2.5mg,氯胺酮 50～75mg 加琥珀胆碱 50～100mg 诱导,气管内插入单腔或双腔支气管导管,或表面麻醉下清醒插管。

2.维持麻醉

用静脉复合麻醉或静吸复合麻醉,术中控制呼吸。最常用的方法为丙泊酚 3.6～8mg/(kg·h)持续微泵注入、吸入恩氟烷等维持。也可选全麻复合硬膜外麻醉法。

四、麻醉管理

1.保持气道通畅

气管插管时选用粗导管,方便吸痰,防止手术体位引起的导管扭曲,防止支气管痉挛等,以保持气道通畅。下列步骤均需要施行气管内吸痰:①施行气管内插管后。②改变体位后,即摆手术体位后。③开胸后,患侧肺萎陷时。④手术操作探查病灶、用手挤压肺脏时。⑤切断支气管前、上直角钳后。⑥整修支气管残端后。⑦加压呼吸(膨肺),试验支气管残端和肺泡漏气前。⑧术终在扩张肺泡和拔除导管前。一次吸痰时间不宜过长,<30 秒,防止缺氧,必要时重吸引。气道压力限制<30cmH₂O,>35cmH₂O,及早查原因。

2.麻醉维持平稳

维持全麻深度为达到手术要求的最浅麻醉和足够的肌肉松弛。维持麻醉多为静吸复合麻醉。可降低自主神经的不良反应,增进组织灌注,循环维持稳定,预防休克。以泮库溴铵 0.08～0.1mg/kg,或阿曲库铵 0.3～0.6mg/kg,等分次静脉注射维持肌松。恩氟烷或异氟烷、或七氟烷、或地氟烷吸入,复合丙泊酚微泵泵注可使麻醉更平稳。丙泊酚以输液微泵泵入,或静脉输注瑞芬太尼 0.3～0.5μg/(kg·min),或复合硬膜外麻醉,可减少吸入麻醉药的用量,使全麻满意平稳。

3.循环管理

(1)输血补液的管理:麻醉诱导前,应适当给予胶体液 500mL,预扩容,因胸腔内血供丰富,血管直接来自心脏和主动脉,加之病灶粘连,手术操作易导致误伤血管,而发生意外的大出血。因麻醉药的扩血管作用,手术时失血量比其他手术多,注意及时补充术中失血,手术一开始即均匀(或成分)输血,补充血容量,预防血压下降。维持血压、心率正常。如果在血压已经降低之后再输血,不但会造成被动和忙乱,而且补液量过多、过快,会增加心肺负担,导致心负荷过重和肺水肿。长期卧床或心功能代偿差或全肺切除术的患者,要注意控制液体入量。开胸后,胸腔内由负压变为正压,引起 CVP 的增加,静脉回流减少,要扩充血容量,提高周围静脉的压力,增加回心血量。避免输入过多,宁少勿多;避免过度血液稀释,Hb<80g/L,补充 RBC;疑有水过多或肺水肿,及时行利尿等处理;避免用硝酸甘油扩张血管,控制 PAP。

(2)避免缺氧和二氧化碳蓄积:吸 100%氧,维持良好通气,Vᴛ 10(6～15)mL/kg,增加呼吸频率(15～18bpm),维持正常 PaCO₂,因缺氧和二氧化碳蓄积可使心肌应激性增高,诱发心律失常。如进一步加重,则最终又抑制心脏的收缩功能和传导功能,故应避免缺氧和二氧化碳蓄积。OLV尽早行CPAP通气,避免出现低氧血症。发生低氧血症及时查原因。

(3)尽量减少手术操作的刺激:在胸腔的肺门及大血管区含有丰富的内脏感受器、交感神经和迷走神经末梢。当在肺门等部位进行手术操作时,应适当加深麻醉,或用0.25%~0.5%普鲁卡因,或利多卡因对肺门及大血管区进行封闭,以阻断神经反射,是预防心律失常的一个重要措施。

五、常见手术的麻醉

1.食管癌手术麻醉

食管癌手术是胸科常见的大手术,麻醉风险因素很多。食管癌患者大多数年龄大,合并有高血压、心脏病、慢性支气管炎等病。由于长期进食困难,多伴有营养不良、低蛋白血症。低蛋白血症可引起肺间质水肿,造成低氧血症,胸腔积液;病情重,体弱,对麻醉和手术的耐受能力很差。食管癌手术创伤刺激大,时间长,失血多,血压随时可能发生变化。术中应积极维持血容量,及时补充失血。但也要防止输血、输液过多。

(1)预防神经反射:手术中,手术操作使胸主动脉可能受压。游离食管时,发生迷走-迷走神经反射,可使心搏骤停。预防和处理措施为:①大血管周围用利多卡因等局麻药浸润。②连续监测,常规SpO_2、$PETCO_2$及ECG等心血管的监测。由于术前脱水、手术创伤大、水分蒸发及失血等,综合考虑液体补充。术中逾量输血,尽量输入全血、红细胞液和血浆,其量应稍多于术中失血量。

(2)麻醉管理:①呼吸管理,为了对抗开胸后所出现的呼吸生理变化,要做到充分吸氧;勤吸痰,保持气道通畅;避免不必要的通气过度;患侧肺保持一定膨胀,防止通气/灌流的不平衡;游离食管时,若将对侧胸膜撕破,要适当加大吸气压力,及时抽吸积液、积气,以免影响健侧呼吸功能。②术中精确估计液量,液体补充要及时、合理。③维持血流动力学稳定,血压明显下降时,暂停手术。静脉注射50%葡萄糖100~200mL,或静脉注射麻黄碱5~15mg,提升血压。血压回升后,继续手术。④维持心率,心率缓慢时,静脉注射阿托品0.5mg纠正。⑤维持电解质平衡,注意纠正电解质紊乱。⑥恢复期管理,手术结束前1小时不用长效镇痛镇静药,术毕清醒不彻底或呼吸不满意者,不急于勉强拔管,可带管送PACU或ICU,继续呼吸治疗,直至完全清醒;预防和治疗肺水肿等其他并发症。

(3)麻醉选择:采用气管内插管全麻(全凭静脉麻醉或静吸复合麻醉),需要支气管内插管,防止反流和误吸;或全麻加硬膜外复合麻醉,后者对患者呼吸循环扰乱小、镇痛和肌松好,便于术后镇痛,是值得推广的理想麻醉方法。术后充分镇痛很重要。慎用氧化亚氮。

2.胸部创伤手术麻醉

(1)充分评估病情:胸部创伤多合并气胸、血胸、多发性肋骨骨折等。创伤范围大、伤及脏器多、失血量大、伴休克时间长者,病死率越高。由于疼痛和胸壁失去完整性等原因,使呼吸功能障碍,出现呼吸困难症状。若伤及肺组织、气管、支气管时,或有血痰,呼吸困难更突出。麻醉的危险性很大。

（2）麻醉前紧急处置：合并血、气胸患者，患侧胸腔有大量积血、积气的压力，造成纵隔的移位，且影响静脉血的回流。张力性气胸患者麻醉前应先做胸腔闭式引流，使移位的纵隔复位，静脉血回流正常。心脏压塞行心包腔穿刺引流，或麻醉后心包切开减压；创伤性膈疝、饱胃者须置胃管行胃肠减压。首先维护气道通畅，当合并肺及气管损伤而致血痰较多时，易发生气道梗阻或窒息。应及时快速气管内插管，保持有效通气或紧急行气管切开，吸出血和分泌物，解除气道梗阻，改善呼吸功能。迅速建立静脉通道，积极输液输血，当血容量低时，有效地扩容，立即输血或成分输血，纠正低血容量。结合其他抗休克的措施，改善患者的休克状况后，再进行麻醉。

（3）选用全麻：全麻诱导可根据患者具体情况，选用清醒麻醉插管，或快速诱导插管。对肺内有出血的咳血痰患者，必须清醒插入双腔导管。静吸复合麻醉较好。在浅麻醉下配合肌松药，控制呼吸。术中注意补充失血，对心脏压塞未引流或大面积肺撕裂伤或爆震伤者，应控制输液输血。避免缺氧和二氧化碳蓄积，预防循环紊乱。同时保护重要器官功能。

3.纵隔手术麻醉

（1）病情评估：临床上有不同情况的纵隔肿瘤。大的肿瘤压迫气管或累及心脏血管和腔静脉受压梗阻等，手术过程中，易引起循环紊乱和气道梗阻，给麻醉管理带来困难。要重视术前访视，麻醉前了解颈胸 X 线及 CT 检查片。明确瘤体大小、部位、气道及心肺受压情况，气管有无移位、狭窄；有无插管困难，方式等。

（2）选用全麻：麻醉诱导选用清醒气管内插管，无气道压迫症状时用静脉快速诱导；如有支气管漏时，应施行支气管内插管或双腔管插管。如有气管极度狭窄，估计经口插管危险时，则行气管造口插管。

（3）麻醉管理

①减少肿瘤的压迫：尤其是术中侧卧位时，肿大的瘤体压迫健侧肺，使健侧肺扩张受限，使呼吸受影响。严重时呼吸停止或心搏骤停，应预防。

②防止手术操作的影响：注意体位改变及手术操作中肿瘤加重对纵隔的气管、支气管和心脏的压迫，影响回心血流和肺血流。肿瘤取出时，要注意腔静脉突然扭动引起的循环障碍。

③防治心力衰竭和肺水肿：瘤体摘除后，防止腔静脉回流改善后所引起的右心负荷过重，而导致心力衰竭和复张性肺水肿。

六、麻醉处理

1.加强监测

术中持续心电、SpO_2、CVP、尿量监测，预防心搏骤停，做好复苏的各项准备工作。

2.胸腔负压

关胸时注意有无漏气及肺膨胀的程度；关胸后，使贮气囊加压，膨肺，使胸腔保持 $-10\sim-2mmHg$ 的负压。

3.拔管时机

待患者恢复吞咽动作或清醒后,吸净口腔或气管内的痰液,拔除气管导管,术后镇痛。

4.送回时机

拔导管后观察10～20分钟,患者呼吸交换量足够,血压、脉搏无异常时,送 PACU 或 ICU 或病室。术后注意肺膨胀情况,预防肺部感染等并发症。

第四节 呼吸疾病手术麻醉

一、麻醉前评估

1.评估目的

(1)围术期避免呼吸衰竭:术中避免低和高碳酸血症。在非全麻手术患者,因辅助药物对呼吸中枢的抑制,加之供氧和通气不足,易发生呼吸衰竭。

(2)保持循环稳定:在原有肺疾病患者,全麻和气管内麻醉激发支气管痉挛,是引起循环不稳定的重要因素。支气管痉挛时呼吸阻力增加,肺泡内压和胸膜腔内压上升,回心血量减少;加上心排出阻力增加,必然引起心排血量下降,产生低血压。

(3)减少术后并发症:术后的主要并发症为肺炎和肺不张。术前采取一切措施预防肺部并发症。发生率胸部和上腹部手术为63%,下腹部3%。

(4)尽量缩短术后机械通气时间:术后机械通气有利于患者渡过呼吸困难关,但长期机械通气也有对患者不利之处,停用机械通气和拔除气管导管要依据临床综合判断而定。

2.评估依据

(1)呼吸症状:咳嗽、多痰和呼吸困难为主要症状。

①咳嗽:表明气道黏膜受刺激、气道分泌物增加,气管纤毛传导分泌功能障碍。应了解咳嗽起始时间、严重性和咳痰情况。

②咳痰:痰量和颜色(黄或绿色发臭痰表示感染严重),痰的黏稠度,规律性,与体位的关系等。

③呼吸困难:起止时间、程度、季节性和激发因素。以什么方法有助于缓解。有无胸痛、哮喘和咯血史,有无吸烟史。

(2)体格检查:主要观察呼吸困难的临床表现,辅助呼吸肌是否参与,呼吸节律和深度;观察嘴唇和指甲有否发绀,患者肥瘦程度,气管插管条件如何。听诊有否哮鸣音。通过体格检查基本确定肺部病变范围、有无肺实变、肺气肿、肺纤维化、肺水肿和哮喘等,确定有无支气管痉挛在术前评估中有特殊意义。胸部 X 线拍片对确定肺部病变范围和手术方式有指导意义。气管有无偏移、阻塞对麻醉选择有重要意义;心肌缺血和心脏扩大患者对麻药的耐受性差;肺实质的病变使通气和灌注比例失调,有肺内分流存在。有10%血气异常的患者,X 线表现却无异常。

(3)肺功能检查:有助于诊断肺病类型,确定病变范围和严重程度,判断治疗效果,监测疾病进展情况,区别限制性或阻塞性肺功能障碍。对手术的可能性和手术范围做出客观判断,确定手术的安全性。当高碳酸血症、第一秒时间肺活量(FEV$_1$)<0.85 或 FEV$_1$<2L,最大呼气容量(MBC)<50%预计值时手术的危险性大。

(4)肺血管和右心室功能:呼吸疾病患者多数有长期吸烟史,存在慢性阻塞性肺疾病(COPD),肺血管阻力(PVR)也随之升高,右心室肥大和扩张。心电图表现为右心房、右心室肥大和心肌缺血。麻醉和围术期引起 PVR 进一步升高的因素很多。正常情况下肺叶切除不会引起 PVR 上升,但在 COPD 的患者,肺血管弹性减退,PVR 上升,导致肺叶切除后肺水肿。

二、麻醉前准备

1.术前停止吸烟

中止吸烟可减少气道刺激和气道分泌物,降低 HbCO 的浓度,提高 Hb 携氧能力。

2.治疗肺部感染

选用广谱抗生素,如氨苄西林和头孢菌素,或根据痰细菌培养和药敏试验,选用敏感抗生素。

3.控制气管和支气管痉挛

应用支气管扩张药。

(1)β拟交感药:特布他林气雾剂 0.5mg,吸入 5~10 分钟生效,维持 4 小时左右;2.5~5mg 口服,30 分钟生效,持续 5~8 小时。

(2)甲基黄嘌呤类:茶碱 250~375mg 20 分钟内缓慢静脉注射,继以 250mg 静脉输注,每 8 小时 1 次,一日总量<1g。氨茶碱6mg/kg,用 0.2~0.8mg/(kg·h)连续输注。与 β$_2$-拟交感药合用有协同作用。

(3)过敏递质释放抑制药:色甘酸钠是一种拮抗支气管收缩递质的新药,治疗效果显著。色甘酸钠(DSCG)粉雾吸入,20~40mg,每日 4 次,治疗慢性哮喘效果显著,可预防性使用。

4.胸部物理治疗

气道雾化吸入湿化黏膜,刺激咳嗽、拍击胸部和体位引流排痰,对减少术后肺部并发症非常重要。纠正营养不良、间歇经鼻给低流量氧(1~2L/min),对缺氧引起的红细胞增多症有治疗作用,同时减轻低氧性肺血管收缩,降低 PVR,对治疗肺心病有利。

5.洋地黄的应用

患者术前有室上性心律失常和心力衰竭时用洋地黄;肺切除后,肺血管床减少,引起 PVR 升高,右心室右心房增大而导致心律失常,使用洋地黄治疗。但要注意低氧和高碳酸血症患者容易发生洋地黄中毒,故手术日停用洋地黄。

6.麻醉前用药

麻醉前镇痛、镇静和颠茄类药物均不能缺少。但对肺功能差的患者、COPD 患者应慎重。

(1)肺功能好者:术前选用阿片、咪达唑仑和颠茄类,以提高术中镇静、镇痛效果,保证气道通畅。

(2)肺功能差者:阿片和安定类药抑制呼吸,应谨慎应用。手术短小者,可免用任何术前药。当 $PaO_2<60mmHg$,$PaCO_2>45mmHg$ 时,少量给或不给术前药。

(3)COPD 患者:颠茄类药易使 COPD 患者气道分泌物变干,增加排痰和咳嗽的困难,也使支气管有扩张作用,增加了无效腔容量和无效通气,故免用。

三、麻醉时机的选择

1.急性呼吸衰竭

当有急性呼吸窘迫综合征(ARDS)、肺炎、肺不张、充血性心力衰竭的患者麻醉时,会加重低氧血症,其中以 ARDS 者最重。肺内分流由术前的 23% 上升至术后的 30%。如果管理得当,术后短期内可自行恢复正常。一般麻醉呼吸机不能提供高流速气流,因其不能提供高吸气峰值压,弹性的麻醉回路管道随吸气压力升高而扩张,其扩张容量可达到 10mL/0.77mmHg,如峰值压达 39mmHg,将有 500mL 潮气量留在管道内,不能进入人体,故增加潮气量以补偿损失的容量。

2.气道感染

近期有过气道感染(UPI)的患者,手术中易发生支气管痉挛,有哮喘史者更易激发支气管痉挛。故有 UPI 病史者在临床症状消失后 2~3 周施行手术为妥。术前有 UPI 的患儿,气管内麻醉术后肺部并发症增多,且气管内麻醉术后易发生肺部感染。若气道感染病情紧迫又必须进行紧急手术时,术中和术后对 SpO_2 应进行连续监测追踪观察。

3.激素的应用

COPD 患者支气管弹性消失,其病理改变已不可逆。故激素无助于治疗 COPD。但用后仍有效。胸外科用激素雾化吸入,是治疗术前支气管哮喘的首选方法,能减少全身用激素治疗的不良反应。如外科需紧急手术,激素治疗 1 天也有益;若外科手术能等待,可用泼尼松递减疗法,第 1 天 40mg,第 2 天 30mg,第 3 天 20mg,以后用 10mg/d,使哮喘症状短期内缓解。

第五节 气管外科手术麻醉

气管外科手术包括气管、主支气管和气管隆嵴手术,是近十多年来外科和麻醉领域内探索的新课题。气管离断时及双侧主支气管离断时的气道控制及供氧是极为重要的问题,目前已有相当成熟的经验。

一、麻醉前评估

患者麻醉前有不同程度的呼吸紊乱,手术又具有独特的操作,麻醉插管操作复杂,危及生命而风险大。急症手术给麻醉增加的风险极大。

1.呼吸功能评估

麻醉前对呼吸功能要正确评估,判断气道阻塞情况。尽快解除气道梗阻,挽救生命。

(1)临床征象:下列征象提示气道严重梗阻。①患者烦躁不安,伴有发绀,心率快等缺氧症状。②呼吸困难,多数为明显的吸气性呼吸困难。③吸气时可见到三凹征,为吸气性呼吸困难严重时的体征。④肺部听诊,闻及吸气期明显延长,并有哮鸣、痰鸣音,严重阻塞者,呼吸音明显减弱。⑤X线检查,气管正侧位片或 CT 片有阴影、管腔受压缩窄,直径<0.5cm。⑥肺动脉血气分析,PaO_2 降低或伴 $PaCO_2$ 升高。

(2)支气管镜检查:进一步了解病变部位,气道阻塞程度,手术方式,以助于建立和维持气道的麻醉方案。

(3)挽救生命须保证供氧:已有严重气道阻塞的患者需要紧急处理。急救方法:①环甲膜穿刺术,对严重缺氧者,经环甲膜用输血针头穿刺术供氧较容易入气道,可迅速改善通气和缺氧,缺氧得以改善后行气管造口术。②气管造口术,施行气管造口因患者缺氧、挣扎而难以合作,造成气管造口术的困难。先行环甲膜穿刺使缺氧改善后,再做气管造口术。若直接进行气管造口术,就要以高浓度的氧吸入或高频通气。③喉罩通气,经喉罩通气可改善缺氧。④经口插入细长导管,紧急时经口腔插入细长导管,使其通过肿瘤狭窄处,以缓解梗阻,挽救生命。但有可能导管通过狭窄处时,使肿瘤脱落,"掉入"气管下段,导致窒息或出血误吸,威胁生命,有相当的冒险性。

(4)预防二氧化碳排出后休克发生:临近窒息的患者,经紧急处理,解除气道梗阻后,二氧化碳快速排出后,可能发生休克,要预防。

(5)气管镜检中窒息:气道严重阻塞的患者,支气管镜检必不可缺少,但在施行支气管镜等检查时,很可能发生窒息,应将这项检查安排在手术室或有抢救条件的室内进行。气管内插管的导管位于梗阻的上方,经辅助加压通气,也可改善通气。无效时,或气道严重梗阻时,用细而长的小导管(口径 0.2~0.4cm),让导管通过梗阻段后,解除气道梗阻。

2.通气技术设备评估

麻醉在气管外科占有重要地位,供氧是麻醉成败的关键,术中气道控制很重要,术前要备好两套麻醉机及通气技术的设备。

(1)高频正压通气:在气管离断、左或右主支气管离断、端端吻合或气管吻合时应用此法通气。频率为每分钟 130(60~600)次,V_T50~250mL,I/E 为 1/1。在气道漏气或气管离断下仍可保证有效的通气,为气管吻合操作提供充裕的时间,改善气体混合、通气/灌注比率及对心血管功能等均有好处。高频通气管内径为 3mm,驱动压为 1.5~2.5kg/cm²。其优点为:①由麻醉科医师插入高频通气管,呼吸管理方法简单。②V_T 小,气道正压峰值低,肺膨胀幅度小,纵隔稳定,为气管吻合操作提供了安静条件。③高频通气管细,不碍外科手术空间,视野清晰,方便了手术操作。④如病变在左侧,与使用右支气管导管相比,则避免了右上肺开口被堵塞的并发症。但要注意二氧化碳潴留、血液倒灌和气压伤等并发症的预防。

(2)缩式气囊导管:此管的特点是气囊在加压吸气期自行膨胀,呼气期气囊迅速萎缩。从术野直接向离断气管或离断主支气管远端插入。其优点为：①吸气期膨胀、呼气期萎缩气囊，可确保气体交换。②导管内径 0.3~0.5cm，管径小不妨碍手术缝合。但也不能完全防止血液流入远端气管内。

二、麻醉前准备

按胸科手术常规及胸科手术麻醉的基本原则准备。根据肺功能选择用药。

（1）呼吸功能障碍患者不用镇痛、镇静药。

（2）呼吸功能正常患者：咪达唑仑 10mg＋阿托品 0.5mg，术前 30min 肌内注射。

（3）心理治疗：患者手术前心理恐惧，精神紧张，可加重呼吸困难，除用药物外，注意麻醉前加强解释工作。

三、麻醉管理

1.麻醉选择

根据病变部位和手术范围常用方法如下。

（1）颈丛阻滞：颈部气管在皮下，其病变常由创伤、肿瘤或外来压迫所致。颈丛阻滞辅助小量的镇痛药效好，对生理干扰小、清醒合作者，有利于术中观察和防止误吸，术后恢复快，简便易行。

（2）气管插管全身麻醉：气管及主支气管手术时选用。

（3）硬膜外麻醉加全身麻醉：既保证麻醉效果良好，又保持术中气道通畅。优点较多。

2.麻醉诱导

要选择较有把握的麻醉诱导方法。

（1）估计导管可通过狭窄部：可选静脉快速诱导插管。

（2）对气道无保障患者：根据病情和具体情况，结合麻醉医师自己的实际经验，可选用：①表麻下清醒插管，或加用小量安定镇静药，在清醒或半清醒下插管。导管可轻松地通过狭窄部，但有导致肿瘤脱落和出血的危险。②纤维支气管镜引导下，将较细的支气管导管轻柔地通过狭窄部比较安全，因完全在明视下操作；如患者不能平卧时，也可在坐位或半坐位下完成。③若导管无法通过狭窄部，或肿瘤位于气管隆嵴时，可将导管先停留在肿瘤上方，避免触碰肿物，以维持通气。然后在局麻下尽快开胸，游离气管，在气管狭窄的远端另建立气道，即将另一根带气囊的无菌导管插入远端的气管，或一侧主支气管，维持通气。此法的危险性很大。或通过气管导管，将一细塑料管通过狭窄部位，行高频通气，④气道未确实建立的情况下，保留自主呼吸，在局麻下开胸，凡不能耐受者，可辅助少量吸入麻醉药。

（3）插入双腔导管：中心型肺癌侵犯上叶开口，做袖式切除时应选择插向健侧的双腔导管。如侵犯隆嵴，累及一侧主支气管，可向健侧主支气管插入单腔支气管导管。如不是在纤维支气管镜引导下而行盲插，导管因受支气管角度的影响，易进入右侧主支气管，若病变又在右侧者仍有肿瘤脱落和出血的危险。

（4）创伤性主支气管断裂伤：此类患者行主支气管断裂修补或吻合术时，可行静脉快速诱导麻醉，向健侧插入支气管导管。

3.维持麻醉

可维持较浅麻醉，吻合气管时应加深麻醉，有硬膜外麻醉时，以硬膜外注药为主。或同时应用肌松药，以利手术操作。

4.术中气道管理

气管手术操作同时要气道控制。

（1）气管环形切除对端吻合或气管替代：先将气管内导管插至肿瘤上方，维持通气；开胸后由术者经术野将台上已备好的另一根导管，经气管断端或造口处插向气管远端或另一侧主支气管，维持通气；切除病变气管，将气管后壁对端吻合缝合完毕后，拔除在术中插入的导管，并将气管内的导管下送，达到吻合部位下方，继而吻合前壁，气管吻合完毕，又将气管内导管退到吻合口以上，加压膨肺，检查吻合口有无漏气。

（2）隆嵴重建：气管隆嵴部肿瘤切除后重建，或成形术的气道控制是气管内插管开胸；当左主支气管切断后，经术野向左主支气管远端，插入第二根气管导管，维持通气；切除隆嵴部肿瘤后，气管与右主支气管吻合完毕后，即拔除插入左主支气管的导管，将原气管内导管向下送入右主支气管。

（3）靠近主支气管根部的肿瘤做袖式全肺切除：接近主支气管根部的肺癌做袖式肺切除时，气管和对侧主支气管对端吻合，参照上述气道控制法。

四、常见手术的麻醉

主要是气管肿瘤手术麻醉。

气管肿瘤切除后使气管部分也被切除，或隆嵴切除及重建术，是胸内手术中麻醉处理比较复杂而棘手的病例。

1.术前检查

对有呼吸困难者术前应行支气管镜检及 X 线检查，明确阻塞部位和程度。

2.麻醉方法

若肿瘤不大，估计能使导管通过狭窄部位，可静脉诱导插管。若导管通过狭窄部位有困难时，则应在表麻下清醒插管，轻柔地试行通过狭窄部，切勿暴力勉强通过，以防止肿瘤脱落及出血。若导管不能通过狭窄部，可使导管停留在肿瘤上方，避免触碰肿物，以维持通气。在局麻下尽快开胸，游离气管。在气管断离后，从手术野将另一根导管插入远端的气管，或一侧主支气管。控制气道，开始全麻，麻醉药的选择以对呼吸、循环影响小，苏醒迅速，对缺氧性肺血管收缩影响小为原则。氯胺酮、芬太尼、恩氟烷、异氟烷等均可选用。切除肿瘤后，拔去远端的导管。将原气管内导管往下送过吻合部位，控制气道。气管吻合完毕后，再将导管退到吻合口以上，加压膨肺。并检查吻合口有无漏气。

3.隆嵴重建

常因一侧肺癌侵犯隆嵴,而行隆嵴及全肺切除术的麻醉处理原则,同上述气管部分切除术的麻醉方法。

(1)呼吸困难的患者:免用麻醉前用药。向患者解释,取得合作。

(2)清醒插管:静脉注射氟哌利多 2.5mg,以不抑制呼吸为原则,气管内插管。

(3)拔管时机:患者术后头取屈曲位,以减少气管吻合口的张力。拔除导管要待完全清醒和通气良好时,方可拔管。防止、避免苏醒期挣扎、烦躁不安或呛咳,导致吻合口崩裂或出血。

4.术中监测

术中密切观察患者,常规监测血压、ECG,最好直接连续监测血压、动脉血气分析和 SpO_2 等。关胸后要使贮气囊加压、膨肺,使胸腔保持-1.3~-0.3kPa(-10~-2mmHg)负压。

5.麻醉后管理

如上述麻醉后患者,应完全清醒,通气量满意,肌力恢复满意方可拔管。常规给氧24~48小时,避免挣扎、躁动或呛咳,术后头部取屈曲位 10~14 天,以减少吻合口张力,避免气管吻合处断裂或出血。保证气道通畅,及时清除口腔及气管内痰液。送入 PACU 或 ICU 或病室后,要注意肺膨胀情况,预防肺部感染等并发症。

第六节 心血管外科手术麻醉

一、心脏瓣膜置换术麻醉

心脏瓣膜包括主动脉瓣、二尖瓣及三尖瓣。其病变严重时进行置换是彻底治疗的方法。心脏瓣膜置换术占心内直视手术的52.2%,心瓣膜病大多由风湿性心脏病引起。换瓣术中,其中单瓣置换为最多,占33.3%~91%,双瓣置换占9%~14.5%,再次换瓣占4%~4.4%。一是此类患者病例多、病程长,病情严重,心功能严重减退,心脏明显扩大,伴有严重心力衰竭、心律失常,急症多,多属抢救性手术,麻醉有很大风险性。二是病变粘连者多,心脏大,使手术难度增加,循环阻断时间较长,心肌受损大,严重并发症发生率高,心肌保护和大脑保护很重要,麻醉技术要求高,管理难度大。应了解每个瓣膜病变所造成的血流动力学改变的性质与程度,才能合理用药,做好麻醉管理,维持血流动力学的相对稳定。

(一)病理生理特点

1.主动脉瓣狭窄(AS)

病因已由风湿性瓣膜病变为主改变为衰老、钙化的退行性变为主,正常主动脉瓣口面积约为 $3(2.6~3.5)cm^2$,$<0.9cm^2$ 为重度狭窄。当狭窄至 $0.8cm^2$ 时,才会出现临床症状和体征,引起病理改变。

(1)左心室排血明显受阻,心排血量受限,当心动过缓时减少。

（2）左心室壁顺应性降低，循环容量已绝对不足，正常的心房收缩约提供 20％的心室充盈量，而主动脉瓣狭窄患者则高达 40％。

（3）左心室舒张末压升高引起肺充血，肺毛细血管楔压常较左心室舒张末压力为低。

（4）心功能不全，病变早期心肌收缩性、心排血量和射血分数均保持良好，后期则受损抑制，常见于心内膜下缺血引起的心功能不全。

（5）心肌缺血危险，心室壁肥厚使基础氧耗量增加，心室收缩排血时心室壁张力增加，心肌氧耗显著增多。心室收缩时射血时间延长，降低了舒张期冠状动脉灌注时间，及心室顺应性降低，舒张末压增高引起冠脉有效灌注压降低，部分患者因伴有冠心病而心绞痛。心动过速使氧供/需失衡，应大力预防和处理心肌缺血。

2.二尖瓣狭窄

二尖瓣狭窄（MS）多为风湿性，50％患者术前有充血性心功能不全、阵发或持久性房颤等。正常二尖瓣面积 4～6cm²，＜2cm² 为轻度，＜1cm² 为中度狭窄，0.3～0.4cm² 为重度狭窄。

（1）左心房向左心室排血受阻：左心室慢性容量负荷不足，左心室腔相对变小，左心房则是容量和压力过度负荷。中后期射血分数降低。

（2）越瓣流率增加：跨二尖瓣压差与瓣口面积和经二尖瓣血流率有关。当心动过速时，舒张充盈时间缩短较收缩期缩短更明显，为了保持心排血量恒定，就需增加越瓣流率，压差与流率平方成正比，当出现快速房颤时就容易发生肺水肿。

（3）呼吸困难：病程长时，左心房压和肺静脉压升高，使肺水渗漏增加，后期在两肺基底部组织肺水肿增加，肺顺应性降低，增加呼吸做功出现呼吸困难。

（4）三尖瓣反流：病情进展时，发生肺动脉高压，肺血管阻力增加，使右心室后负荷增加，而引起右心室功能不全和出现功能性三尖瓣反流。

3.主动脉瓣关闭不全

先天性常伴其他畸形，后天性多为风湿性，主动脉瓣关闭不全常伴有主动脉根部扩张。病理改变如下。

（1）左心室肥厚：左心室容量过度负荷，左心室舒张末室壁张力增加，左心室扩大，室壁肥厚。

（2）心室舒张末压增加：心室舒张期顺应性增加，舒张期主动脉血液大量反流，虽然舒张末容量显著增加，但心室舒张末压增加有限。舒张压低，降低冠状动脉血流量。

（3）影响心肌氧供：左心室肥厚、扩大、基础氧耗高于正常；主动脉舒张压降低，有效冠状动脉灌注压下降，影响心肌氧供。冠状动脉内膜下缺血。

（4）左心室收缩力减低：后期影响心肌收缩性，心脏效能与每搏容量降低，收缩末容量增加，左心室收缩力减低而致左心衰竭，左心室做功增加。

（5）急性主动脉瓣关闭不全：其左心室大小及顺应性正常。但因突然舒张期负荷过多，造成舒张期压力骤升而降低反流量。左心室每搏容量，前向性心排血量和动脉压降低，通过交感代偿活动以增加外周血管阻力与心率来维持血压，但只能增加后负荷，将进一步降低前向性每搏容量。

4.二尖瓣关闭不全

二尖瓣关闭不全(MI),以风湿性最常见。也可由细菌性心内膜炎、乳头肌梗死及二尖瓣脱垂等引起。其病理变化如下。

(1)心肌氧耗增加有限:左心室慢性容量负荷过多,等容收缩期室壁张力却降低;左心室收缩早期排血入低负荷的左心房,然后才排入主动脉,虽然心肌做功增加,但心肌氧耗增加有限。

(2)反流容量:取决于心室与心房之间的压差,以及二尖瓣反流孔的大小。

(3)心肌收缩性显著损害:一旦患者出现症状,提示心肌已有损害;患者有肺充血症状时说明反流容量极大,>60%,心肌收缩性已受到显著损害。

(4)急性二尖瓣反流:其左心房大小及顺应性正常,一旦发生二尖瓣关闭不全,形成反流,将引起左心房及肺毛细管压骤升。二尖瓣急性反流多发生在急性心肌梗死后,心功能不全、充血性心力衰竭和肺水肿均发生,即使做紧急二尖瓣置换术而幸存,5年存活率<30%。

(二)麻醉处理

1.主动脉瓣狭窄麻醉管理

(1)保持窦性节律:应尽量保持窦性节律,避免心动过速,增加后负荷及对心肌明显抑制。①快速节律失常,即使血压在适宜范围,仍需积极治疗。普萘洛尔1~5mg,或艾司洛尔25~50mg,或维拉帕米2.5~5mg,以5%葡萄糖液稀释后,缓慢静脉注射,必要时可增量。若药物治疗无效,且心电图提示ST段改变时,采用体外电复律。②室上性心动过速,苯肾上腺素0.1~0.5mg静脉注射。避免心动过缓,因每搏量已下降,靠较快的心率维持冠状动脉灌注。

(2)防治低血压:注意保持血管内容量,避免容量不足,低血压影响冠状动脉灌注和心肌缺氧,每搏量降低可使血压进一步降低。处理:①补充血容量,纠正血容量不足。②用α-激动剂,苯肾上腺素0.1~0.5mg,静脉注射,可升高血压,还可治疗室上性心动过速。除非血压严重下降,避免应用正性肌力药。

(3)高血压处理:①加深麻醉,及时调整麻醉深度。②用扩血管药,一般连续输注硝酸甘油,可降低肺动脉压,而对外周动脉压影响较小。比硝普钠或肼苯达嗪效果好。③正性肌力药,瓣膜置换术后停体外循环时常用多巴胺,若剂量过大也可致血压过高。

2.二尖瓣狭窄麻醉管理

二尖瓣膜置换时麻醉应注意:

(1)避免心动过速:患者术前存在的心房纤颤以洋地黄类控制心率,用至术前,不要随便停药。患者入手术室后,一旦出现快速房颤,或心室率过快,是患者焦虑、紧张所引起,处理:①静脉追加毛花苷C,每次0.2~0.4毫克。②注意血钾水平。③立即静脉注射镇痛药,更恰当的方法是静脉注射吗啡,0.1mg/kg,解除患者焦虑紧张,降低基础代谢及肺动脉压。④面罩加压给氧。⑤必要时用硝酸甘油0.3~0.6mg,含舌下,5分钟即可奏效,使肺部过多的血流疏导至外周静脉,防止早期肺水肿发生。⑥控制心动过速,患者情况尚可,血压、脉压接近正常范围时,为控制心动过速,可静脉注射普萘洛尔1~5mg;或艾司洛尔25~50mg;或维拉帕米1.25~2.5mg;或柳胺苄心定5mg等。

（2）纠正血容量：保持适当的血管内容量。CVP 控制在 $10\sim15cmH_2O$，有尿排。

（3）避免加重已有肺高压：为减轻右心室负荷，围麻醉期应积极防治、避免加重肺高压。①及早用扩血管药物。②低血压治疗，瓣膜置换术后低血压治疗会有一定困难，除纠正容量外，静脉输注多巴胺，或多巴酚丁胺，或多培沙明，或肾上腺素 1mg，加入 5% 葡萄糖溶液 100mL 中 $0.05\sim0.5\mu g/(kg\cdot min)$ 等，剂量恰当，可增加心排血量和血压，而心率不致过于加速。缩血管药应予避免，因其加重肺动脉高压而促使右心室衰竭。③用血管扩张药与正性肌力药，一旦发现右心室功能不全，应立即用之。

3.主动脉瓣关闭不全麻醉管理

（1）避免增加左心室后负荷：外周血管阻力保持在较低水平，可增加前向性血流，降低反流分数，适当增加心率，可降低反流量和左心室腔大小。

（2）用血管扩张药：如硝普钠、酚妥拉明连续输注，防治围麻醉期血压过高及外周血管阻力增加。血压增高可加重血液反流。

（3）容量支持：部分患者需做容量支持。

（4）静脉输注异丙肾上腺素：当心动过缓时，可引起左心室腔严重扩大，用阿托品常无效，需输注异丙肾上腺素，若心包已被切开时，则可直接采用心脏起搏，提高心室率。

（5）急症主动脉瓣关闭不全：多属抢救性手术，术前已使用血管扩张药治疗，手术日不停药，并过渡到静脉用药。

4.二尖瓣关闭不全麻醉管理

其血流动力学改变同主动脉瓣关闭不全类似。麻醉应注意事项如下。

（1）保持轻度的心动过速：因较快心率可使二尖瓣反流口相对缩小。

（2）维持较低外周阻力：降低前向性射血阻抗，可有效地降低反流量；保持周围静脉适当的扩张，使回心血量有所下降，可降低舒张期容量负荷过重和心室腔大小；血管扩张药对这类患者特别有益。保证足够血容量。

（3）改善换瓣后心室负荷：换瓣后左心室将面对"新的"收缩压峰压、心室排血阻力增加，改善术后心室负荷，可将正性肌力药支持与血管扩张药同时应用。

（三）麻醉前准备

1.麻醉前评估

心脏瓣膜置换术麻醉风险大，麻醉诱导及术中会出现室颤、心搏骤停。麻醉前全面了解病情，充分估计麻醉手术的危险性，做必要的麻醉前准备治疗和选择适宜的手术时机。

（1）心肌缺血或梗死：主诉有无频发性心绞痛，心电图及动态心电及彩超辅助诊断，诊断明确。因为体外循环及再灌注损伤加重病情。

（2）心功能状况：准确判断心力衰竭症状、类型及心功能级别，心力衰竭Ⅱ～Ⅲ级危险性较大，心力衰竭Ⅳ级必经内科治疗、心力衰竭控制后 1 年方可手术。急症除外。

（3）心律失常的性质：室性心律失常Ⅱ级宜先治疗，Ⅲ～Ⅴ级禁忌麻醉，否则危险。急症可在复苏措施或复苏成功后施行。左束支及双束支阻滞患者危险性大。房颤、Ⅲ度房室传导阻滞危险性大。

(4)高血压：三期危险性较大。

(5)呼吸困难：已有慢性缺氧，再出现急性缺氧其危险性增大。

(6)心脏明显扩大：心胸比例＞0.7～0.95，心壁变薄，心肌收缩力减弱，麻醉处理困难，危险性大。

(7)心动过缓：仍然可为麻醉管理造成困难，危险性增大。

2.精神准备

由于病程长，病变重，患者存在着焦虑、恐惧强烈，麻醉医师术前应与患者交谈，减少恐惧心理和由此引起的心血管反应，使患者不至于过分紧张，有充分的精神准备。

3.麻醉前用药

(1)哌替啶 1mg/kg（或咪达唑仑 0.15mg/kg），术前 30 分钟肌内注射。氟哌利多 0.1mg/kg。

(2)东莨菪碱 0.1～0.3mg，术前 30 分钟肌内注射。麻醉前用药不可少。

4.其他

备新鲜血及起搏器等。

(四)麻醉方法及管理

1.麻醉要求

心脏瓣膜置换术的麻醉要求有 3 点。

(1)对心血管功能的影响最小：力求各药物对心血管功能减损降至最低限度。

(2)降低应激反应：对气管插管和外科操作无强烈、过度的应激反应，改善心脏的负荷，保持血流动力学的相对稳定。

(3)控制性强：可按药效和病情随时加以调整。

2.麻醉诱导

须头高 15°左右，必要时取半卧位或坐位，面罩吸氧及辅助呼吸，待患者入睡后将床摇平，行气管内插管。

(1)缓慢静脉注射咪达唑仑，0.06～0.08mg/kg。

(2)静脉注射，芬太尼 6～8μg/kg＋泮库溴铵 0.1～0.2mg/kg，或阿曲库铵 0.5～0.6mg/kg，控制呼吸，气管内插管。

(3)诱导前监测：连接 ECG、桡动脉穿刺测压 CVP 等，建立两条静脉通路，在 ECG、SpO_2 监测下诱导，诱导后监测 MAP，15 分钟后监测动脉血气。

3.麻醉维持

目前以芬太尼类为主的静脉或静吸复合全麻，吗啡因其本身缺点而不用。

(1)芬太尼：连续输注 20～30μg（最大 40～50μg）/kg＋氟哌利多 10mg＋泮库溴铵0.015～0.02mg/kg，或阿曲库铵 0.1～0.2mg/kg，分次追加，维持一定深度。

(2)咪达唑仑＋芬太尼＋丙泊酚：注意血压及心率变化。

（3）氯胺酮:用于心率过缓患者,静脉注射 1mg/kg。

（4）多巴胺:5～12μg/(kg·min),连续输注等。

（5）吸入全麻药:吸入低浓度的氟烷、异氟烷或恩氟烷,或七氟烷,加深麻醉,维持血流动力学稳定。

（6）安置心外膜起搏导线:所有病例均应预防性安置心外膜起搏导线。

4.麻醉管理

（1）维持循环稳定:患者心功能差、心脏显著扩大、心肌壁薄、收缩力减弱、对麻醉药物耐受性差,管理的关键是维持稳定的循环功能,诱导时循环稳定,避免麻醉药对心功能的进一步抑制。如血压升高、心率有异常时及时处理。防止心动过缓。

（2）严防缺氧:心功能严重减退者,对缺氧耐受性差,入室后吸氧,诱导期充分供氧,用表麻等方法减轻气管插管的应激反应。控制呼吸方法要正确,效果可靠。维持冠状动脉灌注压,防止心肌缺氧。

（3）严密监测:常规监测 ECG、MAP、CVP、SpO_2、体温、尿量及血气电解质。ECG 监测心率、节律和心肌缺血表现,即 ST 段、T 波的改变。有条件时监测经食管超声心动图(TEE),监测心肌缺血比 ECG 更为敏感和准确。手术涉及心脏时,及时提醒手术者,以减少对心脏的压迫和刺激,尽早建立体外循环(CPB),可避免低血压、心律失常或心搏骤停的发生。

5.麻醉后管理

当瓣膜置换完毕,体外循环结束时,血细胞比容为 25％左右,管理工作如下。

（1）余血回输:先回输体外循环机器内自体血,后依据计算的失血量,输注库血以补充血容量。

（2）心动过缓:排除低温的影响后,用小量肾上腺素或异丙肾上腺素静脉滴注纠正。

（3）血压偏低:输注多巴胺 3～10μg/(kg·min)。

（4）血压过高:血压过高并外周血管阻力增加,静脉输注酚妥拉明;室性前期收缩,静脉注射利多卡因,1mg/kg。

（5）术后心功能不全:CPB 术后的低温、心肌缺血、缺氧、手术创伤和电解质紊乱等,对原有心功能减退者,更易发生低心排综合征,适当延长辅助循环时间,对患者有益。静脉注射多巴胺,5～12μg/(kg·min),增强心肌收缩力,若 MAP>100mmHg 者,静输硝普钠,0.5～5μg/(kg·min),使 MAP 维持在 60～80mmHg,降低了心脏前后负荷,减少了心肌耗氧,保证了良好的组织灌注。

（6）安置心外膜起搏导线:每例患者都应预防性采用,以便能及时治疗心脏直视手术后心搏无力或心律失常,尤其心功能差、心脏巨大者。

二、先天性心脏病手术麻醉

先天性心脏病(CHD)手术是常见的心脏手术,占心脏手术中的首位。发病率占存活婴儿的 0.6％～0.8％。常见的有室间隔缺损(VSD)修补术,房间隔缺损(ASD)修补术和法洛

（TGA）四联症根治术等。目前手术成功率大大提高,麻醉病死率接近零,手术病死率也降到2%。成功的麻醉是手术顺利完成不可缺少的重要环节。

（一）麻醉前评估

1.病史

是病情评估的主要依据,必须详尽、准确。包括询问症状、畸形表现、活动状况、喂养方式、内外科治疗史和现状、过敏史、麻醉史、气道情况及新生儿母亲的病史等。

2.体检

(1)一般表现:低氧血症、肺血流增多、容量负荷增大、充血性心力衰竭、皮肤发绀、活动能力下降等。

(2)生命体征:血压、脉搏、呼吸、气道以及心肺体征等。

3.实验室检查

ECG、X线胸片、超声心动图、心导管等。

(1)胸部X线片:术前X线胸片提示肺血流淤血、心脏大小、肺血管浸润气道、心脏错位和畸形、主动脉弓位置及内脏位置和肺部浸润等情况。

(2)生化检查:包括血常规、尿常规、电解质和尿素氮,以及肝功能和凝血功能等,其他特殊检查按病情需要进行。

(3)超声心动图:无创性二维超声图像和彩色多普勒技术对诊断先天性心脏病有价值,二维超声心动图能显示心内和心外解剖结构和动力学特征。M型超声心动图测量大血管和心腔直径,心室功能(按收缩和舒张时心腔大小)及估计压力。多普勒超声心动图可判断血流方向、流速等。

(4)心导管检查:了解分流位置、方向和大小,各腔压力,肺血管.阻力(PVR)、全身血管阻力(SVR)等。注入造影剂进行心血管造影。

4.CHD高危指标

$SPO_2<75\%$;肺血流(Qp)∶全身血流(Qs)>2∶1;左室流出道压力阶差>50mmHg;右室流出道压力阶差>50mmHg;PVR>6wood";HCT>60%。具备任何一条均表示高危。

（二）麻醉前准备

1.患儿准备

(1)麻醉前用药:包括心脏用药、预防性抗生素和镇静药。达到保持患儿充分安静、合作、麻醉诱导平稳、减少麻醉药用量的目的,要求不抑制呼吸和循环,发绀型患者剂量要重。①基础麻醉,氯胺酮 $5\sim6mg/kg$,于术前30分钟肌内注射。或口服咪达唑仑糖浆,$0.5\sim0.75mg/kg$。②东莨菪碱,$0.01mg/kg$术前30分钟肌内注射。③吗啡,$0.05\sim0.2mg/kg$,术前$30\sim60$分钟肌内注射。④阿托品,仅用于心动过缓者,$0.02mg/kg$。或东莨菪碱,$0.01\sim0.04mg/kg$,术前30分钟肌内注射。

(2)充分吸氧:麻醉前吸入高浓度氧,提高SpO_2的高度。合并气道梗阻者,或呼吸功能不全者,禁用麻醉性镇痛药和镇静药。

(3)麻醉前准备:①术前用洋地黄和利尿药的患者,持续用药至术日晨,或连续用药至术中。②重症新生儿和小儿术前,连续输注多巴胺和前列腺素者,术中应维持输注。③婴幼儿术前喂清饮料,术前6～8小时禁食,2～4小时禁饮水。④发绀型伴细胞增多症(Hb>60%),术前静脉输液,乳酸钠复方氯化钠溶液10mL/kg,使血液稀释,输液量可增加1～1.5倍。但充血心力衰竭者应限制液量,仅需维持量的1/4～1/2。

2.诱导前准备

入室患儿要保持安静、合作,当焦虑、啼哭和挣扎时,可肌内注射氯胺酮或咪达唑仑,基础麻醉。

(1)吸氧:如前所述。法洛四联症患儿每天吸氧。

(2)监测和穿刺:行 ECG 及 SPO_2 监测。经桡动脉(或股动脉)穿刺置管,直接动脉测压,显示动脉波形、SP、DP 和 MAP 数值。测 CVP,输液、注药治疗(如5%碳酸氢钠、极化液等)。经鼻咽腔及肛门置入测温探头监测温度。有条件时,测左心房压、右心房压或肺动脉楔压(PAWP),或经食管超声探头行心血管功能监测。

(3)保暖:非 CPB 时要注意保暖,室温24～26℃,预防低温对心脏、肺血管的不良反应。备加温设备。低温 CPB 时,室温不宜过低。

(三)麻醉处理

1.静脉诱导

可使患儿尽快安静,减少干扰患者病理生理与代偿机制之间的平衡,药物选择根据年龄和病理变化决定。

(1)发绀型患者:静脉注射,氯胺酮 1.5mg/kg＋芬太尼 10μg/kg＋泮库溴铵 0.1～0.2mg/kg或维库溴铵 0.08～0.1mg/kg。气管内插管,控制呼吸。

(2)右向左分流患者:可缩短诱导期选氯胺酮。

(3)充血性心力衰竭患者:避免用硫喷妥钠,选芬太尼、氯胺酮、舒芬太尼等。

2.吸入全麻药诱导

其优点是麻醉浓度易于调节,苏醒迅速,减少心肌消耗,术毕可早期拔管。氟烷增加迷走神经张力,异氟烷扩张血管。

(1)面罩吸入全麻药:患者入室时已入睡,诱导开始用面罩吸入七氟烷诱导。

(2)先静脉注射静脉全麻药后吸入全麻药:若患者未入睡,先用静脉全麻药,入睡后再吸入全麻药。

3.麻醉维持

按病情、手术方法及术毕是否带回导管而定。多选用以芬太尼族(如芬太尼、舒芬太尼、瑞芬太尼等)为主的静脉复合或静吸复合麻醉。

(1)芬太尼:分次静脉注射或连续输注。机械通气。10～20μg/kg,分次缓慢注射。连续输注,30～50μg/kg,稀释后连续静脉输注或泵注。咪达唑仑 0.1～0.2mg/kg。分次静脉注射。

(2)联合吸入全麻药：易于调节麻醉深度，术毕从肺部排出，可早期清醒拔管。常用 1% 恩氟烷吸入，或 1% 七氟烷吸入，或 0.5%～1.0% 异氟烷吸入，潮气量 10mL/kg。吸入浓度可逐步减低，间断吸入。不用氧化亚氮吸入。

4.监测

全面监测是安全的保障，先天性心脏病手术 CPB 中监测困难，却十分重要，常用方法及其临床变化的意义如下。

(1)MAP：CPB 中 MAP 高，提示管道位置不当，SVR 升高或浅麻醉。低血压时通常表示 SVR 下降、支气管侧支循环存在及其测压管道移位等。

(2)CVP：转流开始 CVP 升高，因上腔导管位置不当、血容量过多和静脉管阻塞。CVP 降为负压，是静脉血回入储血器产生虹吸作用所致，CVP 正压或零见于右心室剖开时。

(3)体温：降温和复温过程必须由测温器监测，其探头置入鼻咽部示身体中央温度，温度变化的速度也表明组织灌注情况。

(4)血气分析及电解质和激活凝血时间：这 3 项监测在先天性心脏病手术 CPB 管理中很重要。①血气分析，CPB 中转流开始、转流中和转流后应监测 PaO_2、$PaCO_2$，以提示呼吸功能和 pH 等。$PaCO_2$ 应为 28～35mmHg。②电解质，血液稀释可造成电解质紊乱，尤其是钾；转流中使用高钾心肌保护液，使钾离子紊乱，应间断测定血钾变化。③激活凝血时间，在施行升主动脉插管前，常规经心内注射肝素 2.5～3mg/kg，通过测激活凝血时间(ACT)达 480 秒，提示抗凝作用合适，转流中每 30 分钟测 ACT 1 次，转流毕静脉注射鱼精蛋白拮抗肝素(常用量之比为鱼精蛋白 1.5mg 拮抗肝素 1mg)，注入鱼精蛋白 10 分钟后，再测 ACT，直至正常值 (90～120 秒)即可。

(5)尿量：观察尿量，了解心功能和肾功能情况，指导术中输液。

(6)潮气量：术中充分供氧，可随时测定潮气量，按 6～7mL/kg 计算，轻度过度换气，全麻结束>6mL/kg。

5.心肌保护

是先天性心脏病手术麻醉成功的关键之一，为麻醉科医师和手术医师一直关注的热点课题，常用方法如下。

(1)体外转流全身低温：降温 25～30 分钟，鼻咽温达 15～17℃，直肠温 18～20℃。酚妥拉明 0.5mg/kg，加入 5% 葡萄糖液输注，促进降温。

(2)冷心停跳液：钳闭主动脉，于升主动脉正行灌注 0～4℃心肌保护液，近 20 余年来临床采用的常规方法。首次灌注 15～20mL/kg。<1 岁婴儿(体重<10kg)，或特殊复杂畸形矫正术，可采用深低温停循环(DHCA)，手术野完全无血，无插管阻碍，不用心内吸引，有助于精细地进行心内操作；减少非冠状血流，加强心肌保护；缩短转流时间，以减少血液破坏。目前含血停跳液中，温血停跳液应用较普遍。

(3)心脏局部降温：心脏表面置冰生理盐水和冰屑、小冰袋等局部降温有助于降温。

(4)控制室温：降低室温，头、颈部置放冰袋等，有助于降温。

(5)深低温下停跳:对新生儿及婴幼儿未成熟心肌的保护方法未取得一致意见,有的主张血液降温至深低温后,心肌在深低温下停跳(DHCA),不提倡用停跳液灌注。成人采用的多次停跳液灌注方法并不适用于小儿。

6.转流技术

CPB 是先天性心脏病及心血管外科的重要条件和技术保证,有其特点。过去小儿 CPB 由于大量血液稀释、血液成分严重破坏等影响,婴儿 CPB 并发症发病率和死亡率较高。成人预充液与血容量之比为 0.25∶1,而婴儿则为 3∶1,故转流期间的循环容量是以预充液为主,在小儿的预充液内必须追加红细胞或全血。近年有以下改进。

(1)膜肺氧合:应用于小儿先天性心脏病手术有较快发展,氧合功能明显提高。总体设计上由分体式发展为氧合、变温、储血于一体的整体结构,并有肝素附着的先进工艺。

(2)离心泵:为 20 世纪 90 年代来比较普及的,以代替滚压泵。新的 CPB 机和氧合器,可减少预充液,减少血液成分破坏,提高氧合效果,克服和减少 CPB 存在问题和弊端。

(3)维持组织灌注良好:婴儿的血管床开放,无阻塞性病变,血管阻力小,转流中即使流量很高(达 150mL/kg),MAP 仍低,为 20～40mmHg,虽然 MAP 低,组织灌注氧合却良好。应严密观察,若 MAP 低而 CVP 稍升高(如上、下隙静脉管道移位或阻塞),将使组织灌注明显下降,而导致组织缺血。转流技术和手术操作影响患者的安危。

7.转流期间的麻醉管理

先天性心脏病手术心肺转流期间需做以下麻醉处理。

(1)注意观察:①维持一定的气道压,钳夹阻断主动脉后,左心室射血停止,机械通气应即中断。麻醉机继续供氧,维持气道压 2.3～3.5mmHg。②转流,转流开始注意观察头面部肤色和 CVP,及时发现上腔管道阻塞,或动脉插管方向错误,并正确处理。③灌注,通过 MAP、CVP、尿量、体温下降速度、pH 和静脉血氧饱和度(S_vO_2)等监测,维持灌注良好。

(2)维持麻醉深度:转流中维持足够的麻醉深度,保持患者安静,无自主呼吸。转流前、中,追加芬太尼、咪唑西泮、肌松药,也可在 CPB 机上安装吸入全麻药蒸发罐,吸入异氟烷以维持麻醉。

(3)备转流毕用药:备正性肌力药、血管扩张药、利尿药、鱼精蛋白等;备起搏器、冰冻血浆、血小板、平衡盐液等,转流毕使用。

(4)复温:心内手术操作完毕始复温。①停止转流的条件,畸形纠正完成;鼻咽温达 36～38℃,直肠温＞32.5℃;ECG 显示良好心律;pH、电解质、Hb 等均于正常范围;MAP 正常(即使应用正性肌力药时)等。②机械通气,转流停止,施行机械通气,吸入高浓度氧。③静脉注射鱼精蛋白,CPB 机供血停止,不考虑再次转流时,可经主动脉根部推注或静脉注射鱼精蛋白对抗肝素作用,密切观察血压,并复查 ACT。

8.转流后管理

转流后的麻醉管理更为重要。

(1)维持血流动力学稳定:当转流停止,即连续输注正性肌力药和血管扩张药,可持续数日,至 ICU 中逐渐停药,过早停药对维持血流动力学稳定不利。根据左心房压(LAP)、MAP、CVP 或肺动脉楔压(PAWP)及尿量等纠正血容量不足或过多,连续输注冰冻血浆、5%清蛋白或全血等胶体溶液,以替换体内水分,给予血小板等纠正凝血功能障碍。

(2)拔除气管导管:术后可选择性早期拔除气管导管。

手术室内拔管指征:全清醒,全身暖,肢体有力;自发呼吸恢复,血气分析正常;转流时间短,用或不用 CPB,主动脉钳闭<30min;肺动脉压正常或反应存在;血流动力学稳定,未用药支持;凝血功能正常,无须再次手术。

术毕早期拔管:可减少术后并发症和缩短患者在 ICU 停留时间,术后机械通气不宜过久,以免产生依赖性。满足下列条件者早期拔管:①术前呼吸功能正常,术后 SpO_2 正常。②术前心功能Ⅱ～Ⅲ级,心脏畸形矫正满意。③心脏复跳后功能正常,循环功能稳定。④术毕很快恢复神志和自主呼吸。

安全护送患者至 PACU 或 ICU:对留置导管的患者,搬动前静脉追加芬太尼和非去极化肌松药,以保证患者护送途中安稳、防止躁动和寒战;准备急救用药,携带体积小的监测仪,护送途中继续人工呼吸,以确保安全。

(四)常见手术的麻醉

1.房间隔缺损(ASD)麻醉

(1)维护心排血量(CO):维护心率、前负荷和心肌收缩性,以维护 CO,因为 CO 下降可影响全身器官组织灌注压。

(2)防止 PVR/SVR 下降。

(3)避免 PVR/SVR 升高:否则可导致右向左分流。ASD 多数患者心功能储备良好,诱导和维持麻醉均可获得合适的麻醉深度,血流动力学平稳,不合并肺阻塞疾病,通常术毕可早期拔管。

2.室间隔缺损(VSD)麻醉

VSD 占先天性心脏病第一位,为 30%。麻醉原则如下。

(1)维护 CO 稳定:CO 减少将影响器官组织的灌注,故要、维持心率、前负荷和心肌收缩性平稳,以维护 CO 稳定。

(2)避免 PVR/SVR 不稳定:比值升高,可造成右向左分流,比值下降,则 CO 下降。

(3)缓解右向左分流:若右向左分流增加时,应加强机械通气,降低 PVR,并维持和提高 SVR,以缓解右向左分流。

(4)麻醉选择:VSD 心功能良好,选用静脉或静吸复合麻醉诱导和维持,血流动力学平稳,气管插管后可维持良好通气,PVR/SVR 稳定。

(5)新生儿和婴幼儿 VSD:其 VSD 伴充血性心力衰竭时,选芬太尼或舒芬太尼,可维持血流动力学平稳,并可抑制因手术操作所致 PVR 升高,诱导前肌内注射氯胺酮 5～6mg/kg,用于不合作者。

(6)拔管:VSD 修补后,肺动脉压立即下降,术毕血流动力学稳定时,符合拔管指征即可拔管。

(7)维持正常心率:有的患者因手术操作影响,可出现房室传导阻滞,需用异丙肾上腺素 $0.01\sim0.05\mu g/(kg\cdot min)$,输注,或起搏器维持正常心率。

(8)支持右心室工作:若 PVR 下降不明显时,用机械呼吸,静脉连续输注多巴酚丁胺 $5\sim10\mu g/(kg\cdot min)$,或多巴胺 $5\sim10\mu g/(kg\cdot min)$,支持右心室工作。

3.法洛四联症(TOF)麻醉

TOF 是最常见的发绀型先心病,麻醉期间尽管吸入纯氧,因受多种因素影响有时发生严重发绀,甚至诱发右心室漏斗部痉挛而致心搏骤停。死亡率高,麻醉有特殊性。TOF 根治术麻醉要求如下。

(1)维持 CO:通过维持心率、心肌收缩性和前负荷稳定,支持 CO。

(2)避免 PVR/SVR 升高或下降:否则将增加右向左分流,加重发绀。

(3)预防抑制心肌收缩性:尤其是严重流出道狭窄者。

(4)维持良好的机械通气:可降低 PVR,控制或提高 SVR,这对流出道重度狭窄者尤为重要。

(5)积极防治低氧血症:设法提高 SpO_2,防止漏斗痉挛,保障患者安全。①麻醉前充分吸氧,麻醉前吸入 100％氧。②充分镇静,因 TOF 患儿恐惧、哭闹、闭气致肺血流减少,加重发绀,且诱发漏斗部痉挛。术前肌内注射氯胺酮 $5\sim8mg/kg$,或口服氯胺酮,基础麻醉,消除恐惧、哭闹与闭气。③解除漏斗部痉挛,用普萘洛尔 $0.01\sim0.1\mu g/kg$,或艾司洛尔 $2.5\sim5\mu g/(kg\cdot min)$,静脉输注,可解除漏斗部痉挛。④提高 SVR,用去氧肾上腺素 $10\sim20\mu g/kg$ 静脉注射后,10mg 加于 5％葡萄糖溶液 100mL,以 $2\sim5\mu g/(kg\cdot min)$ 连续输注,可提高 SVR 并降低右向左分流。⑤纠正酸中毒、降低肺循环阻力,改善肺血流量可提高氧饱和度。5％碳酸氢钠 2mL/kg 静脉输注纠正酸中毒。⑥及时补充血容量与纠正低血压,低血容量及血压降低,肺循环血流减少和右向左分流增加,加重缺氧和发绀,故术中应及时补充血容量。小儿腔静脉插管引流血量会引起严重低血压,应及时补充。当严重低血压时,去氧肾上腺素 0.02mg/kg 静脉注射可增强体循环阻力,促使静脉血回流。

(6)麻醉选择:麻醉诱导和维持若选择吸入全麻药,可使肺循环阻力(PVR)和体循环阻力(SVR)同时降低,平稳。氯胺酮 $1\sim2mg/kg$ 是唯一收缩血管的静脉麻醉药,适用于 TOF 患者诱导,使血压平稳或略升高。芬太尼 $2\sim4\mu g/kg$ 或舒芬太尼 $0.7\sim1\mu g/kg$ 对循环抑制小,抑制 PVR 升高。

(7)支持右心室工作:术毕用机械呼吸,支持呼吸,降低 PVR;静脉输注多巴酚丁胺 $5\sim15\mu g/(kg\cdot min)$,或多巴胺 $5\sim10\mu g/(kg\cdot min)$ 支持右心室工作,而不增加 PVR。同时输注硝普钠 $0.5\sim2\mu g/(kg\cdot min)$,或前列腺素(PGE)$15\sim30ng/(kg\cdot min)$。处理后 PAP 仍高时,用 NO(浓度为 $20\sim40ppm$)吸入;心肌收缩力欠佳者用米力农 $0.25\sim0.75\mu g/(kg\cdot min)$。

三、冠状动脉旁路移植术的麻醉

冠心病旁路移植手术(CABG)治疗是冠心病治疗措施中最有效和最后的手段,在心脏手术分类中占第 3 位。手术病死率约为 2%,麻醉病死率更低。1967 年 Favaloro 首次报道用大隐静脉进行主动脉、冠状动脉旁路移植,以改善心脏心肌血供,便在欧美推广。我国 1980 年开始此项手术,目前全国各大城市已普遍开展此项手术治疗。麻醉科医师在 CABG 中作用尤为重要,应有相应的技能。麻醉前应全面评估,制定合理的麻醉用药方案,术中严密观察,减少心肌缺氧、缺血发生,尽早发现,及时处理。

(一)适应证

1.三主干之一心肌梗死

心绞痛,左前降支、左回旋支和右冠状动脉三主干之一梗死、狭窄>90%。

2.与瓣膜同时手术

因瓣膜疾病、冠状动脉主干梗死两者同时手术。

3.急症手术

急性心肌梗死伴休克、冠状动脉成形术失败、溶血栓性治疗后急症手术。使患者消除心绞痛,能正常生活和工作,并预防心肌梗死和猝死。

4.无症状者

无症状但冠状动脉造影及心电图运动试验阳性者。

(二)麻醉前评估

1.心功能

手术和麻醉的风险极大。心功能麻醉风险评估标准如下。

(1)心功能佳:胸部绞痛,无心力衰竭,左心射血分数(EF)>0.55、高血压。

(2)心功能差:心力衰竭,EF<0.4,室壁运动障碍,左室室壁瘤,LVEDP>18mmHg,冠状动脉左主干狭窄>90%,PTCA 失败后急症手术或心肌梗死后<7 天手术,年龄>75 岁,围术期危险性大。

2.并发症的有无及处理

并发症包括高血压、肥胖、肝肾疾病、糖尿病、肺疾患、心瓣膜疾患、甲亢、甲减、高胆固醇、精神病药物依赖、酒精中毒、吸烟等,危险性大。

3.全面检查

冠状动脉搭桥手术患者术前应全面地接受心血管功能检查,以评估心功能。

(1)ECG 和运动试验:提高术前患者心肌缺血的检出率。①ECG,可查出心肌缺血及心肌梗死的部位,估计严重程度;估计左、右心室肥厚和左、右心房扩大,心律失常检测等。ECG 正常不能排除冠心病。②运动耐量试验,术前进行运动耐量试验诊断胸痛、评估冠心病严重程度及评价治疗心绞痛的疗效等。

（2）核素闪烁摄像术：闪烁摄像术比 ECG 检查更准确。左前降支病变诊断准确率为86%，右冠状动脉敏感性为 80%，回旋支准确率为 60%。

（3）X 线检查：冠状动脉造影术，可明确冠状动脉病变部位和狭窄程度，并可计算 EF 等。X 线胸片后前位和侧位片等检查，两侧肺门充血，则提示收缩功能不全。冠心病患者心胸比例＞0.5，心影增大，提示心功能。

（4）超声心动图：M 型超声心动图不能测定心室壁的缩短和厚度，对心功能评估有所限制；而二维超声心动图通过测量收缩末和舒张末的心腔直径，以测定左或右心 EF，计算 SV、CO 等评估心功能，可判断室壁活动正常、低下、反常和消失，评价心肌功能。

（三）麻醉前准备

麻醉前准备极为重要，同体外循环麻醉，特别强调如下。

1.消除焦虑和顾虑

麻醉前访视，按全麻常规要求，做好心理治疗和解释，消除患者焦虑和思想顾虑，安静和有信心。

2.麻醉前用药

CABG 患者麻前用药应结合患者心肌缺血情况及术前药物治疗效果来考虑。

（1）术前治疗用药：重点在控制并发症。除抗凝药外，抗心绞痛药、β 受体阻滞药、钙阻滞药、抗高血压药和强心药（正性肌力药）等。用药一律持续到术前当日。可降低围术期心肌缺血发生率。

（2）镇痛镇静药：吗啡 0.2mg/kg＋东莨菪碱 0.3mg，术前 0.5 小时肌内注射，用于左心功能正常者，焦虑者加服地西泮。左心室功能受损者（EF＜0.25），吗啡和东莨菪碱量减半。可不用地西泮。

（3）镇静颠茄类：咪达唑仑 10mg＋东莨菪碱 0.3～0.5mg，术前 0.5 小时肌内注射。

（4）α 受体兴奋药：可乐定 5μg/kg，术前 1 小时口服，减慢 HR。

（四）麻醉处理

1.麻醉选择

同体外循环麻醉。即选用气管内插管、全凭静脉或静吸复合全麻、在 28～30℃ 血流降温、体外循环、心脏停止跳动下进行手术。做好诱导前工作，诱导的方法和药物的选择，应根据患者心功能等情况进行。

2.麻醉诱导

（1）面罩吸氧：入室后面罩或鼻导管吸氧。

（2）开放静脉：在左上肢及双下肢开放两条静脉。

（3）预防性用药：静脉连续输注 0.12‰～0.2‰NTG，根据血压调节其输速，以减少心肌缺血发生。

（4）监测：局麻下行桡动脉穿刺，监测 MAP，颈内静脉穿刺置管，监测 CVP、ECG、体温、尿等,必要时监测 LAP、PAP、PAWP 和 CI。入手术室后静脉注射咪达唑仑 1～2mg,保持患者安静。

3.诱导用药

(1)咪达唑仑 0.15～0.2mg/kg＋芬太尼 10～20μg/kg＋泮库溴铵 0.1～0.2mg/kg,或罗库溴铵 1mg/kg,或维库溴铵 0.15mg/kg,静脉注射,肌松后气管内置管。麻醉呼吸机通气。

(2)依托咪酯 0.3mg/kg,或丙泊酚 2～3mg/kg＋芬太尼 5～20μg/kg＋哌库溴铵 0.15～0.2mg/kg(或阿曲库铵 0.16～0.6mg/kg,或维库溴铵 0.07～0.1mg/kg),静脉注射,肌松后置管,控制呼吸,左心室功能差(EF＜0.4)的患者应用。

(3)咪达唑仑 0.15～0.40mg/kg＋芬太尼 20～100μg/kg＋泮库溴铵 0.1～0.2mg/kg,或维库溴铵 0.07～0.1mg/kg,静脉注射,控制呼吸,同时吸入异氟烷,或地氟烷,或恩氟烷,预防血压升高和心率增快,左心室功能尚佳(EF＞0.4)患者应用。

(4)丙泊酚 50mg＋芬太尼 80～100μg/kg＋咪达唑仑 0.15～0.2mg/kg＋哌库溴铵 0.15mg/kg,静脉注射,肌松后置管,同时吸入异氟烷,行机械通气。

4.麻醉维持

以镇静药、麻醉性镇痛药、肌松药全静脉麻醉或与吸入全麻药联合用药,麻醉维持,相互取长补短,达到适宜麻醉深度和循环稳定。

(1)芬太尼 20～60μg/kg,咪达唑仑 0.1～0.2mg/kg,泮库溴铵 0.1～0.2mg/kg,或哌库溴铵 0.1～0.15mg/kg 分次静脉注射,间断吸入 0.5%～1% 恩氟烷或异氟烷。

(2)芬太尼 30～60μg/kg,连续输注,或 10μg/(kg·h)泵注,分次静脉注射咪达唑仑 0.2～0.4mg/kg,或氟哌利多 0.1～0.2mg/kg,必要时吸入恩氟烷,或异氟烷,或地氟烷。灌注压高时,连续输注丙泊酚 30～50μg/(kg·min),或硫喷妥钠 2～3.5mg/kg,间断静脉注射。维库溴铵 0.07～0.1mg/kg,或泮库溴铵 0.1～0.2mg/kg,静脉注射,维持麻醉。

5.麻醉管理

(1)麻醉深度适宜:CABG 麻醉前用药剂量要偏重,达到充分镇静。CABG 麻醉最常用的是芬太尼类,可抑制气管插管反应,预防心率和血压急剧升高。舒芬太尼 2～3μg/kg,药效比芬太尼大 10 倍,用后血流动力学比芬太尼稳定,起效快,排泄迅速,易于诱导,苏醒快,深受欢迎,有替代芬太尼的趋势,是阿片类药物中 CABG 的首选药物。大剂量连续输注,或在切皮、锯胸骨、转机前、关胸等步骤,分次静脉注射芬太尼 0.7～2μg/kg、哌库溴铵 0.06～0.08mg/kg,或吸入 0.5%～1% 恩氟烷等麻醉药加深麻醉。危重患者 CABG 麻醉处理较困难,要缓慢注药和用药个体化。特别是左主干冠状动脉疾病及其相应的冠心病患者,病情危急,突然血压下降,致左心室心肌的血供中断而心搏骤停。诱导时要预防低血压,以静脉麻醉为主,避免用吸入全麻药。用药小量分次,按患者的心血管反应予以调整,切忌用快速诱导法。

(2)麻醉管理的重点:是维持血流动力学稳定,力保心肌总供氧量及减少总耗氧量。①麻醉诱导力求平稳,尤其是诱导期,维持循环稳定,切忌血压波动,心率增快。②保持心肌氧平衡,麻醉中应避免缺氧和 CO_2 蓄积,避免减少氧供应和增加氧消耗的因素,应降低心肌耗氧量,减轻心肌工作量,保证心肌供氧,尽量减少心肌氧需求。避免减少氧供应因素,包括冠脉血流量下降;心动过速、舒张压下降、前负荷增加、低碳酸血症和冠状动脉痉挛等。氧提取减少的因素,如贫血、大出血、血管扭曲、气道不通畅、缺氧、供氧不足和手术刺激心脏导致的严重心律失常等均可发生减少氧供应。以下情况发生时增加氧消耗,如心动过速,心率与收缩压乘积(RPP)=心率×动脉收缩压。RPP<12000 不会发生心肌缺血,否则有心肌缺血的阳性表现;心肌壁张力增加;无论增加前负荷或后负荷均可使心肌壁张力上升;三联指数(TI)=心率×动脉收缩压×PCWP。TI 值应维持在<150000。另以 RPP 12000、TI 150000 为标准进行计算,两者之商 PCWP 数值为 12.5,而 PCWP 12.5mmHg 为正常范围。室壁瘤切除患者,PCWP>15mmHg;当增加心肌收缩力时。③补充血容量,应重视限制液体入量。术中根据血压、CVP、尿量等来指导输血、补液,输入乳酸林格液和 5% 葡萄糖,输速为 10～15mL/(kg·h)。血压偏低时,加快输注羟乙基淀粉或聚明胶肽。转流前不输血。复跳后及时输血。④应用扩张血管药,尽量维持血流动力学稳定的同时,常规应用血管扩张药作预防性用药。TNG 为围术期血管扩张药的首选药。0.5～0.7μg/(kg·min)为常用量,根据 MAP 变化予以调整输注速度。SNP 用于高血压患者,或对 NTG 反应差者,及时用 0.5～5μg/(kg·min),使 MAP 维持在 60～80mmHg。⑤β受体阻滞药,心动过速时,除加深麻醉外,还用β阻滞药降低心率。于 CABG 术前普萘洛尔 0.5～5mg 静脉注射或溶于 5% 葡萄糖液 100mL 连续静脉输注,术后心律失常的发生率下降。可减少心肌梗死面积,改善心肌缺血时局部血流。或将艾司洛尔 150～300μg/(kg·min)从 CPB 连续注入,可有效控制心率,减少 CABG 围术期心肌缺血发生。⑥钙离子通道拮抗剂,如尼福地平、尼卡地平、维拉帕米和地尔硫草等均可降低冠脉阻力,扩张冠脉,增加其血流量,降低心肌缺血的发生率。先以地尔硫草 0.05～0.15mg/kg 静脉注射,后以 1～5μg/(kg·min)的速度输注,要警惕心率和血压下降。⑦避免深低温,降温维持在 28℃左右,一般在 28～30℃体温下进行。

(3)麻醉处理:①维持气道一定压力,频率为 10～12/min,据血气分析调整潮气量。维持 $PaCO_2$ 40～45mmHg。完全灌注后停止通气,但维持气道压力于+5～+10cmH$_2$O,麻醉药经静脉或氧合器给药。②维持循环稳定,左心室功能尚好者,有低血压时停全麻药,加大灌注量,给甲氧明 3～5mg 静脉注射。有高血压时,加深麻醉和用血管扩张药治疗。③左心室功能不全者,一般用芬太尼量较大,不用吸入药。④维持钾平衡,血管吻合好后,先复温、除颤,抽血查pH 及血钾。高血钾者给碳酸氢钠、氯化钙、50% 葡萄糖和胰岛素。⑤房室传导阻滞者,安放起搏器。⑥停用体外循环机前 15～20 分钟,停用全麻药,灌注量逐渐减少,密切观察心电图改变,以 CVP 和 PCWP 指导下,补充血容量。一般 5～5 分钟可停止体外循环,此后维持浅麻醉。⑦心功能不好者用氯化钙、多巴胺等强心药,心排血量仍低或高血压者,可加用血管扩张药,有条件时,采用主动脉内反搏等辅助循环。

(4)预防体外循环后低心排:体外循环后低心排是最常见的并发症,防治方法:①应用正性肌力药,多巴胺 2～10μg/(kg·min)或多巴酚丁胺 2～10μg/(kg·min),严重低心排者用 0.016‰肾上腺素 1～2μg/kg 或去氧肾上腺素 0.5～1mg 静脉注射。对复跳后血压不易维持的患者早用。②体外循环全心或左心辅助,利用左心室及右心室辅助泵装置辅助,适用于因心肌收缩无力所致的重度心肌缺血,或因心肌缺血引起的心力衰竭。③主动脉内气囊反搏术,对冠心病伴心绞痛而心功能正常者,通常可缓解症状,对于心功能不全患者可提高冠状动脉灌注压(CPP),提高 EF,解除心肌缺血,改善心泵功能。④去氧肾上腺素,$300\sim500\mu g$ 静脉注射,对低血压患者可升压。

(5)术后管理:经 TEE 检测转流后心肌缺血发病率为 36%,85%患者术后发生并发症。ECG 监测术后心肌缺血发病率为 40%~75%,比术前、术中发病率高。加强术后管理,提高冠心病搭桥术的成功率。术后管理措施为:①术后镇痛,丙泊酚 5~10mL/h 输注,使患者保持安静,降低应激反应,防止术后高血压。或术后 PCA 镇痛。②充分供氧,术后呼吸支持 8~48 小时,维持良好通气。③加强监测,术后持续监测呼吸循环 2~3 天,静脉输注血管活性药 3~6 天监测下维持循环平稳。④防治出血及心脏压塞,观察患者面色、血压及引流管引流物的质和量,早期发现,及时处理。⑤防治再栓塞,使用双嘧达莫、阿司匹林 1 年以后,改善移植静脉的通畅,防止再闭合形成。⑥预防感染和高热,术后常规应用广谱抗生素,高热对症处理。

四、常温或浅低温不停搏心脏手术麻醉

低温心脏手术,心肌耗氧量减少,作为一种心肌保护方法被广泛采用。为避免低温心肌保护法和多次间断灌注损伤的缺点,一直在寻找更理想的心肌保护方法。近年来报道的常温CPB,能显著降低心脏的氧需量,成为心肌保护较理想的新技术。1987 年由加拿大多伦多大学医学研究中心创立,国内 1991 年引进该项技术,效果满意。也有报道浅低温 CPB 对机体各种功能的不良影响极为有限,有其优越性。随着常温外科的发展,新的手术方式——心脏不停搏 CPB 心内直视手术正在兴起。现将常温及浅低温 CPB 心脏手术麻醉简述如下。

(一)概念

1.常温手术

一般指直肠温度在 35~37℃。手术是在心脏搏动的生理状态、无机械辅助循环的情况下进行的。即不降温。

2.浅低温手术

一般指直肠温度在 32~36℃,在浅低温下进行手术。

3.心脏不停搏手术

肝素化后分别行主动脉、上、下腔静脉插管,转机后仅阻断上、下腔静脉,不阻断升主动脉,维持心肌血供及心律,不用停搏液,保持心脏在空跳动状态下进行心内手术操作。无心搏停止及室颤发生。

(二)优点

1.常温不停搏CPB手术优点

(1)手术时间缩短:常温使 CPB 不存在降温和复温时间,节省 CPB 时间减少,也不需要心

肺复苏时间。而使 ICU 停留时间和住院时间缩短。

（2）心肌和脑的损害少：防止因低温和再灌注对心肌抑制及心肌耗氧引起的各种损害，包括酸中毒、恶心等，且无脑损害。

（3）术后恢复早：对高龄和心肾功能不佳者，易于 CPB 撤离，且负担减轻。

（4）减少出血并发症：低温使肝素活性降低缓慢，而常温时较快；减轻了低温引起的凝血功能障碍和容易出血的并发症。

（5）操作简便且疗效确切：术中自始至终维持窦性心律和不需要阻断主动脉，不需要心肺复苏等。

2.浅低温不停搏 CPB 手术优点

浅低温不停跳 CPB 心内直视手术比深低温阻断主动脉停跳有较多优点。

（1）避免了深低温心脏停搏的损伤、CPB 心内直视手术存在着心肌缺血、缺氧性损害和再灌注性损伤。

（2）手术时间短，不需要心脏复苏。

（3）操作简便，不等待复温等步骤。

（4）可始终维持心肌能量的供需平衡和内环境的稳定，对机体全身生理功能干扰少，并发症少。术中和术后 ICU 呼吸支持时间短。减少住院时间。

（三）适应证

1.常温不停搏 CBP 的适应证

对冠状动脉疾病、心功能不全及心肌梗死后急症期患者等手术最为适应。具体为瓣膜（主动脉瓣，二、三尖瓣）手术、冠脉搭桥手术、瓣膜手术和冠脉搭桥术并行及其他手术等。

2.浅低温不停搏 CBP 的适应证

此法主要适用于房、室间隔缺损的修补术或二尖瓣及三尖瓣置换术，不宜用于主动脉病变及主动脉瓣置换术，及术前诊断不明确及复杂畸形者。

（四）麻醉管理

1.不阻断主动脉

（1）常温：一组研究结果显示，转流量 80～180mL/(kg·min)，灌注压 95～155mmHg，腔静脉阻断时间最长 75 分钟，CPB 转流时间最长 120 分钟。轻度血液稀释以满足常温下代谢需要。

（2）浅低温：另一组研究结果显示，CPB 转流时间最长 40 分钟。有报道灌注流量为 1.8～3.02mL/(kg·min)。

2.麻醉前准备

同 CPB 麻醉。

3.麻醉选择

全麻，气管内插管，CPB，药物选择同 CPB 麻醉，多选芬太尼为主的静脉复合麻醉。

（1）维持麻醉深度：术中麻醉应足够偏深，完全阻断不良反应；减少氧耗；及时适宜追加足量肌松药，足够的芬太尼用量有助于降低气管内插管的应激反应、心脏应激性和维持术中循环的稳定，术中操作或搬动心脏应避免低血压，完全消除呼吸动度。

（2）充分排出心脏内残气：术中及时调整手术床的位置，使心脏切口始终处于最高位置。

4.麻醉处理

此类手术对麻醉处理要求较高。

（1）预防术中脑损害：CPB 时间越长其温度越高，术后脑损害发生率越增加。心跳不停跳 CPB 心脏直视手术中 MAP＞50mmHg；保持上腔静脉引流通畅，避免脑淤血，并保持良好的灌注；加强脑氧饱和度监测（rSO_2），可较准确地反映脑血流量的变化及脑氧供需平衡情况。若 rSO_2 下降，提示预后不良及大脑受损。注意年龄、心功能及脑动脉硬化程度等影响因素。

（2）维持氧供需平衡：在常温下必须保持高流量的 CPB，应＞2.4L（kg · min）；维持 RPP＜12000；及时输血输液、补充血容量，血红蛋白应＞100g/L；尿量 200～300mL/h；灌注压＞77mmHg；及时查血气和电解质。同时力求 BE、血糖及肌酸磷酸激酶 MB 同工酶（CPK-MB）变化轻微。

（3）合理选用血管扩张药硝酸甘油：对左主干重度狭窄和痉挛有减轻心脏做功的作用，在入室前 0.5～0.8μg/（kg · min）泵注，一直维持至术后。

（4）维持循环稳定：选用去甲肾上腺素、多巴胺等维持血压、心率稳定。

（5）预防温血灌注可能出现的问题：对常温 CPB 可能出现的严重问题要予以预防。

常温：极少数出现以下情况。全身血管扩张，在预充液中加入微量去甲肾上腺素，使外周血管保持一定的张力；机械故障，可使 CPB 中断，手术医师立即夹住机器的动静脉管道，待机械故障排除；血液学并发症，常温下术后出血少，因为常温下凝血因素的保存较好；灌注导管变软，极少数情况下发生。

浅低温：对全身功能影响极为有限。防止转流中的室颤；预防冠状动脉和脑动脉的气栓。心内手术结束时认真排气。

（6）适当时机拔管：适当延长导管拔除时间，预防术后 48～72 小时发生呼吸危象。

五、心脏肿瘤手术麻醉

心脏原发性肿瘤位于心房壁、心室壁或心腔内。良性约占 80％，以黏液瘤最多，是外科手术治疗的主要对象。范围不大的原发性恶性肿瘤虽可经手术切除，只可缓解症状，延长生命时间，本节只介绍以心脏黏液瘤为主的心脏肿瘤手术的麻醉处理。

（一）病情特点

心脏黏液瘤（CM）由胚胎发育期的心内膜黏液组织残余生长而成，多为良性。瘤体大部分位于左心房内，占 67.7％～90.9％，右心房 9.1％～29％，心室内 3％～5％。

1.瘤体特点

（1）胶冻状：CM 呈胶冻状，包膜薄而软，随心搏动被血液冲击使瘤体组织极易脱落，其碎片可造成脑、肺动脉或体动脉栓塞。

（2）带蒂：CM 大多数带蒂，可使瘤体在心腔内游动，可影响房室瓣功能，导致排血受阻等病理改变。

2.临床表现

CM 临床表现极为复杂。由瘤体所在位置、大小、形状、活动度，蒂部长短或是否分叶，碎片是否脱落，肿瘤内有无出血、变性和坏死等情况而决定。常见临床表现有 4 类。

（1）血液回流障碍表现：如心悸、气短、端坐呼吸、头昏、昏厥、心力衰竭、心脏杂音及心音随体位改变而变化等，与 MS 患者十分相似。

（2）动脉栓塞症状：脑动脉栓塞有昏迷、失语和偏瘫；肺动脉栓塞可发生休克、呼吸困难、胸痛、咯血等；体动脉栓塞有下肢水肿、肝大、脾大和腹水等症状。

（3）全身反应：如发热、贫血、消瘦、荨麻疹、血沉加快、食欲缺乏和关节酸痛等。

（4）心律及传导异常：如心动过速，右束支传导阻滞等。

3.麻醉耐力

对麻醉的耐力降低。

（二）麻醉前准备

1.了解病情

按心血管疾病检查，重点了解以下几点。

（1）患者习惯性体位：患者取何种习惯性体位，忌随意搬动患者。

（2）病史：有无咯血、昏厥史；有无充血性心力衰竭（CHF）和端坐呼吸；心脏功能；有无发热，关节痛及荨麻疹。

（3）特殊检查：X 线胸片示左心房、右心室扩大、肺淤血与肺动脉高压（PAH）情况；胸透如瘤体有钙化点，钙化影随心搏跳动。超声心动图示瘤体随心脏收缩和舒张而活动及心电图，有无心律失常及其类型；有无贫血及低蛋白血症。

2.手术时机

（1）基本原则：CM 一经确诊，抓紧时间积极准备，争取在 1～5 天内手术。

（2）改善全身状况：严格卧床休息；对于老年、体弱、心肺功能不全者，应强心、利尿，积极改善全身状况、改善心功能；控制肺部感染；纠正水电紊乱，以提高对麻醉的耐力。

（3）病情平稳后尽早手术：在全麻、低温和体外循环下摘除心腔内肿瘤。对严重复杂病情者，如端坐呼吸、夜间不能平卧、腹水或长期卧床等患者要提高警惕，查明原因，对症处理，病情平稳后再手术可提高安全性。

3.并发症治疗

严重贫血与低蛋白血症者，适当少量输血与血浆。CHF 和心律失常进行适当治疗等。

4.麻醉前用药

病情较重者麻醉前用药不宜过大，以免使呼吸循环抑制；病情严重者，如严重贫血、昏厥发作或端坐呼吸者，应免用麻醉性镇痛药。

(1)镇痛药:吗啡 0.15～2mg/kg 或哌替啶 1mg/kg。麻醉前 30 分钟肌内注射。

(2)镇静药:氟哌利多 0.05～0.1mg/kg 或咪达唑仑 0.2～0.4mg/kg。麻醉前 30 分钟肌内注射。

(3)颠茄类:东莨菪碱 0.005～0.01mg/kg,麻醉前 30 分钟肌内注射。

5.其他准备齐全

麻醉及急救用品准备齐全、参加手术人员就位后,患者入室,在手术台上应取患者自感舒适的习惯体位,不能强迫搬动或改变卧位。

(三)麻醉处理

1.诱导

静脉注射诱导后气管内插管。

(1)咪达唑仑＋吗啡＋肌松药:依次静脉注射咪达唑仑 0.2mg/kg,吗啡 0.2mg/kg 或芬太尼 0.002～0.005mg/kg,琥珀胆碱 1～1.5mg/kg。

(2)英钠诺合剂＋硫喷妥钠＋肌松药:静脉注射英钠诺合剂 5～7mL,硫喷妥钠 2～3mg/kg,琥珀胆碱 1.5mg/kg。

2.麻醉维持

以芬太尼或吗啡、泮库溴铵分次静脉注射,或芬太尼静脉连续输注、分次静脉注射泮库溴铵维持。

3.监测

围术期监测 ECG、MAP、CVP、T、尿量及电解质等。

4.CPB

麻醉后 CPB 用中度血液稀释,中度低温,预充液以平衡盐液为主。血红蛋白＞60g,血细胞比容＞0.25。CPB 装置应用动脉端安放微栓滤器。

5.麻醉实施

遵循 CPB 手术麻醉的基本原则,要做到以下几点。

(1)抓紧时间:充分吸氧祛氮后,抓紧时间实施麻醉,不宜等待时间过久。

(2)诱导平稳:麻醉诱导力求平稳,选用镇痛效果强、对循环呼吸功能影响小的麻醉药,如吗啡、芬太尼族对心血管功能影响轻微,前者有降 PAP 作用,后者使心率减慢,末梢血管扩张,降低心脏后负荷,使机体代谢降低,心肌耗氧量(MOC)减少,苏醒快。咪达唑仑 0.15～0.2mg/kg＋芬太尼 4～5μg/kg＋罗库溴铵 0.8～1mg/kg,静脉注射。

(3)维持避免深麻醉:此类患者常合并贫血、低蛋白血症和 CHF,故不能耐受深麻醉。吗啡、芬太尼镇痛效能强。对呼吸循环功能影响小。不用氯胺酮。

(4)诱导时缓慢注射:因为肺淤血及心脏排血受阻,静脉注射药物发挥药效较迟,诱导时应缓慢注射。入睡后即静脉注射肌松药,争取插管一次成功。

(5)肌松药量足:自诱导始即给予足量肌松药,防止麻醉中呛咳、屏气和肌束颤搐,预防发生肺水肿和瘤体脱落。

(6)持续挤压贮气囊:当缝合房间隔时,需持续挤压贮气囊,彻底排出心腔内气体,以防止发生动脉栓塞。在阻断主动脉前,避免搬动心脏和心内、外探查。

6.加强心肌保护和循环支持

阻断循环血温应降至32℃,及时灌注含钾停跳液5～15mL/kg,每隔20～30分钟重复1次,为首量的1/2,确保心肌全层降温,缓慢开放主动脉钳,左心充分引流,严防心脏过大。避免增加SVR的各种因素,如交感神经兴奋、血管收缩药、氯胺酮和双下肢屈曲等。如无低血压,可给予小量血管扩张药0.01% NTG或SNP,以降低心脏后负荷。

7.纠正低血压

转流早期,因急性血液稀释,如有低血压,应及时给予正性肌力药,静脉输注多巴胺3～10μg/(kg·min),或静脉注射多巴酚丁胺2～15μg(kg·min),或静脉注射去氧肾上腺素0.5～1mg,可予以提升血压,使MAP维持77mmHg。

8.控制输液

因为低蛋白、肺淤血及PAH,加之血流受阻,极易发生肺水肿。在CVP或PAWP指导下术中控制输血补液。

9.头低足高位

如CVP急剧增高、血压急剧下降时,应怀疑房室口阻塞,立即取头低足高20°～30°,尽快建立体外循环。

10.防止心脏黏液瘤(CM)破碎

CM易破碎,预防方法如下。

(1)注意患者体位改变:术前搬动和运转患者时,应注意体位改变,不宜突然改变体位,并注意观察循环功能改变。

(2)手术操作动作轻柔:因瘤体为胶胨状,质软,壁薄,故手术操作时应轻柔,避免瘤体破裂。

(3)预防栓塞:瘤体切除前后应预防动脉栓塞,手术操作还应注意:①CPB机常规应用微栓滤器,必要时动脉端加双层滤器,以防栓瘤脱落。②开放升主动脉阻断前,使头低于心脏平面,并用双手暂时压迫双侧颈总动脉,以防脑栓塞。③瘤体切除后应冲洗胸腔,防止瘤体碎片造成栓塞,同时严密观察患者。

11.监测ACT

CM患者血小板计数增高,抗凝血酶Ⅲ缺乏者可出现肝素耐药现象,故肝素用量应适当增加,并常规监测ACT。

12.加强呼吸管理

患者长期肺淤血、低蛋白及体力消耗,使机体防御能力降低,多数并发慢性气管炎、肺动脉高压等,术后易发生肺内感染,易造成呼吸衰竭,故应加强呼吸管理,严格无菌技术操作,围术期应用强效抗生素防治。

13.预防过敏反应

术前经常发生皮肤荨麻疹者,术中可能发生过敏反应,应加强观察与治疗。

14.拔管

术后不需早醒,可带管回PACU或ICU或病房。一般通气支持6～36小时,正性肌力药辅助循环 2～7 天,扩血管药物应用 4～12 小时。待循环稳定,自主呼吸满意,停机械呼吸,彻底清醒后拔管。

六、大血管手术麻醉

近年来我国大血管手术有增多趋势。大血管主要指躯干部位的主流血管,即主动脉及其主要分支的动脉瘤、狭窄等先天性和后天获得性疾病,手术时的创伤对患者损害大,失血多,麻醉处理困难。

(一)麻醉前评估

主动脉及其主要分支手术操作复杂、创伤重、心肺并发症多,其麻醉处理是一个令麻醉医师棘手的问题。

1.病死率

大血管手术的病种分析为动脉硬化占 68.4%,创伤(假性动脉瘤)8.8%,马方综合征 7%,中膜囊性病变 5.3%,其他占 10.5%。腹主动脉瘤手术病死率,近年仍在 1.4%～3.9%;若主动脉破裂行急诊抢救手术病死率高达 35%～50%;若术前合并明显的心肺病变、肾衰竭或过度肥胖等,病死率高达 20%～66%。

2.并发症

主动脉的手术以老年为多。常伴有缺血性心脏病(冠心病,CAD)、脑血管病、肾和内分泌等疾病,可能合并高血压、糖尿病、慢性阻塞性肺疾病(COPD)等,吸烟会使上述病情加重。术前应全面了解,根据临床检查结果全面评估。国外合并 CAD 者占 44%～62%,其中 24%有明确心绞痛史,为手术死亡的主因,占死亡患者的 55%;围术期心肌梗死(MI)使病死率高达 70%。若患者术前曾有 MI 而进行大血管手术,围期再发 MI 的机会与 MI 后行大血管手术之间的日期明显相关。<3 个月有 MI 者,手术的危险性增加,围手术期 MI 再发生率,高达 5.8%～37%;3～7 个月为 2.3%～16%;>6 个月为 1.7%～6%。特别注意 ECG 正常的 CAD。

3.心律失常和电解质失衡

当术前存在心律失常和电解质失衡时为高危因素,术前应予纠正。

4.抗高血压药物

大动脉手术患者 40%～60%有高血压病史、对于已应用的抗高血压药、β 阻滞药或钙离子通道阻滞剂等不主张停药,一直用到手术日晨。抗心绞痛、抗心律失常或正性肌力药都应继续到术日晨,以增加心肌保护。

(二)麻醉前准备

1.患者准备

(1)高危因素:如前所述,患者术前是否有高危因素:如冠心病、心肌梗死、高血压心脏病、隐性心肌缺血等。稳定情绪,使患者安静、卧床休息;治疗冠心病、高血压病、心绞痛,保护肾功能,预防动脉瘤破裂。

(2)辅助检查:常规检查 ECG,运动试验、24 小时动态心电图、超声心动图及放射性核素血管造影等。

(3)其他:同体外循环手术麻醉。气管插管除常规备单腔管外,还应备双腔支气管导管及特制接头(胸降主动脉手术需要)。应备双套测压装置,包括穿刺针、三通、换能器等,使用上、下肢分别灌注方法时,同时监测上肢及下肢 MAP;应备测温和降温设备。准备血液回收装置。

2.麻醉前用药

因为应激反应对心肌缺血有潜在影响,故大血管手术的麻醉前用药量要偏重。

(1)镇痛药:哌替啶 1mg/kg,或吗啡 0.2mg/kg,麻醉前 30 分钟肌内注射。

(2)颠茄类:东莨菪碱 0.3mg,术前 30 分钟肌内注射。

(3)镇静药:咪达唑仑 0.05～0.1mg/kg,术前 30 分钟肌内注射。

3.监测

ECG II 导联和 V_5 导联及 SpO_2 连续监测,桡动脉穿刺测 MAP,颈内或锁骨下静脉穿刺测 CVP,并监测体温、尿量、血气和电解质等。

4.建立足够静脉通路

开放 3 或 4 根静脉,供输液、输血和治疗用药等。

(三)麻醉处理

1.麻醉选择

根据手术的部位、手术种类和方法的不同,麻醉宜选硬膜外麻醉、全身麻醉及全麻加硬膜外阻滞等,多种麻醉方法可选。

(1)硬膜外麻醉:在腹主动脉瘤切除及腹以下大血管手术、人造血管移植术时,既可保证肌肉松弛满意,又可合理地控制性降压,采取双管($T_{9\sim10}$、$L_{2\sim3}$)置管法,可同时或先后给药,满足手术需要,还可降低外周血管阻力,减轻阻断主动脉后对后负荷的影响,因阻断肾交感神经,减弱反射性血管收缩,增加下肢和移植血管血流量,降低应激反应,术后留置导管,以备术后止痛进行,可减少全麻操作、全麻药及肌松药引起的各项并发症,对预防和控制术后高血压有帮助。患者术后可早活动、恢复快、住院时间短等,是这类手术患者较好的麻醉方法。限制阻断腹主动脉的时间应在 30～45 分钟较安全。

(2)全麻:无论是胸主动脉,还是腹主动脉及其主要分支手术,年老或全身情况较差的患者,多选用全麻,患者没有精神紧张,较舒适,易接受,对呼吸、循环管理有利。常用静脉注射麻醉诱导,静吸复合全麻,可控性强,麻醉深度可根据术心功能情况,随时调整吸入全麻药异氟烷或恩氟烷的浓度,有效地控制心脏负荷及血流动力学的变化,满足心血管手术麻醉的要求。单纯大剂量镇痛药静脉全麻,可控性较差,患者病情和手术变化较显著,目前均采用芬太尼为主的麻醉。一旦用药量大,术后需要较长时间给予呼吸支持。如果发生大出血,可能对生命器官造成损害,是本法的不足。

(3)硬膜外麻醉加浅全麻:对年老、全身情况较差、肥胖、动脉瘤接近肾动脉等患者,手术难度大及心肺功能差的患者等,若选用硬膜外麻醉加浅全麻,可使麻醉更加完善,全麻用药量明显减少,术毕患者苏醒快,可术后镇痛。全麻可使术中呼吸与循环的调控更方便。胸部主动脉手术要用体表降温法,体温降至 32～34℃,减少全身耗氧量,保护器官对缺氧的耐受力,减少术后并发症。大范围大血管手术可在低温麻醉和体外循环条件下进行,在无血流状态下完成复杂大血管手术,增加了手术的安全性。但低温对机体产生强大的刺激,使选用受到限制。

2.麻醉实施

主要介绍主动脉瘤手术的麻醉处理。

(1)诱导:咪达唑仑 0.1～0.2mg/kg,芬太尼 10～20μg/kg,泮库溴铵 0.1～0.2mg/kg,面罩加压充分供氧。血流动力学稳定,肌松后置管,控制呼吸。

(2)维持:静脉输注芬太尼 30～60μg/kg,间断吸入 0.5%～1.5%恩氟烷。必要时静脉注射咪达唑仑,或泮库溴铵等。

(3)术中输液:乳酸林格液和 5%葡萄糖液,以 5～10mL/(kg·h)输注。在中度低温 CPB下完成手术。

3.麻醉管理

(1)麻醉选择要合理:麻醉选择合理时,心血管稳定。如果手术范围较大,估计出血较多,不宜选择硬膜外阻滞麻醉。手术面积大、手术时间长,大量冷血或液体输入,可致体温下降。年老和体弱者易发生心律失常和血压波动,应保温。

(2)确保循环动力学稳定:MAP 维持在术前或稍低于术前水平,应>80mmHg,维持血流动力学稳定,对心肌功能保护有好处。①SNP,血压偏高时,辅以小剂量 SNP 静脉输注,控制性降低血压,减少术中出血;开放主动脉前,首先停用降压药硝普钠,加快输血输液,备好多巴胺或去氧肾上腺素,开放后即时用抗酸药、甘露醇或呋塞米维护肾功能。②补充血容量,根据术中出血量、MAP、CVP 等及时输血或代血浆,纠正低血容量和低血压。③维持麻醉深度和平稳,麻醉既要满足外科要求,又要保持血压平稳,术野出血少,为手术创造良好条件。④连续监测,连续监测血流动力学各项指标,注意及时发现异常和正确处理。

(3)心肌保护:此类手术心肌保护很重要。

(四)麻醉后处理

1.保持血流动力学稳定

纠正低血压、高血压和心律失常。

(1)低血压:若低血压合并心动过缓者,尤应积极处理。因为患者不能同时耐受两者的异常,可导致心肌缺血。快速输注晶体液或胶体液 250mL 后,CVP 与血压同步上升,提示低血压来自低血容量。也可能是硬膜外阻滞范围广泛引起。

(2)高血压:少见,排除他因后,可静脉注射 α、β 受体阻滞药拉贝洛尔(柳胺苄心定)5～25mg。

(3)心律失常:当有房颤或室上性心律失常者,应积极治疗心动过速。心率快时,引起心房失去充盈,继发严重低血压和心肌缺血。用普萘洛尔 0.5～1mg,或拉贝洛尔 5～25mg,静脉注射,使心率降至 70～90/min。

2.止痛

用胸部硬膜外阻滞,术后几天持续镇痛,能做深呼吸、咳嗽和床上活动,使术后肺功能、神经内分泌和代谢反应、转归均得到较好的改善。要达到 $T_{6\sim12}$ 或 L_2 的相应平面,需 0.5% 丁卡因 4~6mL,使患者下肢的血容量来代替内脏的血管扩张,保持半坐位时有足够的动脉压。PCA 可让患者判断其阿片类需要量。

(五)常见手术的麻醉

1.主动脉狭窄症手术麻醉

先天性主动脉狭窄症,采用低温降压技术,施行狭窄段主动脉切除吻合术。

(1)麻醉前评估:根据术前狭窄及侧支血管情况,充分估计阻断安全时限和应维持的血压水平。

(2)麻醉处理:结合主动脉狭窄症病理生理特点和术中可能出现的血流动力学变化做到:①全身降温,增加肾脏、脊髓等重要脏器在术中阻断主动脉期间对缺氧的耐受性。②控制性降压,减少术中出血和阻断主动脉后高血压危象的发生。对降压的幅度、时机和利弊要熟悉。合理掌握低温、低压技术可预防脊髓缺血。③麻醉深度,麻醉的深浅度掌握有一定难度,易出现偏深和苏醒延迟。④血液稀释,术前急性血液稀释法是此类手术的适应证。

2.主动脉窦瘤破裂修补术麻醉

主动脉窦瘤破裂是较少见的一种先天性心脏病,多数患者为突然发生破裂,形成主动脉-心脏瘘,且伴有不同程度的主动脉关闭不全,严重影响心功能致患者死亡,危险性很大,麻醉处理有一定困难和特点。

(1)手术指征:主动脉瘤直径>5cm 为手术指征,否则每年约有 10% 患者发生动脉瘤破裂,当动脉瘤直径>7cm 时,则每年自然破裂发生率可高达 40%。突然剧烈胸痛、心悸、气短等。甚至急性心力衰竭或严重心力衰竭,不能平卧。

(2)麻醉处理:主动脉窦瘤破裂为紧急手术,患者有严重低血压,麻醉处理很困难。①伴有心力衰竭,窦瘤破裂伴有心力衰竭,不应视为麻醉禁忌证,应及时手术。②保证循环稳定,窦瘤破裂血液反流,主动脉瓣严重关闭不全,SBP 上升,DBP 下降,P 压增宽。诱导采用静脉麻醉药控制血压。修补前对心动过缓者静脉注射阿托品或肾上腺素,使心率>80/min。CPB 后常规连续输注多巴胺 2~8μg/(kg·min),辅助心功能,使血压维持平稳。同时输注硝普钠 0.5~2μg/(kg·min),对心功能改善起到有益作用。③心肌保护,采取转流术中度低温(28~30℃),辅以局部冰屑包绕心脏,使心脏温度保持在 10~15℃。④肾功能保护,主动脉阻断前静脉注射 10%~20% 甘露醇 20g 或 0.5g/kg,使主动脉阻断期间有足够的尿量。

3.腹主动脉瘤破裂急症手术麻醉

腹主动脉瘤破裂(RAAA)是目前最为棘手的麻醉和最为凶险的急症手术之一,其病死率>50%(40%~90%)。危重患者选择全麻;主动脉瘤未破裂时,选用硬膜外与全麻联合麻醉。麻醉管理难度大。

(1)血流动力学评估和监测:快速建立血流动力学监测,如直接监测动脉内压(IBP)、CO、

PAWP 和 CVP 等,指导复苏和救治,但不延误麻醉和手术时机,不影响抢救和复苏。血压愈低手术愈紧迫。监测 ECG 和 SpO_2。

(2)体液复苏:出血失血导致低血压、休克,术前尽快体液复苏,恢复循环血量、细胞外液丢失量和内环境稳定。所有液体均应加温后输入,以预防体温过低。先晶体液后胶体液;高张性生理盐水或右旋糖酐等胶体渗液更易改善 MAP、CO 和尿量。最好用新鲜血补充或采用自体血回输。或高渗盐溶液(HSL)在早期应用具有起效快、升压快、用量少、并发症少等优点。

(3)积极做好麻醉前准备:一旦有 RAAA 时,应立即抢救和尽快做好术前各种准备,麻醉科医师在现场参与抢救。在术前极有限的时间内,快速建立各种监测,维持有效循环血容量,纠正和治疗高血压、心律失常,改善心功能等。包括:外周和中心静脉穿刺置管、配血型、血交叉配合试验、快速诊断;接到手术通知,即准备各种抢救药物和液体,准备有创、无创多功能监护仪、电热毯、血液加温器、输液泵及血细胞回收仪等,放置桡动脉留置针、连接 ECG、SpO_2 和其他有创、无创监测。麻醉前用药安全。HR 不快者,哌替啶 1~2mg/kg+异丙嗪 0.5~1mg/kg+东莨菪碱 0.3mg,术前 30 分钟肌内注射;HR 快者,吗啡 8~10mg 代替哌替啶。

(4)麻醉诱导:静脉缓注芬太尼 2~5μg/kg 加咪达唑仑 0.1~0.15mg/kg,或氯胺酮 1.5~2.5mg/kg,心血管稳定,不致血压骤降和再出血。诱导后立即手术,进腹夹闭腹主动脉,及时恢复血容量。

(5)麻醉维持:保持患者无意识和血流动力学稳定,多选用 N_2O-O_2-芬太尼、异氟烷吸入等。

(6)肌松药:维库溴铵 0.07~0.12mg/kg,控制呼吸,对心血管稳定,优于其他各类肌松药。

(7)正性肌力药物和扩血管药:麻醉一开始,就输注硝酸甘油 0.5~3μg/(kg·min),可降低主动脉阻断后左心室充盈压和改善心肌缺血。阻断主动脉后,一旦肺毛细血管楔压(PCWP)>20mmHg 时,应再开放主动脉钳,并输注硝酸甘油,之后再缓慢阻断主动脉。多巴酚丁胺 2.5~5μg/(kg·min)输注,用于腹主动脉夹闭后,心肌收缩力减弱有效。

(8)碳酸氢钠:主动脉开放后下腹部和两下肢得到再灌注,使低氧的酸性血入循环,即 5% 的碳酸氢钠 100~200mL 输注,并增加通气量,消除潮气末 PCO_2 升高产生的过多 CO_2。有报道用碳酸氢钠可加重酸中毒对心肌的损害,用碳酸氢钠纠正酸中毒是不可取的,但用新药代替尚待研究。

(9)保护肾功能:急性肾衰竭在 RAAA 的发生率>50%,是患者术后死亡的重要原因。只要保持血流动力学平稳,急性肾衰竭发生率就极少。输注 10%~20% 甘露醇 20g 或 0.5g/kg,就使阻断期间有足够尿量。对多巴胺小剂量预防肾损害的作用有质疑。

(10)腹主动脉开放:腹主动脉开放可因严重的乳酸性酸中毒、高钾血症、下肢乏氧性血管扩张、吻合口出血、无氧代谢后毒性物质和血管活性物质释放等原因,而导致不同程度的低血压和循环紊乱,尤其已有严重氧债的患者,可发生再灌注损伤。在开放主动脉时,应先停用一切降压药,加快输血补液,纠酸扩容,在即将开放之际静脉注射去氧肾上腺素 1~2mg,收缩全身血管,增加静脉回流,维持血流动力学稳定。注意松夹时速度和心血管反应,使低血压不致过重、时间过长。

(11)防治常见并发症:救治成功后的 RAAA 患者,因组织严重缺血、缺氧和大剂量输血、补液等因素,可引起各种并发症,常见的有心肌损害 30%～50%,呼吸衰竭 30%～50%,肾衰竭 10%～40%,出血 10%～20%,缺血性结肠炎 5%～20%,脑卒中 5%,下肢缺血 4%和截瘫 2%。如同时有两种以上的并发症,则术后死亡率更高。截瘫是在胸腹主动脉瘤手术中,主动脉被钳夹而致脊髓缺血性损伤、遗留神经系统严重后遗症的后果,是迄今无法完全避免的严重并发症,要从麻醉和手术两方面探讨对脊髓损伤的预防和保护方法,如低压、低温、旁路转流等。

(12)术后处理:术后严密监测循环、呼吸、肾、腹内压、移植血管和凝血状态。发现异常时予以纠正。机械通气支持呼吸,至患者体温正常和完全清醒,血流动力学平稳,血气结果最佳时停机和拔管。术后止痛时,禁硬膜外止痛。

4.马方(Marfan)综合征 Bentall 手术麻醉

马方综合征是一种遗传性中胚层结缔组织疾病,病变是升主动脉中层囊性变性坏死,形成主动脉夹层动脉瘤、主动脉窦动脉瘤等。在心血管系统病变中,其发生率为 30%～60%,其病变为不可逆性,预后险恶而严峻。升主动脉瘤破裂、夹层剥脱及严重主动脉瓣关闭不全是导致猝死的主因。近年用 Bentall 手术治疗,切除主动脉瘤和主动脉瓣、置换带瓣的人造血管,行左、右冠状动脉移植,取得满意疗效,因手术操作复杂、CPB 转流和心肌缺血时间长及术中失血多,给麻醉处理带来难度。除按一般心血管手术的麻醉处理外,管理重点如下。

(1)诱导期避免血压剧烈波动:麻醉诱导要平稳,保持适宜的麻醉深度,适当降低外周血管阻力,从而减少主动脉瓣反流,维持舒张压不低于正常临界限度。既要防止和避免呛咳及血压剧升而引起动脉瘤破裂,也要防止血压显著下降而致心肌急性缺血。

(2)维持氧供需平衡:术前输注葡萄糖、胰岛素、氯化钾混合液(GIK 液),吸氧;术中需良好的心肌保护,转流前适当降低后负荷,维持心肌氧供需平衡。如术中输注硝酸甘油,将 SP 控制在 90mmHg 左右。转流期间采用左心引流,心内外同时低温,迅速停跳;复苏后有一段时间内,使心脏呈稍空虚低张力搏动,减低心肌氧耗,并增加冠脉血流。

(3)维持循环功能:术中保持正常血压和灌注压,保持体内环境稳定。转流后均给予正性肌力药维持心功能,须大量输血,防治心律失常、失血性休克,积极纠正患者凝血功能,备足新鲜血及纤维蛋白原,备多条静脉通路在紧急抢救时使用。

(4)术前危险因素评估:术前危险性因素包括①术前并发症,合并心肌缺血和心肌梗死、脑栓塞、严重高血压或心律失常,因内膜剥离致脑、肝和肾血管损伤等。②伴有夹层动脉瘤者,应明确夹层的性质(急、慢性)及其破口部位与内膜剥离的范围。③左心功能受损程度,左心室收缩内径>50mm、射血分数(FF)<0.5 及缩短率(FS)<0.3,示左心功能严重受损。④主动脉瓣关闭不全程度,脉压差>100mmHg,超声波及主动脉造影示重度反流者。⑤瘤体大小,升主动脉瘤直径>6cm。要防治术前及麻醉诱导中主动脉瘤破裂。

七、闭式心脏手术麻醉

不需体外循环的心脏手术,即为闭式心脏手术。常见疾病有动脉导管未闭、二尖瓣狭窄粘连、缩窄性心包炎等。1956 年北京阜外医院开展二尖瓣闭式扩张术,随着人工心脏瓣膜及球囊扩张介入术的开展,闭式二尖瓣扩张术日益减少。代之为瓣膜替换术。

(一)麻醉前评估

1.心脏储备力

基本和心内直视术相同。

(1)正常心脏储备力:能应付日常体力活动而无心悸、气短等,心脏代偿功能好,能胜任任何麻醉和手术。

(2)心脏储备力轻度减低:不能应付一般的体力活动。心脏功能不如正常人,但麻醉处理尚无特殊困难。

(3)心脏储备力中度减低:不能应付比一般为轻的体力活动,患者休息时可有充血性心力衰竭的表现。心脏代偿功能已显著减弱,对麻醉和手术耐受性均很差。

(4)心脏储备力重度减弱:在休息时心脏仍不能维护有效循环。麻醉手术危险性很大,要经过积极治疗,使心脏储备力明显改善后,方可降低麻醉手术的危险性。

2.循环代偿功能

以下为循环代偿功能提供参考。

(1)临床表现:临床病情、症状和征象。

(2)X 线片。

(3)心电图:对正常心电图作运动试验。

(4)屏气试验。

(5)Moots 系数:Moots 系数一脉压/舒张压,正常为 50/100,过大或过小,均表现为代偿功能不足。例如缩窄性心包炎,患者血压为 100/80mmHg,Moots 系数为 20/80,说明代偿功能较差。

(二)麻醉前准备

主要是加强营养,改善全身状况,控制气道或局部感染。纠正水电紊乱。心脏代偿功能低下的患者,手术指征应严格掌握。

1.手术时机

心力衰竭患者经过治疗,症状基本控制后进行。最好在心脏代偿功能恢复后 3 周,施行手术较为安全。

2.麻醉前药物治疗

麻醉前应强心利尿,给洋地黄药物准备。其适应证如下。

(1)充血性心力衰竭:病史有充血性心力衰竭者。

(2)心功能不全:有心功不全时,肺部有啰音等。

(3)严重心律不齐:有心房纤颤或扑动。

(4)心动过速:并发房性或室性心动过速者,心率应控制在满意水平。

(5)心绞痛发作:有夜间心绞痛发病史者。治疗过程中要严密观察,及时停药或减量,以防洋地黄中毒。

3.心包炎

心包炎并有心脏压塞症状,在局麻下施行引流术,先解除心脏压塞症状,以后再考虑较彻底的手术治疗。

4.房颤

二尖瓣狭窄伴有心房纤颤或扑动者,术前需用洋地黄治疗,使心率控制在<100/min 时,进行麻醉手术较安全。但心功能在Ⅲ～Ⅳ级,或伴有房颤,则麻醉手术中发生意外的可能性较高。

5.房室传导阻滞

不宜手术治疗。Ⅰ～Ⅱ度房室传导阻滞,术中可能转变为完全性房室传导阻滞或心搏停止,除非有绝对指征,一般不宜手术治疗。经处理待情况改善后进行麻醉手术较安全。

6.纠正贫血

严重贫血患者,术前应适当输血纠正。

7.纠正低钾

低血钾时,应予以纠正至接近正常。术前 3～7 天输注 GIK 液,每日 1 次。

8.曾用激素者

6 个月内曾用激素的患者,术前应给予激素准备,以免术中发生不明原因的低血压。

9.镇静药

患者充分镇静,避免过度兴奋,给予适量的镇静药很重要。

10.麻醉前用药

(1)镇静镇痛药:肌内注射苯巴比妥钠 0.1g,或吗啡 8～10mg,或哌替啶 25～50mg 等。

(2)颠茄类:东莨菪碱 0.2～0.3mg,肌内注射。

(三)麻醉处理

1.麻醉选择

和心内直视手术麻醉相同。

2.手术径路

手术需切开(左侧)一侧胸腔,不必插双腔管或支气管内插管,同单肺麻醉的原则,这是闭式心脏手术麻醉的特点之一。

3.麻醉管理

维护血流动力学的稳定是管理的重点。

(四)常见手术的麻醉

1.动脉导管未闭(PDA)手术麻醉

PDA是最常见的CHD之一,粗大短型者,或合并有肺动脉高压者在体外循环下施行手术,但是大部分轻症患者施行闭式手术。是在心脏附近的大血管手术,有相当大的危险性。

(1)麻醉前评估:根据导管的粗细、年龄、是否合并PAH和心功能来评估。①动脉导管直径为5～15mm,若动脉导管管径>15mm,为巨大未闭动脉导管。若短而粗,管壁又有退行性变,手术困难,易引起大出血。②若年龄大而动脉导管短粗壁薄者,手术困难,肺动脉钙化、粘连多、导管壁变得硬而脆,易引起大出血,麻醉的危险性增高。③若已并发有PAH,右心压力负荷增大,右心室肥大,或伴有其他畸形,麻醉危险性很大。④注意左心功能,是否受损,损伤者麻醉风险大。

(2)麻醉处理与操作:静脉开放后,在ECG监测下,快速诱导,气管内插管,控制呼吸;以静脉药(芬太尼、肌松药)、吸入麻醉药(恩氟烷等)维持。或用高位硬膜外阻滞加全麻。根据病情和手术方式确定麻醉操作与处理。

①常温控制性降压全麻:单纯PDA,没有或仅有轻度PAH者,在常温下全麻开胸,予以结扎或缝合即可。在游离及结扎动脉导管前,即开始做降压麻醉,使收缩压降至60mmHg,持续时间约20分钟。以降低导管张力,导管柔软下利于结扎术进行。降压药可用ATP、硝酸甘油或硝普钠,也可吸入氟烷等。

②浅低温和控制性降压麻醉:年龄较大者或短粗型导管,且合并中度以上PAH者,或合并主动脉降部畸形者,应行低温和控制性降压麻醉。鼻咽温降至33～32℃。

③低温CPB麻醉:导管粗、分流量大、心脏大、出现双向分流或右向左分流早期;年龄大、严重PAH并发假性主动脉瘤、合并其他心内畸形者若需要短时钳夹主动脉以断流时,则应以低温麻醉CPB为安全。

(3)麻醉管理:PDA患者的吸入麻醉,麻醉效果出现较快,而静脉麻醉,起效较慢,不要误以为药量不足而盲目追加。术中输血、补液应严加控制,欠输量,过量易发生肺水肿。结扎或切断导管后血压高时,持续输注0.01%硝普钠3～5$\mu g/(kg \cdot min)$加以控制。

2.二尖瓣狭窄闭式粘连分离扩张手术麻醉

风湿性心脏病所致的二尖瓣粘连、二尖瓣口狭窄,需行二尖瓣闭式扩张术或球囊扩张术治疗。麻醉有一定危险。

(1)麻醉前评估:手术应在最佳时期进行,术前全面检查患者,以病情,如二尖瓣狭窄程度,有无房颤及LAP的高低等进行麻醉风险评估。

①二尖瓣狭窄程度:从超声心动或动脉导管检查以测算瓣膜口面积(MVA),或从症状估计二尖瓣口大小。正常人二尖瓣口面积为4～6cm²,当瓣口面积减少时,通过血流量也减少,使LAP升高而使其排出量维持不变。瓣膜口面积<2.6cm²为轻度狭窄,患者的一般活动可不出现症状。遇到妊娠、发热等应激情况时,就会心悸气促,心排量无法增加。若≤1cm²为中度狭窄,瓣膜口狭窄严重,LAP>26mmHg,患者静息的心排量也显不足;当MVA=0.3～

$0.4cm^2$ 时为重度狭窄,患者仅能生存。估计 MVA 对病情及麻醉的危险程度的判断有临床意义。

②房颤:有心房纤颤时,术中能否出现栓子栓塞是应考虑的。

③心率:心率增速,诱发肺水肿。

④肺充血:胸 X 线检查,以了解肺充血程度,ECG 示有较明显右心室肥大,并从临床发现有无右心衰竭症状,对患者 PAH 的判断尤其重要。长期 PAH 症,能诱发右心衰竭,迫切需要手术治疗,是麻醉的危险因素之一。但术前必须先经内科治疗,将心力衰竭控制后,才能手术。

⑤控制心率:心率过快的患者,以洋地黄控制,术前不宜停用。

⑥补钾:长期用洋地黄及利尿药的患者。

⑦术前 1h 肌内注射咪达唑仑 5～10mg、东莨菪碱 0.3mg。慎用吗啡等药,禁用阿托品。

(2)麻醉选择:在常温快速气管内插管、静脉复合或静吸复合全麻下施行二尖瓣闭式扩张术。同心内直视手术麻醉法。

(3)麻醉管理要点

①控制心律失常:麻醉诱导、气管插管或心脏内操作时,可出现不同严重程度的心律失常。若性质不严重,刺激停止后,心律失常也随之消失。若心律失常性质严重,应暂停手术操作,即术者将深入心房内探查二尖瓣孔的手指退出瓣孔,恢复血流,待心律恢复正常后继续手术操作。

②先手术后复苏:一旦出现室颤或心搏骤停,术者先迅速分离二尖瓣粘连,行闭式扩张术,后施行心脏按压或电击除颤等复苏处理。

③预防心排血量下降:心内操作使心排量下降。预防方法是在分离粘连前,静脉注射麻黄碱 15～25mg。若血压已下降时,应予升压。术者手指伸入瓣膜口,若>30s,应通知术者,迅速退出手指,恢复血流。

④不加重 PAH:已有 PAH 的患者,须迅速分离二尖瓣粘连,以改善症状,不加重 PAH。避免缺氧,纠正代谢性酸中毒;用药慎重,不用氧化亚氮吸入;不用或慎用血管收缩药,诱导时取头高位,术中不取头低位;PAH 发生时,应积极处理。用吗啡,有利于肺血管的扩张;严重 PAH 患者,控制呼吸用呼气末正压呼吸;必须应用升压药时,以选用多巴胺等较适宜;高浓度氧吸入。

⑤限制入量:PAH 患者,对液体负荷很敏感,容易导致肺间质水肿,应严格限制输血、输液速度。若失血>300mL,可输血 200mL 或更多。

3.缩窄性心包炎手术麻醉

缩窄性心包炎是一种常见的心包疾病,病因以结核性多见;因心包发炎后不能迅速地被治疗和控制而迁延成慢性,逐渐使脏、壁层心包瘢痕纤维化,形成硬壳将心脏固缩在里面,限制了心脏的舒张和收缩活动,严重地压迫心脏并妨碍心脏的正常充盈。临床以手术治疗为主,麻醉风险高。

(1)病因:慢性缩窄性心包炎多为结核性和非特异性心包炎所致。①结核病。②非特异性炎症,如特发性或病毒性心包炎、慢性肾衰竭、结缔组织疾病(如类风湿关节炎、心包炎)等。
③心包肿瘤。④外伤。⑤心脏手术后心包积血或纵隔放射治疗之后等。

(2)治疗:外科心包切除术或心包剥脱术是主要治疗方法。术中有可能发生大出血或冠脉损伤导致心搏骤停,手术死亡率很高。近年来随科技的发展,病死率明显下降,但仍>6%。

(3)麻醉前评估与准备:根据麻醉前检查结果及病情严重程度进行麻醉风险评估。①心包缩窄程度,心包缩窄越重,以心脏舒张受限为主越重,心排血量减少,血压下降、脉压变窄及静脉压上升的程度越重。②胸腹水有无,若有大量的胸腹水,呼吸功能受限制,先用利尿药减少腹水及水肿,但要注意低钾血症。当利尿药不能减少胸腹水时,施行胸穿、腹穿抽尽胸腔积液,但腹水不宜完全放净。③心力衰竭程度,心力衰竭及心律失常,术前应纠正。给予小剂量洋地黄制剂。④改善全身状况,高蛋白饮食,或静脉补充清蛋白或全血,或水解蛋白,尽可能改善全身状况,增加血浆胶体渗透压。⑤备好充足血源。

(4)麻醉管理:患者情况重危,对麻醉耐力极差,麻醉管理十分棘手。麻醉医师应该高度重视。

①麻醉选择困难,危险性极大。心包剥脱术宜在气管内全麻下进行。

②麻醉诱导是关键步骤,患者很难渡过诱导关而死亡。诱导平稳,防止严重低血压甚至心搏骤停,是麻醉的重点。常选用小剂量的药物,静脉注射氯胺酮 0.5~1mg/kg,泮库溴铵 2~4mg 或 0.02~0.08mg/kg,控制呼吸,进行气管内插管。硫喷妥钠 2~4mg/kg,或用依托咪酯 0.1~0.3mg/kg、咪达唑仑 0.15~0.2mg/kg,或小剂量氟芬,静脉注射缓慢、推推停停,间断小量注射,以观察患者反应,静脉注射应特别小心。无心血管抑制时静脉注射肌松药,气管内插管。清醒插管,极危重患者,在半卧位下,做清醒气管插管比较安全。局麻开胸,手法辅助呼吸,高浓度氧吸入,必要时辅助少量氯胺酮输注。快速插管,症状较轻病人,面罩纯氧吸入,缓慢静脉注射咪达唑仑 5~10mg,待入睡,静脉注射芬太尼 2~5μg/kg、肌松药维库溴铵 0.07~0.2mg/kg,表面麻醉咽喉部,气管内插管。

③麻醉维持困难。吸入麻醉对心肌抑制较强,一般不宜应用,若一旦用恩氟烷、异氟烷或七氟烷时,应十分小心、间断吸入勿过深。气管内插管后,静脉注射芬太尼 5~10μg/kg,或连续输注 0.5~1.0μg/(kg·h),效果较满意。分次静脉注射咪达唑仑 2mg、非去极化肌松药维库溴铵0.05mg/kg,控制呼吸,保证血气指标正常及创造安静的手术野环境,以利手术操作的进行。切皮前、锯胸骨前分别静脉注射追加芬太尼 0.1~0.2mg。锯胸骨时静脉注射呋塞米 20mg,2 小时后追加 20mg。

④保持一定心率:心率不应过慢,适当增快,80~100/min 有利于 CO 的增加,是缩窄性心包炎患者唯一的有限的代偿途径。但术中心率过快也会导致心排血量下降。术中心率维持在 80~120/min。

⑤维持血压:严重低血压可导致心搏骤停。须分析血压下降的原因,针对性处理。升压药宜选药性弱的药物,如麻黄碱等,不选药性强的甲氧胺、去甲肾上腺素及去氧肾上腺素等药物。等量及时补充失血:维持有效血容量,不能过量输血、输液,心包松解后回心血量剧增,容易发

生心力衰竭,剥离心包前适当补液,剥离后应加速利尿,限制补液,但也不能有血容量不足。

⑥控制呼吸有效果:每 30～60 分钟施行血气分析检查,呼气末正压通气,避免缺氧和 CO_2 蓄积,术后早期呼吸的管理很重要。

⑦治疗心律失常:术前、术中大量利尿导致体内的镁、钾严重缺乏,剥离和切除心包操作时易出现心律失常,应密切监测心电图。术中注意补充电解质,以 3% 氯化钾 60mL+硫酸镁 1g 按 50mL/h 速度泵注。胶体液每 500mL 加高钠 5 支+钙 2 支输注。出现异常及时处理。房颤,毛花苷 C 0.2mg,缓慢静脉注射;室性前期收缩,非连续性不必处理;连续性室性心律,应停手术,利多卡因 0.5～1mg/kg 静脉注射,心肌表面喷洒 1% 利多卡因或敷以利多卡因棉片,有助于防止其发生。室上性艾司洛尔 0.2～0.3mg/(kg·次)静脉注射;心功能Ⅲ级者,多巴胺剥离上下隙心包前 2～4μg/(kg·min),剥离后调整至 6μg/(kg·min)支持心功能;同时纠正代谢性酸中毒。

⑧拔除气管导管时机:患者清醒、潮气量基本恢复、血气指标正常,方可撤出呼吸机和拔管。否则带管送回麻醉恢复室,或病房或 ICU 进一步辅助呼吸和支持心功能治疗,不宜急于拔除气管导管。

八、冠心病非心脏手术麻醉

冠心病(CAD)患者约占麻醉和手术患者的 5%～10%,其术后并发症的发生率和死亡率均高于非冠心病患者,属于外科高风险手术麻醉。

(一)病情特点

1.中老年患者多

冠心病(包括心肌梗死)是冠状动脉供血不足引起的缺血性心脏病,为中老年人的常见病、多发病。发病率逐年增高,北京 1973 年为 21.7/10 万,1986 年为 62.0/10 万;上海 1974 年为 15.7/10 万,1984 年为 37.4/10 万。国内心电图有改变的发病率高达 14.8%。

2.手术病死率高

需进行非心脏手术的患者也逐年在增多。美国心脏病占总死亡的 35%,其中冠心病死亡占 24.1%,居死因之首。国内冠心病或心电图有改变(心肌梗死多导联低电压等)者,其手术病死率比正常高 2～3 倍。

3.并发症多

冠心病患者麻醉和手术的病死率明显高于同龄的一般人,其分别为 6.6% 与 2.9%。尤其是心肌梗死,麻醉手术容易再度诱发而梗死。其并发症发生率也高于同年龄组,故必须注意,减少冠心病患者麻醉和手术的危险性,提高安全性。

4.麻醉困难

心脏病患者因并存其他疾病需要手术时,不仅心血管病变得不到纠正,且常因非心脏病而使心脏功能或使循环功能进一步恶化,特别是同时发生出血性、创伤性、烧伤性或感染中毒性休克时,可严重影响循环功能。如施行急症手术,因无充分时间准备,麻醉和手术的危险性就更大,有时形成恶性循环,危及患者生命。心脏病患者施行非心脏手术时,其麻醉处理有时比作择期心脏手术更为困难。

(二)麻醉前危险因素评估

1.非急症手术

按照不同病情加以考虑,有急性心肌梗死的择期手术,延期推迟到3～6个月以后手术。

2.急症手术

危及生命的非心脏疾病必须施行手术时,如内脏穿孔、大出血及早期癌肿等,不必过多、过分强调心脏病病情,应在内科医师密切协作下,维持心脏功能。如快速洋地黄化、利尿、给氧等治疗,改善患者心功能,充分估计术中可能发生的危险或意外,并做好充分准备,急行手术挽救生命。

3.限期手术

非心脏疾病手术威胁患者生命时,必须外科手术才能得以彻底治疗,心脏病较重,术前又一时难以纠正心脏功能;或根本不能得以纠正者;或病情不允许拖延到病情稳定后再施行手术时。应在治疗冠心病的同时,积极手术治疗。手术种类和部位也影响 CAD 患者围术期并发症的发生率。如胸腔或上腹部手术围术期心脏并发症发生率为其他手术的 2～3 倍。并发心脏其他疾病,如伴有多瓣膜联合受损的风湿性心脏病、房颤、心功能 2 级并发早期子宫内膜癌的患者,要施行子宫内膜癌根治术,患者心脏情况较差,可在短期内进行冠心病充分治疗,在内科医师指导及心电持续监测治疗下施行手术麻醉。

4.心血管功能评估

为预测围手术期心血管危险因素而正确评估。

(1)心绞痛:有典型心绞痛发作者,提示冠状血管的病变范围广而严重,病死率高。既往有心绞痛史、运动试验阳性、ECG 有 Q 波、有 PTCA 或 CABG 史、心功不全史等患者的相关病死率增加。但也有 4%～6% 无症状者。

(2)心肌梗死:3～6 个月内有心肌梗死史者,手术麻醉后早期再诱发心肌梗死的发生率为6.5%,病死率也较高。

(3)心力衰竭:伴有充血性心力衰竭的患者,术前未洋地黄化时,其病死率增高。应于心力衰竭纠正后 2～3 周才能施行非心脏手术。

(4)心电图:当心电图改变(有明显心肌缺血者)时应予以警惕。EF<35%,左主干或多支冠脉狭窄;休息状态下 ECG 缺血表现;心脏扩大等,其病死率比正常高 1.6 倍。但是,部分(15%)冠心病患者心电图无异常,故不能单靠心电图确诊冠心病,心电图正常也不能排除冠心病。对手术危险性和预后与 CAD 相同。

(5)老年人:老年患者有心脏改变者,或 X 线片显示心脏有潜在心力衰竭者,顽固性心律失常,并发脑血管疾病史,或糖尿病、肾功能不全(血肌酐>2mg/dL)者;中重度高血压者危险性大。

(6)术前心功能:易疲劳,难以完成以前可胜任的体力活动,提示心功能减退;端坐呼吸或发作性呼吸困难,提示心功能不全;术前服洋地黄制剂提示心功能不全;运动耐力差等需进一步检查治疗。

(三)麻醉前准备

1.心脏疾病

术前有心绞痛者,应给予治疗,以改善心肌缺氧状态。术前曾服用普萘洛尔治疗的患者,心功能减弱,全麻时危险性增加,可在麻醉前不停药。严重的冠心病患者,普萘洛尔可用于麻醉前禁食时。

对有心绞痛史、心肌梗死史、心电图有心肌变性者,心律失常者,X线片显示心脏有潜在心力衰竭,以及老年有心脏病变者,术前应洋地黄化,以增强对出血和创伤的代偿能力,预防心脏病情变坏。

2.高血压

冠心病合并高血压是CAD、心力衰竭和脑卒中的高危因素。术前要得到控制,长期服用抗高血压药者,宜继续使用抗高血压药物治疗至术前。

3.气道疾病

急慢性气道疾病,术前应进行充分治疗。急性肺疾病应在治疗后2～3周,做血气分析和肺容量测定等其他检查,满意后再做手术。慢性肺疾患应在积极治疗后,取得可能最好效果后施行手术。长期吸烟者应尽早戒烟。

4.贫血

合并严重贫血者,应于术前纠正。胸部X线片、ECG、超声心动图、核素检查、心导管检查及造影等检查资料齐全。

5.心理治疗

冠心病患者术前应施行必要的心理治疗,解除对麻醉和手术的顾虑,使之安静,取得其信任,建立起治疗的信心。

6.监测

除常规麻醉监测外,ECG监测胸前导联或选取术前缺血表现最明显的导联。在较重的患者或施行较大的手术时,应备好动脉和中心静脉压测压管、导尿管,备好快速输血输液泵等可能需要的器械与仪器等。

7.麻醉前用药

充分镇静非常必要,但不能抑制呼吸和循环,根据病情许可和手术需要,选用适宜的镇静药。对心功能正常患者用药如下。

(1)颠茄类:阿托品因增快心率,一般不作常规用药。东莨菪碱0.3～0.4mg,术前1小时肌内注射。

(2)镇静药:高度紧张者常选用异丙嗪0.75mg/kg或咪达唑仑0.1～0.2mg/kg。

(3)镇痛药:常选用吗啡0.1～0.2mg/kg肌内注射,或哌替啶30～50mg肌内注射。

(4)丹参等:针对心绞痛者,丹参 4~8g＋5％葡萄糖 250mL 静脉输注,或环磷酸腺苷 20mg,或布拉地新(双丁酰环磷腺苷)20mg,肌内注射。

(四)麻醉处理

1.麻醉选择

力求平稳,避免血压剧增和心率增快,具体达到的原则:降低心肌耗氧量和心肌应激性;防止麻醉过深,对心肌和呼吸抑制轻微,降低末梢血管的阻力;麻醉效果好,无痛,镇静充分,肌松良好;安全,术中术后无并发症。

(1)局麻:符合以上的原则。但仅能完成小手术。

(2)神经阻滞:用于手术范围较局限者,对心血管功能影响小,效果满意,四肢手术采用。

(3)持续硬膜外麻醉:下肢、盆腔、会阴及下腹部手术选用,对生理扰乱小,较少发生高血压,术后可留置导管镇痛,减少深静脉血栓形成等,但禁忌高平面阻滞。

(4)全麻:中腹部以上手术,特别要强调的是硬膜外麻醉,由于阻滞平面较广,对血流动力学影响较大,为谨慎和安全起见,选用全麻。病情重,手术较大、复杂、时间长、范围大,应气管内插管。

(5)硬膜外麻醉与全身麻醉联合:CAD 患者非心脏手术选用,取两法之优点,应激反应轻,血压、心率平稳,减少全麻药用量,术后苏醒快,苏醒过程平稳,术后镇痛方便。抗凝血治疗者应禁忌硬膜外。

2.麻醉诱导

(1)力求平稳:诱导平稳是麻醉处理的关键。避免诱导中的挣扎、呕吐、呛咳和屏气,以降低心肌耗氧量(MOC)。

(2)面罩吸氧:面罩下给氧祛氮 5~10 分钟。避免缺氧,或加重心肌缺血缺氧。

(3)诱导方法:要避免心肌过分抑制,采用药物组合。

①芬太尼 0.002~0.005mg/kg、硫喷妥钠 2~4mg/kg、琥珀胆碱 1.5~2mg/kg,缓慢静脉注射,快速插管。

②咪达唑仑 2.5~10mg,2.5％硫喷妥钠 2~4mg/kg、泮库溴铵 0.1~0.2mg/kg,再 2.5％硫喷妥钠 2~3mL,静脉注射,控制呼吸,插管。

③芬太尼 0.1mg,氟哌利多 5mg,即英纳诺(50∶1)混合液静脉注射,诱导平稳,循环功能稳定,氟哌利多有预防心律失常的作用。用于心排量极低,且固定者。

④咪达唑仑 2.5~5mg,氯胺酮 1~2mg/kg,静脉注射,短小手术,或表浅手术,面罩下给氧。

⑤咪达唑仑 0.1~0.2mg/kg、芬太尼 5~8μg/kg、丙泊酚 1.5~2mg/kg、维库溴铵 0.1~0.12mg/kg或阿曲库铵 0.5~0.7mg/kg 静脉注射、插管控制呼吸。

3.麻醉维持

(1)芬太尼 50~100μg/kg 分次静脉注射,氧气吸入,是当前最常用的较好的麻醉方法。

(2)氧化亚氮和氧 1∶1 吸入。对心肌无抑制作用,毒性低,最安全。但笑气浓度＜60％为宜,需加深麻醉:①吸入 0.8%～2%恩氟烷或异氟烷。②γ-OH、氯胺酮或地西泮分次静脉注射。③静注哌替啶 20mg,或吗啡 0.2mg/kg,或芬太尼每次 2μg/kg。④维库溴铵 0.08mg/kg,分次静脉注射。

(3)吗啡 0.5～3mg/kg、维库溴铵 0.08mg/kg。因吗啡镇静作用不强而少用。必要时追加少量咪达唑仑。维库溴铵是目前对心血管效应最小的肌松药。

(4)连续微泵注丙泊酚 3～6mg/(kg·h),对心肾功能尚好,而不需严格限制输液的患者也可选用。

(5)静脉注射氯胺酮,小量对不能耐受其他麻醉时可酌用。

4.麻醉管理

冠心病患者非心脏手术的麻醉管理十分重要,要使患者舒适,避免增加心肌氧耗量(MOC)。心率、心肌收缩力和室内压是影响 MOC 的 3 个主要因素。心率越快、心肌收缩力越强,MOC 越多。麻药的种类、麻醉深浅和血管加压药的种类都与此有关。引起室内压上升的高血压患者等,都使 MOC 增加,或供氧不足。

(1)加强监测:非常重要,随时发现患者心肌氧的变化,及时恰当处理,确保生命安全。监测重点是血流动力学及心电图的变化。①监测血压、脉搏、呼吸、皮肤黏膜色泽及麻醉情况。②有条件者可持续监测 MAP、CVP、LAP 或 PAWP、RAP、HR、CO、SV、PVR 或 SVR(TPR)。③麻醉中可计算心缩间期(STI)、射血前期(PEP)、左心室射血时间(LVET),总电机械收缩时间(Q-S_2),PEP/LVET 和 I/PEP。心率缩压乘积(RPP)和三重指数(TI),CAD 患者RPP>22000 时发生心绞痛,其中 HR 改变比 BP 更敏感,麻醉期间控制 RPP<12000。TI=HR×DP×PAWP(mmHg),宜<15 万。④监测尿量和血细胞比容。⑤监测 SpO_2,每 15～30分钟检验 1 次血气分析,及时纠正、酸碱平衡紊乱及电解质异常,维持 PaO_2>80mmHg,$PaCO_2$ 在30～40mmHg。

(2)维持循环功能

①严密观察病情,力求血压平稳,避免血流动力学的剧烈波动,一旦发现血压过高过低,积极处理。

②预防围术期心肌缺血,因冠心病患者对低血压耐受性极差,可使冠状动脉灌注不足、缺氧,有引起急性心肌梗死的危险,必须预防。开放静脉输液,维持循环有效血容量,手术一开始,等量补充失血、严防逾量,避免心脏前负荷增加过多;麻醉勿过深,麻药可使心排血量下降;纠正心律失常;充分供氧,维持好动脉压。也要防止输血输液不足造成低循环动力。保持Hb>100g。如果血压下降超过原来患者静息状态血压平均值的 15%,或 SP 低于原 20mmHg时,选用甲氧胺 3～5mg,或去氧肾上腺素 0.2～0.4mg,或多巴胺 3～10mg 静脉注射,对心肌有正性肌力作用,不增加外周阻力。

③冠心病患者高血压增加心肌耗氧量(MOC),加重心脏后负荷。严重高血压时,易出现意外,必须紧急处理。全麻太浅时加深全麻深度,神经阻滞范围不全时,调整阻滞范围,或辅助适量的芬太尼、氟哌利多等,使血压恢复正常。如不能控制,或不明原因的高血压,用血管扩张

药物,其指征为 SP 升高>20%;PAWP>18mmHg;RPP>12000;TI>150000;心电图显示心肌缺血改变。常选用 NTG 0.01% 溶液静脉输注,使血压降到预定水平,是常用首选药物。无毒性,低浓度时作用温和,是一种安全、效果好、作用快、时间短、易控制缓解心肌缺血、易控制调整血压的好降压药。也选用 SNP。即 SNP 50mg 加入 5% 葡萄糖或生理盐水 250~500mL,配成 0.01%~0.02% 的溶液,当血压降至预定水平,予以调整速度维持。防止用量过大,严密观察血压的变化。若发生反射性心率增快,可加快输液,或静脉注射普萘洛尔 0.25~0.5mg 控制。后者可分次静脉注射追加,一般不超过 2mg。

血压波动应控制在基础值 20% 左右之内。插管前用 2% 利多卡因喷雾充分表麻气管内黏膜,可防止血压升高和心律失常。术前患者血压高时,在诱导前开始降压,以防诱导时继续升高。拔管后经导管气管内注入利多卡因 40mg,或静脉注射 2% 利多卡因 1mg/kg,可预防拔管后心率加快,血压升高。

④心律失常:比较常见,但严重心律失常发生率不高,先检查发生诱因,酌情予以治疗。窦性心动过缓为诱导期常见的心律失常,多由硫喷妥钠等增强迷走神经紧张性所致,以阿托品 0.5mg 静脉注射效果好。维持心率 90/min 左右。窦性心动过速,加深麻醉和补充血容量,低血压即可纠正;低血压纠正后仍有心动过速时,用普萘洛尔 0.25~0.5mg 静脉注射,每 1~2 分钟 1 次,总量 2~3mg 可以控制。持续性室性或室上性心动过速静脉注射维拉帕米 2~5mg,或静脉注射苯妥英钠、普鲁卡因胺、溴苄胺或利多卡因等,即可纠正;若无效时,可用电转复。当心动过缓并有低血压,且对药物治疗反应不佳时,应安置心脏起搏器。

(3)严防低氧血症和二氧化碳积蓄。急性缺氧,可使心肌很快失代偿而发生心搏骤停;慢性缺氧,可诱发或加重心律失常,导致低血压或心力衰竭;二氧化碳蓄积,对心脏的危害比缺氧还大。麻醉期间必须确保气道通畅,维持足够的通气量,全麻时控制呼吸,以防止缺氧和二氧化碳蓄积。硬膜外麻醉平面不宜过高,用辅助药需防止呼吸抑制。

(4)输血补液要充足适量:必要时以 CVP 和 PAWP 作为输血补液依据。

(5)手术后处理:患者心血管功能稳定,由手术室转到病房或 PACU,或 ICU 抢救治疗。必要时将导管带到抢救室,以便于术后机械通气和监测治疗抢救。

(五)麻醉后处理

全麻患者苏醒过程更危险,应保持平稳,避免疼痛和躁动,防治通气不足和心肌梗死。

1.监测

急性心肌梗死更多发生在手术麻醉后,术后应持续进行生理功能监测,使 PaO_2 良好。

2.气道清理

氧通过低浓度酒精(也可 70%)湿化后吸入。注意无菌技术,吸出气道分泌物,以防气道感染。

3.控制输液量

精确计算补液,不宜过量。

4.纠正低钾

应特别注意纠正低钾血症,尤其在洋地黄化的患者。

5.防治心肌梗死(MI)

冠心病者术中、术后 48 小时内均可发生 MI,病死率为 10％～15％,要注意防治。

(1)原因:①麻醉和手术期间的血压波动是重要的诱发因素,有 MI 史者复发。②心律失常可发生在术后 1 周内,术后 2～3 天较多。术后患者未清醒,若出现心律失常(室性期前收缩、心室纤颤等),呼吸困难,发绀,不能解释的低血压,胸痛,心力衰竭时,应怀疑 MI。

(2)预防:①术中、术后心电图连续监测,出现异常和术前对比。②防止低血压,一旦发生即予纠正;也要防止高血压、心动过速,出现后即予处理。③纠正电解质紊乱,尤其是低钾血症。④充分给氧,防止缺氧和 CO_2 蓄积。⑤术后消除疼痛,避免肌松药残余作用,如高热、寒战等。

(3)处理:术中、术后一旦发生 MI 时,应积极治疗。①静脉注射吗啡 5～15mg 或哌替啶 25～50mg 镇静、镇痛。②吸氧。③补充血容量,用多巴胺或阿拉明等升压药维持收缩压至术前水平。④应用 NTG、SNP 或酚妥拉明等血管扩张药,降低心室的前后负荷,降低血管外周阻力,扩张冠状血管,增加心肌缺血区的血流量。

6.术后镇痛

0.125％丁哌卡因(含芬太尼 $1\mu g/mL$),微量泵注入 0.05～0.15mL/(kg·h)。

第六章 特殊患者的手术麻醉

第一节 老年患者麻醉

一、生理

老年人年龄界限目前大多以 WHO 的标准，即 65 岁以上。人体各项生理功能一般于 30 岁左右达到顶峰，此后开始逐渐衰退或"老化"，在 80 岁左右进入"老化"的加速期。但不同个体，甚至同一个体的各系统器官之间，其"老化"的速度和程度各不相同。在老年患者中，实际年龄与生理年龄相差很大。临床工作中，在参考实际年龄的同时，强调依据个人的生理病理情况，估计其生理年龄。从麻醉角度看，相同年龄的老年患者，其生理功能情况和对麻醉手术的耐受力常有非常大的差异，因而更需强调麻醉处理的个体化。

"老化"造成人体各组织和器官的渐进性的萎缩、纤维化和弹性丧失，导致了各系统和器官的储备功能的减退，从而对麻醉手术的耐受程度下降。

1.循环系统

(1)心排血量：心排血量随年龄增大而逐渐降低，但健康且经常运动的老年人则无明显降低。老年人应激时心排血量增加主要依靠增大心室舒张末期容量(前负荷)，提高每搏量，其代价是心室充盈压上升。因而对液体负荷的耐受力减低，易有充血性心力衰竭的倾向。

(2)心率：静息状态下，老年人的心率与青壮年相似，而运动时所能达到的最大心率则低于青壮年。每分钟最快心率＝220－年龄。老年人血中儿茶酚胺浓度高于青壮年，老年人最大心率减慢的原因是肾上腺素能受体数量减少和敏感性减低。由于心率的增加有限，故对低血压和血液稀释的代偿反应减弱。

(3)心律和传导系统：老年人心律失常较年轻人多见。常见的有室上性或室性期前收缩、多源性室性期前收缩、房颤等。其他常见的心电图异常有 T 波低平或倒置、一度房室传导阻滞、右束支传导阻滞、左前半支传导阻滞等。

(4)血管：老年人血管弹性减退，外周血管和肺血管阻力上升，动脉收缩压往往升高，肺动脉压也有所升高。整个心血管系统的顺应性降低，使其对循环血量改变的适应能力变差。输血补液时速度过快或数量过大易引起充血性心力衰竭；容量缺少时如不及时补足，易导致心排血量不足、血压下降等不良后果。在麻醉手术期间，后者更应当引起麻醉医师的重视。

2.呼吸系统

①脊柱后凸，肋软骨钙化，胸廓僵硬而活动度下降，使胸腔的顺应性降低。②呼吸肌萎缩，

呼吸动力减退。③肺组织纤维化,肺弹性减退,功能残气量和关闭容量增大。以上老年性变化影响肺通气功能,增加呼吸做功,使老年人通气储备能力下降;通气/血流比例失衡,换气效能减退,表现为动脉血氧分压降低。年龄与动脉血氧分压估计可用公式:

$$PaO_2 = 100 - (0.4 \times 年龄) mmHg$$

由于老年人通气储备功能减退,加上麻醉和手术的影响,如胸、腹部手术后疼痛,麻醉或肌松药残余作用,以及发热、颤抖等增加通气需要量,易诱发呼吸功能不全。必要时应当给予呼吸支持。老年人动脉血氧分压低于青壮年,对缺氧和二氧化碳蓄积的保护性反应减弱,故手术后宜吸入较高浓度的氧,至少维持 24 小时。同时,呼吸道的保护性反射减弱,咳嗽排痰能力下降,容易发生肺部并发症。

3.神经系统

中枢神经系统可出现以下老化的表现。①神经元的消耗,脑组织萎缩,其中以大脑皮质和皮质下区最为明显。②与脑组织萎缩成比例的脑血流量减少。③脑内激素和药物的受体数量减少,亲和力减弱。④神经组织中合成递质的酶减少,脑内递质合成速率减慢。

老年人外周神经纤维也有退化和萎缩。神经束中纤维数量减少,轴索中髓质减损,因而感觉和运动神经传导速度随年龄而延缓。

4.基础代谢和体温调节

老年人基础代谢率降低,其速率每年递减 1%。机体产热量少和体温调节机制削弱,麻醉手术期间更易出现体温过低,且复温较慢,从而导致:①麻醉药代谢和排泄减慢,苏醒延迟。②苏醒期寒战,加重心肺负担。③蛋白质分解代谢加剧,尿素氮增高。④使儿茶酚胺浓度上升,易诱发血压升高、心肌缺氧和心律失常。故麻醉期间要采取保温措施,如适当提高室温,对输血、补液和冲洗体腔的液体予以加温,必要时应监测体温。

5.肝肾功能

老年人肝细胞数量减少,肝体积缩小,80 岁时可减少 40%~50%,肝血流量也相应减少。肝微粒体酶和非微粒体酶的浓度和功能可能随增龄而减退。老年人脂肪肝、肝硬化的发生率较高,对药物的代谢能造成影响。

肾小球滤过率每年降低 1%~1.5%,约 1mL/min。肾小管排泄功能也平行地减退。其结果是对药物及其代谢产物的清除延缓。老年人肌酐清除率减低。但由于肌肉及其活动减少,使肌酐的产量减少,故血中肌酐浓度可保持正常。肌酐清除率是估计老年人肾功能的重要指标。一般可用下列方法推算:

$$肌酐清除率 = (140 - 年龄) \times [体重(kg)/72] \times 血清肌酐测得值$$

老年人肾脏储备功能减退,对于严重的缺血和水、电解质失衡的代偿能力下降。如腹水、充血性心力衰竭、水钠负荷过大等引起肾血流改变时,极易出现肾衰竭。围术期急性肾衰竭概率很高。麻醉期间保护肾脏的最好方法是密切监测,维持良好的肾血流灌注,设法保持尿量在 $0.5mL/(kg \cdot h)$ 以上。另外,老年人肾血流下降的同时,肾排糖阈升高。老年人如出现尿糖,其血糖值要比类似情况的年轻人高出许多。

6.内分泌功能

糖耐量随年龄增加而减退,通常空腹血糖正常者口服或静脉注射葡萄糖后2小时的血糖值随增龄而升高。其原因为老年人胰岛功能减退,血糖上升时反应性胰岛素释放较慢;周围部位存在对抗胰岛素作用的因素也起着重要作用。故老年人围术期不宜输入大量含糖液体。其他内分泌功能也随增龄而改变。如老年人肾素浓度和活性减低30%～50%,导致血浆醛固酮浓度降低,这种变化使老年人容易出现高血钾。老年人尤其女性甲状腺功能减退发生率较高。老年人甲状旁腺激素升高20%～40%,而降钙素则降低,骨质疏松发生率高。

7.机体组成

年龄相关的机体组成改变主要包括肌肉减少,脂肪增多和体内含水量减少。女性改变比男性大。体内含水量减少主要表现为细胞内脱水和血容量减少,75岁时可减少20%～30%。由于血容量减少,静脉注药后,其初始浓度会较高。老年人骨骼肌约可减少10%,80岁者平均减少6kg,女性比男性更明显,使与肌松药结合的受体数量减少。但老年人对肌松药的敏感性仍与年轻人相似。

老年人体内脂肪比例增加,使脂溶性麻醉药的分布容积增大,从而延缓其排泄,使苏醒延迟。

二、药理

所有的麻醉药进入血液后均一定程度地与血浆蛋白质结合。其与蛋白质结合的部分不能越过血-脑屏障而起作用。老年人的血浆蛋白质对药物的结合率减低,原因可能有4个方面:①老年人血浆蛋白质特别是清蛋白往往减少。②血浆蛋白质结合药物的效能减弱。③老年人常同时服用的多种其他药物抢占了结合的部位。④某些疾病,如尿毒症可改变血浆蛋白质的结构,使其结合能力降低。由于老年人血浆蛋白质对药物的结合率低,血浆中的游离药物相对增多,其临床作用相对增强。

药物的分布和排泄随增龄而显著改变,老年人药物的排泄半衰期明显延长。半衰期 $t_{1/2}\beta=(0.693\times VD)/CI$。影响药物半衰期的主要因素是分布容积VD和清除率CI。分布容积与蛋白质结合相关,但对脂溶性的麻醉药来说,更重要的还是与体内脂肪含量相关。老年人蛋白质结合减少,体内脂肪的百分比增大,其结果是增大分布容积,从而延长半衰期和苏醒时间。药物的清除率表示机体排泄或清除药物的能力,与半衰期成反比。它通常依赖肝脏对药物的代谢和肾脏的排泄。前已述及,老年人肝肾功能往往减退,从而削弱对药物的代谢和排泄能力,使半衰期延长。

吸入麻醉药,通过呼吸进入肺泡后弥散入血。由血液循环先进入血流丰富的组织(脑、心、肝、肾等),随后分布于全身各组织。其排出主要依靠循环系统将体内的药物输送到肺,再通过呼吸排除。

效应器官对药物的敏感性也随增龄而改变,这可能与老年人受体数量减少和受体性能的改变有关。以往对老年人药效学方面的研究较少,近年来对这方面越来越重视。从临床上的观察看,一般而言,老年人对兴奋性药物的反应性较差,而对抑制性药物则相对比较敏感。其原因除了上述的与受体数量减少和受体性能改变有关外,可能与老年人细胞和组织的相对低功能状态有关。这方面还有待于进行继续深入的研究。

由于老年人的身体情况差异很大,其药动学和药效学方面也有较大的差异,故更应当注意用药的个体化原则。同时需特别注意观察,以防不良反应。下面列举一些常用麻醉药的药理学改变。

1.静脉全麻药

(1)硫喷妥钠:老年人达到睫毛反射消失所需的硫喷妥钠用量只需 3.9mg/kg,而青壮年则需要 5.3mg/kg。但达到一定麻醉深度所需的动脉硫喷妥钠浓度,则老年人与青壮年之间并无差异。其主要原因是初始分布容积减少。硫喷妥钠的苏醒时间,老年人需 45 分钟以上,而青壮年仅需 28.5 分钟,这是因为老年人硫喷妥钠的稳态分布容积增大约 35%,再加上降解排泄延缓,从而使半衰期明显延长。硫喷妥钠对老年人心血管的抑制作用强于青壮年。诱导后心排血量下降(约 13%)幅度比青壮年(6%)大。心排血量下降和循环时间延长使老年人硫喷妥钠诱导时间较青壮年减慢 20%左右。

(2)苯二氮䓬类:老年人对这类药物在药效学上比青壮年敏感。就临床镇静而言,青壮年剂量为老年人剂量的 3～4 倍。由于该类药物需经肝微粒体酶氧化降解,其清除率则随增龄而降低。咪达唑仑的清除率 80 岁时比 20 岁时减少约 30%,其半衰期比年轻人延长 1 倍以上(从2.5 小时延长至 5.6 小时)。而地西泮的半衰期的小时数与年龄数几乎相等。

(3)阿片类:老年人对这类药物在药效学上较青壮年更为敏感,芬太尼和阿芬太尼的需要量减少近 50%。老年人苏芬太尼的用量减少约 1/3 以上。根据国外有关药理学方面研究和作者的使用体会,瑞芬太尼用量的减少超过 50%。老年人阿片类用量减少的原因:神经系统对阿片类的敏感性增加;对阿片类的蛋白质结合率下降;中央室分布容积减少;药物清除率降低等。

(4)依托咪酯:该药由于其安全性和对血流动力学影响较小,因而常用于老年人麻醉的诱导。老年人常用剂量为 0.1～0.2mg/kg。此外,由于其对呼吸的抑制较小,用于伴有较严重的呼吸和循环功能障碍的老年患者进行短小手术,如心脏转律等也不失为一种较好的选择。

(5)丙泊酚:此药诱导和苏醒较快,常用于老年人。增龄对丙泊酚用量的影响与硫喷妥钠相似,一般成人诱导用量为 2.25～2.5mg/kg,而老年人则仅需 1.50～1.75mg/kg。用量超过1.75mg/kg,或注射速度过快,容易出现低血压等不良反应。老年人对丙泊酚的清除率也降低,故维持用量宜减少。

2.吸入全麻药

吸入麻醉药的 MAC 随增龄而降低。40 岁以后大约每 10 年减低 4%。这大体上与年龄相关性脑代谢改变相对应,提示这两者间存在药效学的关系。患有心肺疾病的老年人,因通气功能和心排血量降低,作用开始可延缓,但作用开始后易显过深,苏醒过程也延长。从老年人生理特点看,选用地氟烷和异氟烷有许多优点:因其极少体内降解,故毒性代谢产物极少;溶解度低使之易于调控麻醉深度且苏醒快;心肌抑制较轻,使血流动力学改变较小。

3.肌肉松弛药

尽管老年人骨骼肌及其神经肌肉接头减少,但肌松药的需要量并不比年轻人减少。无论是去极化型或非去极化型肌松药都一样。多数非去极化肌松药主要靠肾排泄,肝代谢和胆汁排泄较少。老年人排泄和代谢缓慢,清除率下降,半衰期延长(50%左右),从而作用时限延长。例外是哌库溴铵也靠肝肾代谢,但其作用时限的年龄相关性改变不大;阿曲库铵因灭活方式霍夫曼效应或血浆水解与年龄无关,其清除率不受年龄影响。

4.局麻药

一般都认为老年人局麻药用量宜适当减少。老年人在中枢神经元减少的同时,周围神经的轴索纤维也减少,而且髓鞘受损,神经外组织的通透性增大,都可能使局麻药的需要量减少。老年人硬膜外阻滞时因椎间孔相对狭窄等原因,导致药液易于在椎管内扩散,故硬膜外局麻药用量减少。

三、术前准备

麻醉前详尽而正确地评估病情并做好充分的准备,是老年人麻醉成败安危的关键,通常需内、外各科医师的配合和帮助。

1.手术风险评估

(1)年龄因素:许多统计结果表明,老年人围术期并发症和病死率高于青壮年。麻醉手术的风险因素,需要重点考虑生理年龄,而非单纯时间年龄。老年人风险增大的原因,主要是因为年龄相关性疾病,其次才是增龄引起的功能减退。

(2)并存疾病的程度和数目:需要麻醉和手术的老年人往往伴有并存疾病。与围术期风险关系最大的是冠心病、心力衰竭、肾功能不全、糖尿病和痴呆。并存疾病的数目和其严重程度对围术期风险均有很大的影响。

(3)手术部位和大小:颅内、胸腔和腹腔内手术比四肢和体表手术风险大。手术时间冗长、手术创伤大或失血失液多者风险也相应增加。

(4)麻醉和手术的紧迫性:老年人急诊手术的风险比择期手术大。因为急诊患者往往病情较重,而且缺乏时间对病情进行充分的评估和准备。因此,对老年人宜及早做好充分准备,尽量施行择期手术。对于急诊手术也应抓紧时间做好必要的准备工作,尽可能改善患者情况,以减少麻醉和手术的风险。

(5)ASA分级:ASA分级方案简单明了,包含了并存疾病及其对人体功能的影响,据以预测围术期风险,对老年人仍属可取。国外有将80岁以上患者ASA分级增加1级之说法,笔者对此提法表示赞同。

2.老年人麻醉前病情评估和准备

目的在于全面了解患者的身体情况,包括将行手术治疗的疾病和其他并存疾病、各系统的功能状态、精神状态和营养状态以及目前应用或还在起作用的药物等对围术期可能产生的影响,据此制订并尽快执行麻醉前的各项准备措施,以期治疗并存疾病,改善各系统功能,力求使患者的身体状况达到其所能达到的最佳水平,从而预防和减少麻醉和手术的并发症,提高安全性。

(1)心血管系统的评估和准备:心血管系统疾病是老年人中最常见的并存症。应对其所患心血管疾病的病史和目前的严重程度,以及对心功能的影响做出正确的评估。充血性心力衰竭、严重心律失常、严重瓣膜疾病以及急性心肌梗死对围术期威胁最大,通常应取消或延期手术,进行详尽的检查,明确诊断并予以悉心的治疗,使病情得到良好的控制。

患者的心脏功能状态对于其麻醉和手术的耐受性而言是最为重要的。以往纽约心脏协会(NYHA)经典的心功能分级法将心功能分为4级。2001年美国心脏病协会提出了新的心力衰竭分期标准,其应用范围扩大到了几乎所有的心脏病患者。但总的看来,其间无很大差别。

心脏功能状态也可用代谢当量(MET)来衡量。1MET相当于一个体重70千克的40岁男性静息状态的耗氧量,即3.5mL/(kg·min)。各种日常活动的需氧量可用MET的倍数来表示:静息时无不适是1MET;在室内或室外散步约为3MET;能上一二层楼梯或登上小山坡约为5MET;能够短程小跑者约为7MET;参加保龄球、跳舞等中等体育活动已达9~10MET以上。通常7MET以上为优良,4~7MET中等,4MET以下为差。

冠心病是老年人麻醉中最常见的并存疾病。冠心病的术前诊疗宜请心脏科医师主持。药物治疗主要用β受体阻滞药、硝酸盐类和钙拮抗药。β受体阻滞药通过减慢心率和降低心肌收缩力而减低心肌耗氧量。服用此药的患者术中如需增强心肌收缩力和提高心率,可用拟交感药或解迷走药、钙剂和高血糖素。目前的共识是麻醉前突然停用β受体阻滞药是无益而有害的。硝酸盐类含服主要使全身静脉扩张,减小左心室舒张末期容量和心肌需氧量。静脉滴注则可促使冠状血管扩张,抑制冠状血管痉挛,改善依靠侧支循环供血的心肌的灌注。钙拮抗药通常减低心率、心肌收缩力、传导速率以及外周血管和冠状血管的张力。若与β受体阻滞药同用,再吸入全麻药,可出现相加的心肌抑制作用。

高血压是老年人常见疾病。此类患者血容量减少,当血管扩张、脱水或失血时易发生低血压,而且肾功能不全、充血性心力衰竭、脑血管意外的发生率增高。高血压伴冠心病者血压波动时易发生内膜下心肌缺血。麻醉前最重要的是评估平时血压及其控制程度。高血压患者脑血流和肾血流的自我调节以保持灌注相对稳定所需的平均动脉压比正常人高2.6~4kPa(20~30mmHg),故麻醉过程中发生低血压时脑缺血的危险增大。平时血压越高,麻醉中血管扩张或心肌抑制时越易引起低血压,且其程度越严重;在浅麻醉下气管内插管或受其他刺激时也容易血压升高而且较严重。因此,高血压患者术前应尽可能控制血压接近正常,麻醉中维持血流动力学的稳定。当麻醉深度适当血压仍很高,或麻醉减浅时血压升高、心率加快时,可用β受体阻滞药、钙拮抗药和抗交感类药治疗,将血压维持于正常水平。

(2)呼吸系统的评估和准备:老年人术后肺部并发症的发生率较高。麻醉前评估应查找其危险因素,如吸烟、肥胖、原有呼吸疾病等。急性呼吸道感染者,应延期手术,先行抗感染治疗。75岁以上的老人麻醉前应常规进行胸部X线检查。有以下情况者宜行肺功能和动脉血气分析测定:大量吸烟史;咳嗽和呼吸困难;70岁以上;有肺部疾病;有术后并发症史;肥胖;胸或腹腔内手术;严重神经肌肉或胸壁疾病。

慢性阻塞性肺部疾病(COPD)通常以肺功能测定呼气流速来判断其严重程度。如第1秒用力呼气量(FEV_1)<2L,或第1秒用力呼气量占肺活量之比值(FEV_1/FVC)<65%为中度危险;若FEV_1<1L,FEV_1/FVC<45%,最大通气量(MVV)少于预计值的50%,动脉血二氧化碳分压>45mmHg(6kPa),则表示病情严重,麻醉风险甚大。术前宜用抗感染、化痰、平喘、扩张支气管和适量使用肾上腺皮质激素。术后应注意监测动脉血气分析,给氧,给予支气管扩张药和糖皮质激素治疗,理疗帮助排痰,避免液体超负荷等。

限制性肺部疾病患者的呼气速率较好,能有效地咳嗽排痰,对手术的耐受相对较好。一般来说,肺活量和最大通气量在预计值的50%～75%,术后并发症的危险为轻中度;而前两者均低于预计值的50%,或同时伴有COPD者,则术后发生肺不张、呼吸功能不全和呼吸机脱机困难等问题的概率很高。神经肌肉疾病和胸壁疾病影响呼吸和咳嗽能力也增加麻醉风险。

(3)中枢神经系统的评估和准备:老年人常见各种脑血管疾病,高血压、糖尿病和颈椎病患者尤其多见。麻醉前应对其神经系统、血管系统和肾功能进行详尽的评估和适当的治疗。麻醉中尽力使血压维持于正常水平,力求减少波动。

帕金森病是老年常见病之一,症状严重者可产生限制性通气障碍和阵发性膈肌痉挛。伴随的自主神经功能障碍可导致呼吸道分泌增多,直立性低血压等。常用药物左旋多巴在体内转化为多巴胺,可引起一些不良反应,如心肌应激性增高易导致快速性心律失常,外周血管活性改变和排钠增多使血容量减少,也有发生恶心、呕吐和精神障碍者。帕金森病对麻醉选择无特别影响,但具有多巴胺对抗作用的丁酰苯类药(氟哌利多)和丙嗪类宜避免使用。

(4)糖尿病:糖尿病发病率随增龄而升高,其表现常不典型,往往伴有脑血管、冠脉和外周动脉的硬化,中枢或外周神经及视网膜病变等并发症,白细胞功能受损而易受感染,还可并发慢性肾功能损害。

糖尿病对自主神经功能的损害常可影响麻醉过程。一般副交感神经先受损,表现为静息时心率加快而且呼吸周期心率改变消失;交感神经受损使外周血管反射和化学感受器对低氧的反应减弱。

控制血糖有利于抗感染和伤口愈合,但麻醉过程中血糖控制不宜过严,因为发生低血糖可造成严重的后果。确保安全的关键是反复地监测血糖,同时适当地给予葡萄糖和胰岛素,使血糖保持在正常或稍高的范围。

麻醉选择方面,区域阻滞对应激升高血糖的反应有所抑制,但对有明显外周神经并发症的患者则有所顾虑。手术时保持清醒的最大优点是有利于发现和防治低血糖。全身麻醉时应高度警惕低血糖的发生。糖尿病围术期葡萄糖和胰岛素的用量并无公认的最佳方案,反复监测血糖,根据情况及时处理是最重要的。

(5)骨关节病变:老年人中退行性骨关节病变极为普遍,类风湿关节炎也不在少数。强直性脊柱炎和颈椎病妨碍颈部活动,颞颌关节和环构关节病变妨碍张口和声门暴露,会给气管内插管带来困难。关节病常用药物,如消炎止痛药和肾上腺皮质激素,前者可影响凝血功能,后者可影响抗感染能力和创口愈合,并有诱发肾上腺皮质危象的可能,在麻醉前访视时都应详细了解,并备以对策。

3.麻醉前访视和麻醉前用药

老年人麻醉前访视除了常规需要做的工作外,应更详细地了解其并存疾病和对各器官功能的影响。另外老年人常因患多种疾病而长期服用多种药物,在麻醉期间可能因药物相互作用而发生不良反应。应重点查明患者肾上腺皮质激素、抗高血压药、抗凝血药、β受体阻滞药、单胺氧化酶抑制药、三环类抗抑郁药和降血糖药等的使用情况。为避免药物相互作用引起的不良反应,对于非必需药物,宜在麻醉前适当时间停用;但对治疗疾病所必需的药物,尤其是治疗心血管疾病方面必需药物,仍应维持到麻醉时。

老年人选用麻醉前用药时,应牢记其对镇静、镇痛药比较敏感,作用时限常会延长。对平时睡眠不好或精神紧张者,术前1天晚上宜给镇静药,三唑仑0.125～0.25mg或咪达唑仑7.5～15mg口服。麻醉前半小时肌内注射咪达唑仑2～5mg,必要时再加用哌替啶30～50mg,常可获得满意的镇静。原则上用量宜偏小,情况差或有其他疑虑者也可免用,待进入手术室后再酌情使用。

四、麻醉选择

老年人麻醉选择既要根据患者情况和手术要求,又要结合麻醉医师的技术、经验和当时当地的客观条件来决定具体的麻醉方案。老年人同一种手术采用不同的麻醉方法,并不影响麻醉并发症和病死率。原则上应在有效地抑制手术刺激及其应激反应的前提下,尽量减少麻醉对患者产生的生理干扰,维持麻醉和手术期间生理状态,包括机体氧的供需平衡,内环境和血流动力学稳定等。

1.局部麻醉和神经丛、神经干的阻滞

适用于老年人的短小手术,对中枢神经功能干扰少,便于早期活动。但需注意局麻药毒性反应,老年人局部麻醉时也要加强监测。

2.椎管内阻滞

适用于老年人下腹部、盆腔及下肢手术。由于老年人椎体肥大,骨质增生和韧带钙化,椎管内阻滞穿刺可能比年轻人困难,但对有经验的麻醉医师来说,只要耐心操作,绝大多数都能成功。

老年人硬膜外间隙变窄,药液容易扩散,阻滞每一节段所需的药液在成年以后随增龄而减少。依据笔者观察,这种减少大约持续至80岁,以后不再明显减少。老年人硬膜外阻滞时血流动力学改变比全身麻醉明显,必须在严密观察下分次小量给药。为防止椎管内血管过度收缩造成脊髓缺血,局麻药液中肾上腺素浓度不宜过高,以1:40万为宜。老年人腰麻后头痛较少,对下肢和肛门、会阴部手术而言,腰麻和腰麻-硬膜外联合阻滞仍不失为好的麻醉方法。

3.全身麻醉

老年人施行心、胸、颅脑和上腹部手术,大多主张采用气管内全身麻醉,既能全面抑制手术刺激的强烈反应,又能进行良好的呼吸管理以保证供氧。目前使用的吸入全麻药对呼吸道的刺激不大,还能解除支气管痉挛,体内分解少,大部分以原型经肺排出,易调控且苏醒较快。阿片类药对心脏功能抑制较小。老年人对静脉麻醉药的代谢分解及排泄延缓,为防止苏醒延迟,宜尽量选用短效药物。此外,老年人全身麻醉时更应加强监测。

4.全身麻醉-硬膜外联合阻滞

对老年人胸、腹部手术采用全身麻醉-硬膜外联合阻滞,如能运用得当,能取两者之长处,克服各自的短处,减少各自的麻醉药用量,有利于保持各系统功能的稳定。手术结束后保留硬膜外导管可做术后镇痛。

五、麻醉实施

1.全身麻醉诱导和呼吸道处理

老年人循环时间较慢,静脉麻醉诱导时作用相对延迟,加上老年人对药物敏感性的个体差异大,诱导用药宜缓慢推注,少量递增,严密观察,适可而止。切勿操之过急,导致过量。

老年人的呼吸道处理常较困难。牙齿松动脱落较多,牙槽骨萎缩,面罩密合性较差,放置喉镜时易导致松动牙齿的损伤和脱落。极度松动的牙齿和体积较小的义齿宜事先取出,以免脱落入气管而造成堵塞。体积较大而固定较好的义齿不妨保留在口内,有利于进行面罩通气。老年人颞颌关节活动障碍和颈椎僵硬者较多,易导致喉镜插管困难。对此事先要有所了解,必要时做好盲探插管或用纤维支气管镜引导插管的准备。

对心肌缺血患者,应设法预防喉镜操作引起心动过速和血压剧升,具体办法有喉部表面麻醉,静脉注射少量芬太尼或利多卡因抑制反射,或用少量艾司洛尔等,可酌情选用。

2.体位安放

老年人常有骨质疏松、脊柱后凸,长期卧床或肢体活动受限者往往关节挛缩或强直,做过人工关节置换手术者活动度也常受限。安放体位时应事先了解其关节活动度。动作轻柔,肢体外展、外旋等不可过度,以免造成损伤。此外,老年人皮肤弹性减退,皮下结缔组织减少,受压点要注意加垫。枕头高低要适当,以免影响脑部血流。

3.监测

老年人麻醉期间需严密监测各项生理指标。在常规监测中,心电图监测最好采用5导联做 ST 段分析,有利于心肌缺血的及时发现和治疗。较大手术应监测体温。全身麻醉患者宜监测通气功能和呼吸气体成分。尿量监测对输血、补液量的控制很有帮助。老年人肾功能减退,大多数肌松药半衰期延长,有条件应使用神经刺激器监测肌肉松弛情况,以利于肌松药的合理使用和残余作用的评估。有创监测中,中心静脉压和直接动脉压监测,以及无创连续心排血量(TEE 及二氧化碳法),操作相对简单而价值不小。至于漂浮导管监测肺动脉压和心排血量,用于老年人并发症较多,费用又大,只限于明显心功能不全或心脏手术患者。此外,麻醉期间有些患者还需做动脉血气分析、血糖、电解质、血细胞比容等测定。

应当强调指出,任何仪器监测都不能完全代替麻醉医师的直接观察和分析判断。只有有经验而且认真负责的麻醉医师才能够充分发挥各项监测仪器的作用。

4.补液和输血

老年人由于肾血流量、肾小球滤过率和肾小管的重吸收和分泌功能降低,加上肾素-血管紧张素-醛固酮系统功能减退,应激时保持内环境稳定的机制削弱,在疾病影响下,易于出现水、电解质和酸碱平衡失常以及血容量不足。麻醉前宜检查电解质,仔细评估血容量情况,如有异常,应先予纠正。

老年人对血容量不足和容量过度的耐受力都较差,心、肾功能不全者补液的速度和容量都要仔细估算,既要及时补充,又不能过量。有疑虑时采用"滴定法",即在较短时间内以较快速度输入一定量液体,同时密切观察血流动力学改变,借以决定补液的速率和容量。中心静脉压和肺动脉楔压监测可作为决定补液速度和容量的重要参考指标。

麻醉手术期间最常发生的往往是血容量不足。麻醉药物和方法引起的血管扩张,手术创伤造成的显性和隐性液体丧失以及术中失血等,均可造成循环血量的减少,如不及时纠正,势必影响血流动力学的稳定。术中出现低血压,如果考虑为循环系统方面的原因,循环血量不足应当首先考虑。如果估计容量已补足而循环仍不稳定,可用静脉滴注小剂量多巴胺或多巴酚丁胺以加强心肌收缩力和改善血管张力。在晶体和胶体的选用方面,老年人和年轻人并无差异,必要时也可使用高渗液。

老年人麻醉后的血容量改变也应引起足够的重视。全麻药作用的消失,椎管内阻滞作用消退后交感神经张力恢复,使血管容量缩小从而加重患者的容量负荷。必要时可使用小剂量利尿药以防止容量负荷过度。

老年人麻醉期间输血需权衡利弊。近年来认为,适当降低血液黏度对脑和肾的氧供有一定好处。一般老年人如能保持血细胞比容在 0.3～0.32 以上,血红蛋白在 80g/L 以上,就可不输血或少输血。对心功能不全的老年患者,在血液稀释时难以增加心率和心肌收缩力来代偿增加心排血量,故宜尽可能使其血红蛋白维持在正常范围内。总之,麻醉期间输血还需根据具体情况作出决定。

六、并发症及防治

老年人麻醉期间和麻醉后短期内都易发生并发症,因此需要予以密切监测和妥善治疗。以下简述常见并发症的防治。

1.心律失常

心动过速是老年人最常见的心律失常。术中麻醉过浅、术后止痛不足、低血容量、缺氧和二氧化碳蓄积是其主要原因。治疗首先要去除诱发因素,然后才考虑使用药物。最有效而常用的是 β 受体阻滞药,如艾司洛尔 50mg 静脉慢注或 50～300μg/(kg·min)静脉滴注。若有支气管哮喘则改用钙拮抗药。治疗的目的是心率减慢的同时 ST-T 改善。

心动过缓常见于病态窦房结综合征、低温、心肌缺血、结性节律和长期服用 β 受体阻滞药者。如属窦性而且血压正常,心率＞每分钟 40 次,可不处理。若伴有室性节律或低血压,则必须及时治疗。一般用阿托品 0.5～2mg,大多能奏效,必要时采用体外或经静脉起搏。

2.高血压

血压升高时心室后负荷增大,容易造成心肌缺血,老年冠心病患者较难耐受。老年人基础血压常较高,评估时应予注意。术中麻醉不足和术后止痛不全是血压升高的主要原因。原有高血压的患者停药也可使血压上升。除消除诱因外,可用拉贝洛尔分次静脉注射,5mg/次,到血压控制满意为止。也可用硝酸甘油静脉滴注或用钙拮抗药治疗。原有高血压者应争取尽早恢复麻醉前的抗高血压药治疗。

3.低血压

最常见的原因是血容量不足、心排血量降低或广泛的外周血管扩张。在尽力解除诱因的同时,如收缩压低于 75mmHg(10kPa),应立即给予升压药支持。如心排血量低,宜选用多巴胺和(或)多巴酚丁胺小剂量[$1～5\mu g/(kg \cdot min)$]静脉滴注,以加强心肌收缩力。也可选择氨力农或米力农治疗。

4.低氧血症

麻醉药残余作用所致的呼吸抑制、胸、腹部包扎和疼痛对呼吸的限制,通气/血流比例失衡是术后低氧血症的主要原因。老年人麻醉后应注意保持呼吸道通畅,吸氧至少 24 小时,并监测血氧饱和度,鼓励咳嗽和深呼吸,注意防止误吸。有吸入性肺炎或 ARDS 可能或肺功能严重减退者,估计在麻醉后和手术创伤恢复前通气功能不足者,宜保留气管导管并予以呼吸机支持,直到具备撤机条件为止。

5.肾功能不全

老年人收缩压低于 97mmHg(13kPa)常可使肾血流量下降而尿量减少。手术中应尽量维持血容量、心排血量及血压于正常水平,以保证肾血流充足。手术结束时,有的老年人即使血容量和血压均正常也会少尿,此时只需少量利尿药即可解决。真正出现肾衰竭时则需应用大剂量利尿药,必要时可透析治疗。

七、术后处理

老年患者在围术期除疼痛外常有焦虑、紧张、恐惧、不安、不适和睡眠不佳等表现。为了使老年患者配合治疗,在镇痛治疗同时常需镇静治疗,达到使患者镇静、解除忧虑、促进睡眠、降低氧耗和基础代谢的目的,有利于病情的好转。目前临床镇静所要达到的目的是使患者无焦虑、遗忘和合作。所以理想的镇静是清醒的镇静,在适当的药物和心理治疗作用下患者产生遗忘和无焦虑而非昏昏欲睡。

对老年人进行镇静治疗时应注意:①镇静药应与镇痛药共同使用,否则达不到镇静效果。②应常规监测脉搏血氧饱和度。③严重的呼吸系统疾病患者只有在呼吸道得以控制和机械通气时,才能考虑镇静治疗。④正确选择药物和调节剂量,一般从常用剂量的 1/3～1/2 开始使用。⑤给药以静脉为主,静脉连续输注容易调节镇静深度,对呼吸和循环的影响小。

良好的术后镇痛有利于防止并发症,加速康复。老年人镇痛药物以吗啡或芬太尼为首选。

给药方法以患者自控止痛最为安全而有效。保留硬膜外导管的患者,以患者自控方式硬膜外给药,阿片类药物与低浓度局麻药合用,可减少阿片类药用量并加强镇痛效果。患者自控静脉镇痛则可用于所有神志清醒的患者,其阿片类药用量比年轻人减少近1/2。在调控老年患者自控镇痛时,应以较小的背景剂量(即持续剂量)开始,让患者根据疼痛程度进行自我调控。如短时间患者自控给药次数过于频繁,则适当加大背景剂量。

同时使用非甾体类止痛药和阿片类药于术后镇痛,则可明显降低阿片类药的用量,减少不良反应,提高镇痛的安全性。使用可静脉注射的非甾体类止痛药,如氯诺昔康(可塞风)8mg手术结束前30分钟静脉注射,以后6～8小时追加相同剂量,可满足中、小手术的止痛;与阿片类药合用,则能满足创伤较大手术的止痛需要,同时减少阿片类药剂量1/3～1/2,比单用阿片类药更为安全而有效,值得推广。

第二节　小儿患者麻醉

小儿的年龄范围在出生至12岁之间。1个月之内称新生儿;1岁以内称婴儿;2～3岁为幼儿;4～12岁为儿童。早产儿又称未成熟儿,指怀孕不足37周出生的婴儿;出生体重<2500g的婴儿称作"低体重儿"。小儿麻醉是指12岁以下患儿的麻醉。小儿麻醉已成为麻醉科独立的一个专业。小儿在解剖、生理和药理方面,与成人差别大,麻醉有一定的特点。麻醉管理的难度大于成年人。先天性畸形是较为多见的疾病,早产儿更因抵抗力低,往往难以适应手术和麻醉的打击,体重<1200g早产儿,又合并上气道感染等特殊问题,存活率明显降低。麻醉医师应予以熟悉和掌握,使患儿安全地度过麻醉与手术关。满足和适应小儿外科不断发展的需要。

一、麻醉前准备

1.禁食
麻醉前6～8小时禁食、奶,麻醉前4小时禁饮料或水。若手术推迟,应予静脉补液。

2.称体重
麻醉前一定要称体重,用药按千克体重计算。

3.纠正脱水
急症手术的患儿麻醉前应纠正明显脱水,补充液体,以提高患儿对手术和麻醉的耐受力。

4.手术时机选准
凡有急性传染病、发热(腋下体温37.5℃)、呕吐、腹泻、严重心肺功能不全、Hb<100g/L等,除急症外,手术应延期,待病情好转、改善后再施行。

5.降低应激反应
患儿不易合作,必须在术前到病室访视,要灵活处理,熟悉患儿,了解心理状态,态度和蔼可亲,与患儿建立感情,以取得信任。必要时,使用基础麻醉,以消除精神创伤。与患儿家长沟通,询问有关病史,近期健康状况、体检化验状况及禁食情况,告知术前禁食时间及重要性。新近研究、术前 2～3 小时进清液,不会增加误吸危险,可减轻术前脱水与低血糖,使诱导更平稳,术中更平顺。

6.麻醉前用药

患儿麻醉前用药非常重要,充分镇静、镇痛能显著减轻应激反应。使麻醉诱导平顺。为避免患儿恐惧和哭闹不安,变革的趋势是尽量避免注射而改用口服、经鼻或经肛门等途径,减少对患儿造成的伤害。

(1)颠茄类:麻醉前使用足量的颠茄类药。阿托品 0.02mg/kg 或东莨菪碱 0.01mg/kg,术前 1 小时肌内注射,或 0.02～0.04mg/kg 口服减少分泌物,使气道干燥,自主神经稳定,增加心率。

(2)镇静药:>8 个月婴儿,地西泮 0.1～0.5mg/kg 口服,或 0.2～0.4mg/kg,或长托宁 0.5mg,或 0.01mg/kg,术前 1 小时肌内注射。咪达唑仑 0.2～0.3mg/kg 滴鼻或 0.25～0.5mg/kg(上限 15mg)口服,或 0.2～0.4mg/kg 术前 1h 肌内注射。

(3)哌替啶:降低疼痛刺激所致的神经内分泌反应,可以减少术后患病率和病死率。1 岁以上,1mg/kg,术前 1 小时肌内注射。

(4)芬太尼:10～15μg/kg,术前 1 小时口服。

术前常规用药,如抗癫痫药、抗生素和支气管扩张药术晨按时给予治疗。上感患儿应在感冒控制 1～2 周进行择期外科手术。消除气道高反应症状。

7.基础麻醉

理想的麻醉前用药,应使小儿入室时处于镇静、镇痛和意识淡漠状态,且对呼吸循环功能无抑制。基础麻醉就是为达到此预期目的。

(1)安静地离开双亲:麻醉前用药,使患儿入睡,消除焦虑、恐惧、哭闹及强烈抵抗动作等,安静地离开双亲,患儿充分镇静,降低了全麻药及局麻药用量,为局麻、神经阻滞和全麻的施行创造条件,使手术的安全性相对提高。

(2)使用范围:基础麻醉,患儿都可使用,但以<7 岁较适宜,>8 岁患儿,单纯用基础麻醉加局麻时,效果不理想,需辅助哌替啶、丙泊酚和羟丁酸钠等药物辅助。

(3)基础麻醉用药:以硫喷妥钠、氯胺酮等为主,也有其他药物,如咪达唑仑和丙泊酚等,本节只介绍硫喷妥钠、氯胺酮和咪达唑仑基础麻醉。

(4)优点:肌内注射硫喷妥钠基础麻醉的特点为操作简单、效果确实、诱导迅速、平稳、安全等。

(5)麻醉前准备及麻醉前用药:术前测量体重,禁食 6 小时,给予足够的阿托品药物。肌内注射咪达唑仑或哌替啶等辅助,以提高镇痛效果,延长基础麻醉时间,对年龄过大患儿不可缺少。

(6)硫喷妥钠基础麻醉的禁忌证:①新生儿。②哮喘。③气道不易保持通畅或有呼吸抑制者。④颈部、口腔急性感染。⑤肺部严重感染。⑥肝肾功能严重损害者。⑦严重腹胀或饱食。

⑧早产婴儿等。

(7)相对禁忌证:3个月以下患儿不宜用。若用时按5～10mg/kg,为1.25%溶液。对体质欠佳、衰竭、营养不良、脱水、酸中毒和休克患儿,避免用基础麻醉。必须用时,可减少其用量,以免致呼吸抑制、循环抑制、喉痉挛和呕吐窒息等严重并发症的发生。

(8)浓度和剂量:硫喷妥钠常用<2.5%(1.25%～2.5%)的溶液浓度。即硫喷妥钠0.5g加入注射用水20mL,溶解后即为2.5%溶液。其中1mL=25mg,0.8mL=20mg,0.6mL=15mg,0.4mL=10mg。用时按15～20mg/kg给药。或按1岁10mg/kg,常用1.25%溶液;2～8岁20mg/kg,常用2.5%溶液。

(9)最大量及判断剂量大小标准:2.5%硫喷妥钠溶液一次剂量不能>0.5g。深部肌内注射后,患儿一般在2～10分钟入睡,但对疼痛刺激有反应,判断剂量大小的标准:①剂量偏大:<5分钟入睡,剂量稍偏大。如1～3分钟内深睡,对疼痛刺激无反应,常是药量过量的预兆。②药量合适:注药后患儿5～10分钟入睡,说明药量恰当合适。③剂量偏小:>10分钟仍不入睡,剂量稍偏小,可追加首次量的1/3～1/2。

(10)维持时间:一次肌内注射药,可维持麻醉30～60分钟。深睡约1小时,嗜睡2小时。根据术中具体情况和需要时酌情追加首次量的1/3～1/2。

(11)严密监测:注药后严密观察,患儿入睡后肩下垫一薄枕,以保持气道通畅。严密观察皮色、呼吸、脉搏、心率及末梢循环情况。监测SpO_2,1岁以上的患儿亦应监测血压,并注意预防呕吐。

(12)麻醉效果可靠:基础麻醉仅有安静、睡眠作用,使患儿处于深睡状态,并无镇痛作用。故要求所辅助的局麻和阻滞麻醉,或全麻的效果更为确实可靠,否则,麻醉不完善,而单纯依靠多次追加硫喷妥钠,多不安全。

(13)手术卧位:术中要有良好的体位固定,但应注意勿妨碍呼吸。

(14)抢救方案和设备:麻醉期间常规给氧,备有急救设备,若出现用药过量、呼吸慢而浅,应及时抢救。

(15)深部肌内注射:于臀部外上方深部注射。勿注射于皮肤及皮下组织内,以免局部组织坏死。也不能注射于坐骨神经附近,以免引起坐骨神经痛。要术后镇痛。

(16)术后护理:术后护理同全麻。

(17)门诊患儿清醒后离院时机:门诊患儿应在门诊观察室或急诊室进行术后观察。清醒后方可离去。

(18)药物过量的处理:硫喷妥钠过量的主要表现为呼吸、循环衰竭。人工呼吸、气管插管、待药物作用减弱和消失后,呼吸可逐渐恢复,必要时可用贝美格50mg或哌甲酯10～20mg,静脉缓慢注射拮抗。

(19)防治喉痉挛:硫喷妥钠注药后,如对喉头、肛门、直肠、腹膜等处直接刺激,可诱发迷走神经反射性喉痉挛。预防及抢救措施见第五章第十二节硫喷妥钠静脉麻醉。

(20)直肠灌注:小儿灌(直)肠基础麻醉法,目前临床很少应用,用于6个月～5岁儿,25～

30mg/kg,灌肠后7～10分钟入腔。

(21)氯胺酮:可经口服、经鼻、经肛门或舌下等途径,方便易行、安全,更适合于小儿麻醉前用药,是近年来小儿基础麻醉的最佳选择。常用量4～6mg/kg,肌内注射;6～10mg/kg,口服;3～9mg/kg,滴鼻;9mg/kg,灌肠或一次60mg,舌下含化。

(22)咪达唑仑和氯胺酮混合滴鼻或直肠给药法:咪达唑仑0.5～0.6mg/kg、氯胺酮5～6mg/kg混合,滴鼻,3～5分钟起效,持续45～90分钟,能较快达到镇静所需浓度。起效较口服和直肠给药快,没有呼吸抑制。

二、麻醉选择

1.局麻
一般中等和短小手术选择基础麻醉加局麻。

2.氯胺酮
氯胺酮广泛用于小儿麻醉,短小手术也多选用氯胺酮麻醉。

3.全麻
较大手术以选气管内全麻为安全,常用。气管内插管后,可用T形管吹入法,或紧闭法麻醉。>6岁小儿,长时间大手术气管内全麻仍是首选,用成人紧闭式麻醉机。用氟烷、恩氟烷或异氟烷静吸复合麻醉,或静脉复合(包括东莨菪碱)麻醉维持。或应用静脉丙泊酚靶控输注(TCI)麻醉维持,对呼吸、循环影响轻,并发症少,效率高。

4.基础麻醉加椎管麻醉
较大儿童的下腹部、会阴部及下肢手术,亦可选用硬膜外麻醉、腰硬联合、腰麻或骶麻。

(1)硬膜外麻醉:适应证比成人要严,除学龄前儿童能合作者外,均先用基础麻醉,以保证穿刺的顺利进行及患儿的安全。利多卡因用药,按7～8mg/kg计算,浓度为0.7%～1.5%;也可按公式1%利多卡因(mL)=3kg×2+4来计算。罗哌卡因0.5%～1%,1～4mg/kg。丁卡因1.5～2mg/kg,0.1%～0.2%浓度,丁哌卡因0.25%～0.5%浓度,0.22mg/kg。

(2)骶麻:基础麻醉后,用侧卧位法穿刺后,用药同硬膜外麻醉。单次的针刺深度<0.5cm;连续法可造成局麻药蓄积,应慎重。骶麻是一种广泛用于小儿的部位麻醉方法,安全而操作方便,常用于泌尿外科、骨科及横膈以下手术,也用于治疗继发于强烈血管收缩的血管功能不全。即使阻滞平面高达胸部,也很少发生血压下降。

(3)腰麻:宜用于8岁以上的合作患儿,或先用基础麻醉,然后穿刺。一般在$L_{3\sim4}$椎间隙穿刺,丁卡因按0.22mg/kg或1mg/岁。普鲁卡因2.5mg/kg或8～10mg/岁。丁哌卡因0.2～0.5mg/kg,或1mg/岁。

(4)辅助用药:手术时间长、手术大,需辅助哌替啶肌内注射或静脉注射,或静脉注射芬太尼-氟哌利多。

5.基础加臂丛
年龄较大患儿的上肢手术,选臂丛神经阻滞,安全可靠。优点较全麻为多。在基础麻醉配合下,施行穿刺。穿刺入路以肌沟法和腋路法为最多用。用药量浓度为0.75%～1.5%利多卡因,按8～10mg/kg,加入肾上腺素5μg/mL,药效时间可>2小时;罗哌卡因1～4mg/kg,浓度为0.25%～0.5%;丁卡因2mg/kg,浓度为0.1%～0.2%,可维持药效150min;丁哌卡因0.3mg/kg,浓度0.25%～0.5%。但须注意预防药物毒性和臂丛阻滞的并发症。

三、麻醉管理

1.吸氧

小儿呼吸中枢代偿功能差,呼吸中枢易受抑制,气道易堵塞,全麻术中、术后的氧供不足而缺氧问题应足够重视。麻醉中要注意呼吸的观察和管理,避免换气不足而引起缺氧和 CO_2 蓄积。凡小儿麻醉,均应吸氧。清除气道分泌物,辅助呼吸供氧。

2.及时判断麻醉深浅

小儿对麻醉耐受性的代偿功能差,不能耐受长时间的深麻醉。要维持适宜的麻醉深度和肌松。当呼吸、脉搏减慢,骨骼肌松弛、眼球固定等,说明麻醉已深,应立即减浅麻醉。小儿循环时间较成人迅速,故诱导过程快,苏醒也快,要防止麻醉中时深时浅,使麻醉诱导和维持均平稳、安全。

3.选择对呼吸循环功能抑制小的麻药

硫喷妥钠等药,小儿要慎用。麻醉药用量按千克体重计算。控制外周血管阻力和肺血管阻力的变化。

4.输血补液

小儿麻醉期间输血补液是保证手术麻醉安全的重要措施。小儿体内总水量占体重的比例较成人多,新生儿占体重的75%,未成熟儿占80%,1岁婴儿占65%,成人为60%。细胞外液在新生儿,占体重的40%,成人为20%;细胞内液在新生儿,占体重35%,1岁时40%,成人40%。细胞外液异常多易引起脱水及低血容量,手术时应早期输液。小儿对失血耐受性差,特别不能耐受手术时的大量失血。术中必须等量及时补充全血。以手术失血占血容量的百分比决定是否需输血,失血量占体重的10%～14%,可根据病情输血补液。估计血容量,新生儿全血量80mL/kg,婴儿75mL/kg,小儿70mL/kg。以最大容许失血量(MABL)指导术中补液输血。掌握好输血补液量及其速度。

(1)输液:<30分钟或浅表手术失液少,但手术中也要输液,>30分钟的手术必须输液。以5%葡萄糖液为主。一般小儿失血<10%血容量,输平衡盐液。

(2)输血指征:当出血量>15%血容量,或>10mL/kg、Hct<35%,Hb<100g时必须输血。输血补液量要严格,速度不能过快。一般速度为5～10mL/kg时,约30滴/min。一次输血<20mL/kg。逾量或过速的输血补液,易导致肺水肿或心力衰竭的恶果。反之,输液、输血不足,易引起休克。若观察患儿足心、手掌苍白、鼻尖发凉、出冷汗,为休克的先兆,应注意维持合适的心排血量和心肌功能。

(3)补充液量的估计:小儿术中需液量的估计,应从4个方面考虑,即日需量、失衡量与麻醉及手术的流失量。以纠正失衡量为主,日需量维持低标准,流失量应等量补充。①体重<10kg的患儿,4mL/(kg·h)或100mL/(kg·d)。②10～20kg,2mL/(kg·h),或50mL/(kg·d)。③>21kg,1mL/(kg·h),或25mL/(kg·d)。④体温每升高1℃,再增加液体12%。⑤反复呕吐者,可产生碱中毒,常伴有缺钾、缺钙,轻者给生理盐水即可纠正。⑥>2天未进食者,应及时补充氯化钾30～50mg/kg、葡萄糖酸钙30mg/kg。

四、注意事项

1.加强观察和监测

小儿麻醉期间病情变化急速,不得擅离患儿,密切注意病情变化。对血压变化和手术出血迅速进行处理。主要监测项目如下。

(1)心前区置听诊器:监听心率、心音和呼吸情况。

(2)连接多功能监测仪:监测呼吸、脉搏、血压和SpO_2。

(3)测量血压:大手术、估计术中失血量多或危重患儿,应用袖带监测血压。

(4)体温:监测皮温或咽温。

(5)观察末梢循环:观察口唇、指端及切口出血的颜色。

2.手术体位和姿势

全麻后要做好体位固定,并要注意手术体位和姿势是否良好,要避免体位扭曲和硬物压迫。小儿皮肤和组织娇嫩,术中要注意体位改变的影响,俯卧位时,应常变换患儿头部位置。患儿胸腹部不能被压迫。如发现消毒巾、手术器械或手术者压迫患儿胸腹部时,应该及时予以纠正,以防对呼吸的影响。用面罩吸氧时,不宜过紧,要每隔一段时间松开一次面罩,并按摩受压部位。

3.预防低氧血症

小儿术中低氧血症发病率高,通气稍有不足,即发生低氧血症,威胁着术中、术后安全。无论选什么麻醉方法,麻醉中都要供给高浓度的氧气,以满足代谢的需要,避免CO_2蓄积。

(1)控制呼吸:全麻患儿皆做控制呼吸。可用呼气末正压通气,呼气末的正压为$5cmH_2O$。维持合适的通气和氧合。

(2)手法控制呼吸:小儿的控制呼吸,手法操作。能了解胸廓及肺的弹性变化,也能了解气道阻力的改变,对小儿呼吸的掌握有帮助。

(3)控制呼吸量:新生儿潮气量以7～10mL/kg为合适,如需过度换气,则用10mL/kg。呼吸次数<6岁15～30/min,气道峰压(Pp)≤$20cmH_2O$,终末潮气二氧化碳分压($PETCO_2$)35～40mmHg。控制呼吸是否适当,以血气、呼出CO_2的监测而决定。

(4)要保持气道通畅:小儿的麻醉器械要小,但气管导管内径要大,不带套囊,以减少呼吸阻力。要防止气管导管插入过深而进入右侧支气管、导管堵痰、扭曲、压扁等故障,而引起的换气不足。头后仰,肩下略垫高,及时有效吸痰。

(5)处理通气不足:当出现气管牵拽现象,即下颌抽动或点头呼吸,常提示通气不足,为深

麻醉或 CO_2 蓄积或气道阻塞的征象,需要注意处理。同时应和浅麻醉、诱导时挣扎、哭闹的呼吸变化相区别。

4.预防术后喉头水肿

小儿的气管内插管,操作应准确轻柔。导管大小要合适,忌导管过粗;导管要质软,管壁薄,避免损伤咽喉稚嫩的组织,严防术后喉头水肿的发生。预防术后喉头水肿的措施如下。

(1)维持适宜的麻醉深度和肌松:控制呼吸,避免浅麻醉时患儿出现频繁的吞咽动作,发生导管来回摩擦机械损伤黏膜。

(2)减少头部过多移动:任何体位变动或头部过多的移动,应尽量减少导管在气管内滑动而产生摩擦机械损伤。

(3)导管避免过粗:所选用的导管直径应比所估计的导管号码小一号为合适。小儿气管导管号码按年龄+(16~18)来估计,应备粗细不等的 3 根导管。新生儿内径(ID)3mm,早产儿2~2.5mm。

(4)静脉注射地塞米松:术中、术后应静脉注射地塞米松,小儿每次 1~1.5 毫克。新生儿每次 0.5~1 毫克。

(5)插管操作轻柔准确:小儿插管操作,务必轻柔,切忌粗暴。应由有经验者施行。

5.监测体温

小儿术中要防止高热或低温。

(1)体温过低:多见于<1 岁以下的婴儿,很不利,必须注意防止。加强保暖,手术时注意覆盖被单,用电毯或热水袋置身旁保暖,但要防止烫伤;手足等外漏部分,在冷天勿外暴露;室内温度,新生儿以 26~28℃、婴幼儿以 25~26℃为宜。有条件时,吸入气加湿、加温很有必要。

(2)体温升高:>1 岁的小儿麻醉期间,易致体温升高,一般在手术开始后 0.5~1 小时出现,应予以警惕。手术室温度应保持在 18~25℃,勿过高。夏季时,>1 岁患儿头部放冰袋降温。全麻时,应避免用紧闭法麻醉,麻醉中保持气道通畅。麻醉期间出现体温增高时,应采取积极措施降温,如冰袋置于头颈部、腹股沟、腋窝等大血管处,采取体表降温。胸、腹部手术时可用冷盐水注入胸腹腔内降温,效果较好。

6.新生儿麻醉前准备

新生儿手术要进行必要的麻醉前准备,这是麻醉手术成功的关键。

(1)支持疗法:保暖、吸除口腔分泌物、输液、注射维生素 K、维生素 C,情况较差者术前输血 50mL。如严重贫血或施行出血量较多的手术。

(2)麻醉前用药:新生儿麻醉前仅用颠茄类药。阿托品 0.1mg 或 0.01mg/kg 长托宁注射。术前常规维生素 K110mg 肌内注射,以改善凝血功能,预防出血。

(3)禁食水:麻醉前 4 小时禁水,3~4 小时禁食。

(4)麻醉方法:应以局麻为主,并随时准备施行全麻。用氯胺酮、丙泊酚、芬太尼或咪达唑仑静脉麻醉。硫喷妥钠基础麻醉,因其引起呼吸抑制,应用应慎重。必要时,选 1% 的浓度,并严密观察呼吸。氯胺酮、咪达唑仑混合滴鼻,行基础麻醉安全、效果好。情况良好的中、下腹或肛门手术选椎管内麻醉。

(5)克服呼吸阻力:术中吸氧。注意术中易增加气道阻力。可接面罩,也可接于 T 形管,贮气囊为 500mL,必要时做控制呼吸。采用薄壁无套囊塑料气管导管,其内径(ID)2.0～3.0,正压呼吸加压至 15～20mmHg,允许导管周围漏气。肌松药选用琥珀胆碱,以 2mg/kg 较大的用量,可获得完全的肌松。新生儿对筒箭毒碱及泮库溴铵较敏感,一般不选用。必须用时,用量须酌减。

(6)适当补液:术中补液应十分精确,输液速度按 8～10mL/(kg·h)、维持性输液为 4mL/(kg·h)为适宜。手术中出血,应根据失血具体情况,Hb<120g/L、Hct<35% 时,均应以输全血补充失血。

(7)体温监测:术中注意保温,持续进行体温监测,以便发现异常及时调节。

7.预防和治疗眼-心反射

小儿眼科手术多采用全麻,当压迫眼球时,使三叉神经末梢受刺激,会发生眼-心反射,出现脉搏减慢(减慢 10～15/min,严重时达 34/min)、深呼吸、颜面潮红等现象,严重时可出现心跳停止。应掌握适当的麻醉深度;保证患儿制动;手术操作轻柔;不选择会使眼压剧烈波动的药物。一旦发生眼-心反射,应停止手术,进行抢救。

第三节　肥胖患者麻醉

现代社会中肥胖人数日趋上升,鉴于肥胖易出现严重生理改变及并发相关疾病,给麻醉和手术带来一定的难度,应当引起足够的重视。

肥胖是指人体脂肪组织的质量超过正常水平。以往对标准体重(IBW)以 Broca 指数来衡量,即 IBM(kg)=身高(cm)-X。男性 X 为 100,女性 X 为 105。目前国际上通用以体重指数(BMI)来表述人体身高和体重的关系。其计算方法为:BMI(kg/m²)=体重(kg)/身高(m)的平方。

标准体重的 BMI 男性约 22kg/m²;女性约 20kg/m²。BMI≤25kg/m² 可认为是正常;BMI 在 25～30kg/m² 认为是超重,产生严重医学并发症的危险较低;而 BMI>30kg/m²、>35kg/m² 和>55kg/m² 则分别认为是肥胖、病态肥胖和严重病态肥胖。当 BMI>30kg/m² 后,相关疾病的发病率和死亡率明显上升。

尽管体重指数是对肥胖的可靠而实用的评估方法,但它还有局限之处,如肌肉特别强壮者可能被划入肥胖之列。因此有人提出参考其他因素,如年龄及脂肪组织的分布等,来预测肥胖对健康可能造成的危险。以脂肪分布而言,所谓中央型或男性型,多见于男性,其脂肪主要分布于腹部以上,伴有腹内或内脏脂肪的明显积聚;而周围型或女性型,多见于女性,其脂肪组织多分布于髋部、臀部及大腿。中央脂肪组织在代谢方面较周围脂肪组织更为活跃,因而更易产生代谢方面的并发症,因而多并存糖尿病、高脂血症、高血压及缺血性心脏病等。准确测定脂肪分布需要高级影像学技术(CT 等),临床上一般可采用腰围与臀围之比(W/H)来判断肥胖类型。目前欧洲人男性 W/H>1.0,女性 W/H>0.85 则为中央型肥胖。目前国内尚无既定标准,可暂时参考此标准。

一、病理生理

1.呼吸系统

大约 5% 的病态肥胖患者存在阻塞性睡眠呼吸暂停(OSA)。该病发病机制为睡眠时咽部呼吸道的塌陷而造成呼吸暂停。咽部呼吸道的通畅取决于该部扩张肌的作用,睡眠时肌张力下降导致呼吸道狭窄或完全闭塞。本病有以下特点。①睡眠时经常短暂呼吸暂停或呼吸不足:该呼吸暂停定义为在持续呼吸努力对抗呼吸道阻塞时,呼吸气流完全停止10 秒以上;呼吸不足则为通气减少 50% 或使动脉血氧饱和度减少 4%。②打鼾:通常随呼吸道的逐步阻塞而变响,呼吸停止则暂停;随后当患者醒觉,呼吸道通畅时,呈喘息样呼吸或憋气。③日间嗜睡:常伴有注意力不集中和记忆力欠佳。④病理生理改变:反复的呼吸暂停可导致低氧血症、高二氧化碳血症和体循环及肺循环血管收缩。低氧血症可引起继发性红细胞增多,并增加缺血性心脏病和脑血管疾病的危险。缺氧性肺血管收缩加重右心负荷,引起右心衰竭。

该病易发因素为男性、中年和肥胖,晚间过量饮酒也为诱发因素。有肥胖、高血压,观察到的睡眠呼吸暂停,颈短而粗,红细胞增多、低氧和高二氧化碳血症、右心室肥厚及其他心电图改变者,应高度怀疑此病。确诊需做 polysomnography 检查。

OSA 引起的呼吸性酸中毒早期仅限于睡眠时,日间则恢复正常。长期 OSA 导致呼吸中枢的改变,使其对高二氧化碳血症的敏感性逐渐降低,而呼吸驱动逐渐依赖于缺氧。严重者导致匹克威克综合征,即肥胖性低通气量综合征(OHS)。其临床特征为极度肥胖、嗜睡、低肺泡通气量、低氧及高二氧化碳血症、继发性红细胞增多和右心衰竭等。

肥胖患者胸部脂肪的增加,胸椎后凸和腰椎前凸均可限制肋骨运动;而腹部脂肪的大量堆积也使膈肌抬高和活动受限,从而对肺容量和气体交换产生不良影响。

病态肥胖患者功能残气量(FRC)、补呼气量(ERV)和肺总量(TLC)均减少,其中 FRC 减少与 BMI 增加呈指数性反比关系。即使直立时也接近或低于肺闭合容量,造成潮气量范围内部分小呼吸道闭塞,肺通气/血流比例失衡,从而导致分流和动脉氧分压降低。麻醉加剧 FRC 的减少,有研究显示麻醉时肥胖患者 FRC 下降约 50%,正常体重者减少仅约 20%;肥胖麻醉患者肺内分流为 10%~25%,正常体重麻醉者 2%~5%。大潮气量(15~20mL/kg)能增加 FRC,而对动脉氧分压的改善很小;采用呼气末正压呼吸(PEEP)可增加肥胖者 FRC,改善动脉氧分压,但使心排血量减少,从而减少氧的输送量。

BMI 增加可引起呼吸顺应性呈指数性相应减少。尽管前述的肥胖患者胸部脂肪增加,胸、腰椎的改变可限制肋骨运动,降低胸廓顺应性,但近年来的研究表明其主要是由于肺顺应性的降低所致。其原因为肺血流量增加,FRC 减少,呼吸阻力增加。肺顺应性下降和呼吸阻力增加,促使患者采取浅而快的呼吸方式,增加了呼吸肌做功及其能量消耗。

2.循环系统

脂肪蓄积和血容量增加使心排血量增大和左心室终末舒张压增高及心肌肥大。一般脂肪含有血管 300m/kg,脂肪组织每增加 1kg,心排血量增加 20~30mL。心排血量的增加主要因每搏量增加,心率多正常或稍低。肥胖者总血容量增加,而血容量与体重的比值则低于正常人 (50mL/kg 比 75mL/kg)。

最近有研究表明,成年人 BMI>30kg/m² 者心脏病发病率约 37%,BMI 25~30kg/m² 为 21%,BMI<25kg/m² 仅为 10%。主要是高血压、缺血性心脏病和心力衰竭等。

肥胖者轻、中度高血压发病率为 50%~60%,严重高血压为 5%~10%。通常每 10kg 体重可增加收缩压 3~4mmHg 和舒张压 2mmHg。发生高血压的确切原因尚未明确。细胞外液、血容量及心排血量的增高可能是其主要原因。另外,肥胖所致的高胰岛素血症和胰岛素抵抗,可兴奋交感神经系统,加强去甲肾上腺素和血管紧张素 Ⅱ 作用效应,导致钠潴留等可能也是产生高血压的原因。高血压可导致心肌肥大,心肌舒张能力降低,最终引起左心衰竭。而减肥则可降低肥胖患者的血压。

现已公认肥胖是缺血性心脏病重要的危险因素,而且好发于中央型肥胖者。其他如高血压、糖尿病、高胆固醇血症和高密度脂蛋白降低均促进冠心病的发生和发展。

肥胖者易发生心律失常的原因为缺氧、二氧化碳蓄积、利尿药所致的电解质紊乱、冠心病、循环血液中儿茶酚胺浓度增加、OSA、心肌肥大和脂肪浸润心脏传导系统等。

病态肥胖者对运动的耐受力较差,一方面是其耗氧量增加;另外因不能明显增加每搏量和射血分数,仅靠增加心率来提高心排血量所致。麻醉和手术期间,对突发变化导致的血流动力学改变缺乏足够的代偿能力。

3.肝、肾功能

病态肥胖患者均有肝脂肪浸润(脂肪肝),细胞内脂质(主要为三酰甘油)聚集,使细胞裂解,释放转氨酶并在血中检出,进一步释出脂质可堵塞胆道,导致血清碱性磷酸酶增加,最终引起肝叶裂解,肝细胞炎性改变、坏死及胶原聚集。肝脂肪浸润的程度与肥胖时间长短及程度密切相关,常是肝硬化的致病因素之一。同时肥胖也是胆囊疾病的好发因素。

肥胖常因高血压、糖尿病等引起肾血管病变而导致肾功能异常,而其本身并不引起肾脏的病变。

二、术前准备

1.麻醉前评估

除麻醉前评估的常规工作外,还应了解肥胖发生时间及周期长短和程度、各种并存和潜在疾病及其严重程度,各系统目前的功能状态等,并据此对病情做出正确的评估,制订并执行麻醉前的各项准备措施,预防和减少麻醉中的意外和并发症的发生。

肥胖者气管内插管困难的发生率约为 13%。麻醉前应对其上呼吸道的情况进行详尽而细致的评估。仔细检查是否有引起面罩通气和气管内插管,困难的情况存在,包括肥胖的脸颊、巨乳、短颈、大舌、腭过大及咽部软组织的明显增生、高而偏前的喉部、张口程度狭小、颈椎活动和枕寰关节屈伸受限等。

对呼吸道的评估必须包括：①查看头颈伸曲和侧转功能情况。②评估下颌活动度和张口度。③检查口咽及牙齿状况。④观察鼻孔的通畅程度。⑤查阅病史并仔细询问患者是否有麻醉、手术期间的呼吸道阻塞发生（患者一般会记住被告知的有关麻醉意外情况），以往如有意外发生，则应高度警惕。⑥系统地查询有否阻塞性夜间呼吸暂停的有关症状和表现，如严重的打鼾伴有呼吸暂停，日间明显的嗜睡等。对有该疾患的可疑者，应予以高度重视。时间和条件允许，还可进一步进行呼吸道软组织的 X 线和 CT 扫描检查，请耳鼻喉科医师对咽部及喉部进行间接和直接喉镜检查，以便了解更多的情况。

呼吸功能的评估应进行血常规（确定有无红细胞增多）、胸部 X 线检查、仰卧位和坐位时的动脉血气分析、肺功能检查及夜间脉搏氧饱和度监测。高度怀疑 OSA 者，应行 polysomnography 检查以明确诊断，并采取有效的治疗手段，如夜间经鼻腔持续呼吸道正压通气（CPAP）或双向呼吸道正压通气（BIPAP）等。麻醉医师还需评估患者进行深呼吸的能力，存在特殊危险情况应向患者解释清楚，对于清醒气管内插管、纤维支气管镜的使用、术后呼吸支持和气管切开等可能应有所准备，并告知患者及家属。

肥胖者即使患有较严重的心血管疾病，常不表现出明确的临床症状。心绞痛和劳累性呼吸困难一般仅体力活动后出现。在同时伴有呼吸系统病变时，均有心室形态和功能的改变，但其心血管疾病的严重程度临床上通常会被低估。应仔细了解患者的活动能力，以便推测其心功能情况。心电图检查常因脂肪层过厚呈低电压而掩盖其心室肥厚的严重程度，胸部 X 线则有助于对此做出判断。超声心动图检查能帮助了解心脏功能。术前心脏科医师的会诊有助于诊断与治疗。

肥胖者乃 2 型糖尿病的高发人群。麻醉前应了解患者病程长短和血糖水平，以及对其他器官和系统的影响。术前应尽量控制血糖于正常范围。麻醉期间应监测血糖，如有异常应及时处理。

2.麻醉前用药

肥胖患者麻醉前用药应非常谨慎。尽量避免使用阿片类镇痛药和各种镇静药。如必须使用则应减少剂量，并予以严密监测呼吸。若考虑清醒状态下行气管内插管，则应选用阿托品等以减少唾液分泌。

即使没有反流性食管炎的有关临床表现，对施行全身麻醉的肥胖患者也主张预防性抗酸治疗。H_2 受体阻滞药（如雷尼替丁 150mg 口服）结合胃动力药或抗呕吐药（如甲氧氯普胺 10mg 口服）分别于术前 12 小时和 2 小时给药，可减少吸入性肺炎的发生。

肥胖患者术后更加不愿活动，其下肢深静脉栓塞的发生率较高，对此应采取预防措施。如小剂量肝素术前和术后皮下注射、弹力绷带等的使用，可减少其发生。另外，肥胖也可使术后伤口感染增加，血糖的控制和适当的抗生素使用是十分必要的。

三、麻醉选择

1.局部麻醉和神经丛、神经干阻滞

对于短小的体壁和四肢手术而言，局部麻醉不失为一种好的选择。肥胖患者各种神经阻滞较正常体重者更为困难,针体绝缘的穿刺针和神经定位器将会增加操作的成功率。对于时间 1 小时左右的上肢手术而言,局部静脉麻醉也不失为一种好的选择。

2.椎管内阻滞

以往曾有"肥胖患者是椎管内阻滞的相对禁忌证"之说。但目前认为,椎管内阻滞不仅能减少气管插管困难和反流误吸,并可为术后镇痛提供安全而有效的方法,因而值得应用。对肥胖患者施行椎管内阻滞常遇到的问题有穿刺操作困难及仰卧位通气不足。肥胖患者的背部脂肪多堆积在脊柱的两侧,在正中线脊突部位较少。有时 10cm 穿刺针还嫌过短而选用 15cm 的穿刺针。蛛网膜下隙阻滞因可见脑脊液流出而确定其有效性。有医者认为腰段硬膜外阻滞可采用蛛网膜下隙与硬膜外联合阻滞方法来确定其是否有效(如进入认定的硬膜外间隙后,再以细针穿刺 0.5～2cm 则可进入蛛网膜下隙,基本可确定该硬膜外阻滞的可靠性)。而胸椎的硬膜外穿刺成功与否及其阻滞效果的有无,则全凭操作者手中的感觉、经验和注药后产生的效果而定。

肥胖患者硬膜外间隙的脂肪浸润,以及其腹内压较高而导致硬膜外静脉丛怒张,硬膜外间隙变窄,使蛛网膜下隙和硬膜外阻滞局麻药用量较正常体重者减少 20％～25％。故给药时应少量分次,密切监测血压变化,并及时处理。

椎管内阻滞易促使肥胖患者平卧位的通气不足加重,因此需持续监测脉搏血氧饱和度(SPO_2),并以面罩吸入较高浓度的氧气,密切观察呼吸幅度和频率,必要时进行动脉血气分析。阻滞平面应限制于 T_5 以下。如有通气不足,则应立即采用气管内全身麻醉以加强通气,保证患者的安全。

鉴于上述原因,笔者认为,肥胖患者采用椎管内阻滞的应用范围限于下肢、盆腔和下腹部手术则较为安全;高于此部位的手术应复合全身麻醉。

3.全身麻醉

肥胖患者采用其他局部麻醉方法不能满足手术和(或)患者要求(如麻醉失败、止痛不全和术中通气不足等),均属于全身麻醉的应用范畴。

由于各种原因不能局部麻醉,而对人体生理功能影响较小的手术,可采用氯胺酮麻醉。氯胺酮对呼吸的抑制小,使患者能在麻醉状态下保持自主呼吸,适应一般情况较好的肥胖患者,但有心肺疾病及病情严重应禁忌使用。另外,使用喉罩通气进行全身麻醉也是短小手术一种选择。

除了上述短小手术麻醉外,对于绝大多数的肥胖患者来说,实施全身麻醉需要进行气管内插管和机械通气。因为全身麻醉可进一步减少 FRC,导致肺内分流和呼吸阻力的增加,使动脉氧分压下降。如在全身麻醉下保持较长时间的自主呼吸,由于通气量低可造成严重的缺氧和二氧化碳蓄积,使肺血管阻力增加,加速右心功能衰竭。有些手术体位如截石位、头低脚高位则可加重上述情况。因此,肥胖患者全身麻醉应当以高浓度氧进行机械通气。近年来有研究表明,肥胖患者采用 PEEP 可提高动脉血氧分压,但能减少心排血量和氧的运输。使用适度的 PEEP 对肥胖患者并非禁忌,是否或何时使用可根据患者具体情况定夺。

4.全身麻醉药的代谢

肥胖所致的生理学变化可引起许多药物的分布、结合与清除方面的改变,患者具体的药动学影响常有其不确定性。一般而论,肥胖患者的药动学的特点为:静脉全麻药的分布容积增大,而清除率维持正常或略有增加。临床上许多药物作用和不良反应的监测,常只能根据有些临床表现如心率、血压、镇静程度以及血浆药物浓度检测来判断,而不能根据书本规定的常规剂量给药。使用治疗指数低的药物(氨茶碱、洋地黄等)时,如果按患者的实际体重给药常可导致毒性反应的发生。从目前的资料看,肥胖患者多数药物的使用剂量,应低于根据其实际体重计算的剂量,或按其标准体重计算其剂量;仅有个别药物(芬太尼、泮库溴铵、阿曲库铵等)仍需按其实际体重的剂量给药。

以往将肥胖患者吸入麻醉苏醒延迟的原因归结为药物储存于过多的脂肪组织。目前有研究结果对此观点提出质疑,认为脂肪组织血流的减少限制了吸入麻醉药在脂肪中的蓄积,苏醒的延迟是其中枢对药物的敏感性增加所致。

肥胖患者吸入氟烷后血浆中演化物(氟烷的还原和氧化代谢产物)浓度增加,其还原代谢产物是造成肝脏损害的重要因素;另外氟烷和恩氟烷吸入后,体内游离无机氟离子浓度肥胖患者明显高于正常体重者。七氟烷虽然存在肝脏代谢,但其无上述变化。异氟烷麻醉并不明显增加体内氟离子浓度,为肥胖患者吸入麻醉药之首选。近年来有研究表明,吸入七氟烷、地氟烷与异氟烷相比,能明显缩短肥胖患者麻醉苏醒时间,更适用于肥胖患者的麻醉。

5.全身麻醉复合硬膜外阻滞

肥胖患者实施胸、腹部手术,全身麻醉复合硬膜外阻滞有如下优点。减少阿片类镇痛药和吸入麻醉药用量;早期拔管;减少术后肺部并发症;提供有效的术后硬膜外镇痛;促使患者进行深呼吸、咳嗽和早期物理疗法。鉴于上述各点,尽管肥胖者硬膜外穿刺比较困难,也应努力完成。

四、麻醉要点

1.麻醉诱导及气管内插管

由于气管内插管困难和失败的危险增加,肥胖患者全身麻醉诱导对麻醉医师具有较大风险。呼吸道阻塞和肺顺应性降低使面罩通气较为困难;无效面罩通气引起胃胀气,增加胃内容物反流和误吸的危险。在吸纯氧去氮氧合的情况下,施行快速诱导插管时,无呼吸使 SpO_2 降至 90% 的时间,正常人(BMI 23.3kg/m²)为(526±142)秒;肥胖者[BMI(49±7.3)kg/m²]则缩短至(196±80)秒。因此,肥胖患者快速诱导气管内插管应尽量在2分钟内完成。

事先对清醒气管内插管或快速诱导后气管内插管做出正确选择往往比较困难。国外有医者推荐对体重大于标准体重175%者采用清醒插管;对 OSA 症状明显者,应采用清醒插管。另一种安全的方法是患者清醒时,在良好的咽喉部表面麻醉下,轻巧地置入喉镜。如果喉部结构不能暴露和观察清楚,选择清醒插管(以纤维支气管镜引导插管为佳);反之,则选择快速诱导后气管内插管。

快速诱导后气管内插管应在患者吸入纯氧充分氧合一段时间(5~10分钟)后进行,此过程可称为"清醒去氮"。肌松药以选琥珀胆碱为宜。插管前应尽可能准备好所需的用具,如各种大小的口咽通气道和喉镜镜片、树胶弹性导管探针、标准喉罩和插管喉罩等,如能备有环甲膜切开装置则更好。插管后气管导管位置是否正确,应靠听诊和二氧化碳监测共同确认。整个过程应起码有另一位麻醉医师在场,以便随时提供必要的帮助。

2.静脉通路

过度的皮下组织增生使肥胖患者外周静脉穿刺比较困难。而深静脉穿刺是多数麻醉医师的选择,但其有自身的困难。有报道用便携式超声波仪帮助定位以增加穿刺成功率。

3.术中监测

除短小手术外,肥胖患者麻醉应进行有创动脉血压监测。其理由为:①血压测定及时和准确,肥胖者无创血压常因袖带和手臂形态原因而使其测量结果不够准确。②便于需要时抽取动脉血进行气体分析,由于肺内分流的增大,二氧化碳气体监测常不能正确反映其血液中的二氧化碳水平,有定期进行动脉血气测定的必要。中心静脉压测定可一定程度上反映右心功能,应常规使用。其他监测项目的应用与正常体重者相同。

4.产科肥胖患者的麻醉

肥胖产妇存在以下问题。①慢性高血压、先兆子痫和糖尿病的危险增加。②难产率增加而使器械助产和剖宫产概率上升。③剖宫产手术时间较长,并发症增多(失血量大、深静脉血栓、伤口感染和裂开)。④剖宫产手术麻醉并发症多且后果严重,尤其是发生插管困难和误吸。⑤硬膜外阻滞穿刺难度大且失败率较高。⑥增加胎儿窘迫发生率。⑦平卧及头低脚高位进一步减少FRC,加重缺氧。⑧椎管内阻滞时阻滞平面易扩散。⑨麻醉后易发生下腔静脉受压而导致严重的血压下降。

肥胖产妇麻醉应尽量采用椎管内阻滞麻醉,单次腰麻常不能满足肥胖产妇的剖宫产手术;硬膜外阻滞和腰麻加硬膜外联合阻滞常列为首选,因其能满足分娩镇痛和手术麻醉的双重需要。如必须全身麻醉时,应切实做好应付困难插管的准备,防止反流和误吸,保证母子安全。

5.肥胖患者腹腔镜手术的麻醉

尽管腹腔充气限制膈肌的活动和减少FRC,肥胖患者还是能够较好地耐受腹腔镜手术。有报道肥胖患者腹腔充气压力达2.26kPa时,呼吸顺应性减少31%,在恒定潮气量情况下,吸气期的峰压和平台压分别增加17%和32%,血液中二氧化碳分压升高明显,动脉血氧分压无改变;气腹解除后恢复原水平。同类手术术后腹内压测定,腹腔镜明显低于开腹手术。此外,腹腔镜手术术后患者疼痛较轻且恢复快。但高二氧化碳血症和手术时体位改变对循环功能的影响应予以足够的重视。高二氧化碳血症的处理可适当增加呼吸频率;而适当扩容和正性肌力药物可治疗体位改变引起的血流动力学变化。

6.俯卧位手术时的麻醉处理

肥胖患者俯卧位手术时体位的适当安放十分重要,不良的体位安放可引起某些部位受压损伤或影响呼吸和循环功能。近年来研究显示,正确安放的俯卧位能使原本仰卧位的肥胖患者的功能残气量明显增加[(0.90±0.33)L 增至(1.98±0.86)L],呼吸顺应性不变,动脉血氧分压明显上升[(130±31)mmHg 增至(181±28)mmHg],而二氧化碳分压不变,因而能明显改善呼吸功能。

俯卧位对患者循环功能影响较大,肥胖患者则更为明显。因此,肥胖患者俯卧位手术麻醉时,应尽量选择对心血管系统抑制较小的麻醉药,积极扩容和适当选用正性肌力药物可维持血流动力学的稳定,有时为维持正常血压需使用强血管收缩药(去氧肾上腺素、去甲肾上腺素等)。改成仰卧位后即可消除其对循环的不良影响。

五、麻醉管理

1.全身麻醉下通气和循环功能的维持

肥胖患者全身麻醉后可使肺小呼吸道进一步关闭,功能残气量更加降低以至低于闭合容量,使分流量增加,导致动脉血氧分压下降。采用高氧浓度大通气量机械通气较为有利。是否使用呼气末正压通气(PEEP)可视具体情况而定。

肥胖患者全身麻醉对心功能带来负面影响。有研究显示肥胖患者腹部手术全身麻醉诱导和插管后,心排血指数降低 17%～33%,正常体重者仅为 4%～11%;肥胖患者该变化持续到术后,心排血指数仍减少 13%～23%,正常体重者则恢复原水平。因此,肥胖患者全身麻醉期间应采用有创动脉压监测并定期进行血气分析,实施中心静脉压监测以观察补液量和心脏功能,必要时可持续给予正性肌力药物以增强心肌收缩力,提高心排血量。术前有心力衰竭者应考虑使用肺动脉导管。

2.体位和搬动

肥胖患者应在手术台上进行麻醉,以避免麻醉后搬动带来不良反应和麻烦。放置体位后,对明显受压部位应加软垫予以保护,以避免过度受压造成损害。平卧时下腔静脉压迫应通过将手术床转向左侧或右侧腰部垫高而加以解除。肥胖患者等待麻醉和手术时,有时可将其置于侧卧位,以避免平卧时其胸腹部过重的负荷对呼吸的影响。

3.麻醉苏醒时的处理

肥胖患者对镇静药、阿片类镇痛药和全麻药的作用更为敏感,这些药物的少量残留作用可影响呼吸功能。因此,肥胖患者术后需要适当呼吸支持,以便镇静药和麻醉药残余作用的消除。对于患有心肺疾病、明显二氧化碳蓄积和术后高热的肥胖患者,术后呼吸支持时间应适当延长,直至手术影响消除,其呼吸能满足自身需求为止。

肥胖患者直到完全清醒方能拔管,应给予吸氧并尽可能采取半卧位或侧卧位,以利于改善呼吸功能。有呼吸系统疾病者应尽早给予雾化吸入和物理治疗。OSA 患者应采取相应的治疗措施,具体方法前文已述。OSA 患者呼吸暂停期绝大多数发生于异相睡眠期(即快速眼球运动睡眠期),此期在术后第 1、2 天相对较少,而术后第 3～5 天明显增多,此间呼吸暂停的发生明显增多,对此应给予足够的重视。

4.肥胖患者的术后止痛

对肥胖患者应用阿片类镇痛药应当谨慎。尽量避免肌内注射,静脉给药最好采用患者自控镇痛(PCA)方法,剂量应按标准体重计算,持续剂量应较小而让患者在止痛不足时自控给药,如此较为安全。

肥胖患者术后采用硬膜外镇痛是一种极好的选择。经留置的硬膜外导管注入阿片类镇痛药和局麻药可提供最有效和最安全的术后镇痛。持续硬膜外注入局麻药可减少交感神经的过度兴奋,对心血管系统产生有利的影响。硬膜外途径给予阿片类镇痛药在以下方面优于其他途径给药:①镇静程度轻。②恶心、呕吐少。③呼吸抑制少。④胃肠道功能恢复早。但其迟发性的呼吸抑制应引起注意。如能采用患者自控硬膜外镇痛(PCEA)则更为安全有效。

以上止痛方法均应辅以口服或静脉使用非甾体类抗炎药,可减少阿片类药的用量,达到满意的止痛效果。

第四节 糖尿病患者麻醉

糖尿病(DM)是因胰岛素绝对或相对缺乏而引起的以高血糖为特征并由此引起机体代谢紊乱、微小血管和神经末梢等病变的慢性疾病,其病因尚未完全明了。由于糖尿病常并发多系统和脏器病变,糖尿病患者需接受外科治疗、心血管手术和移植手术的概率远高于非糖尿病患者。因此,糖尿病患者作为一类特殊手术患者群体,应予以重视。

一、病情特点

1.糖尿病的分型

(1)1型糖尿病:是由于胰岛中B细胞损害或由于自身免疫因素引起的胰岛素绝对缺乏。

(2)2型糖尿病:胰岛中B细胞组织学正常,但胰岛素分泌减少。

(3)妊娠期糖尿病:与营养状况有关。

(4)继发性糖尿病:继发于内分泌肿瘤、胰腺疾病或由药物诱发。

2.临床表现

糖尿病的典型症状为"三多一少",即多尿、多饮、多食及消瘦。在1型糖尿病上述症状较显著,如未得到及时诊断和处理,则会发生酮症酸中毒,部分患者以酮症酸中毒为首发症状。2型糖尿病起病缓慢、隐匿,有的患者只具有上述1~2种症状,有的无任何糖尿病症状。

3.与糖尿病相关的终末器官疾病

(1)心、脑血管疾病:糖尿病患者冠心病、心室舒张功能失调、高血压增多,其围术期心肌缺血的危险性增高,如伴有自主神经病变,可形成"无症状性心肌缺血",心肌梗死的发生率与死亡率增高。脑梗死也多见。

(2)糖尿病性肾病:有资料表明1型糖尿病患者终末期肾病发生率为30%,2型糖尿病为4%~20%。

(3)周围神经病变:以四肢感觉神经受累最多,肢端麻木、针刺样痛、烧灼样或闪电样痛、感觉减退或过敏。术前应了解这些已存在的病变,术中应防止神经病变处受压并细心保护,以免加重损伤。

（4）自主神经病变：胃肠神经受损后，表现为胃软瘫，术中、术后易致反流、误吸；心交感神经受损后，可出现无症状性心肌缺血和传导阻滞。在体位改变或容量丢失时，心血管代偿能力将减弱，易致血流动力学不稳定。

（5）关节强直综合征：在 1 型糖尿病患者中可见，尤其是颞下颌关节、寰枕关节和颈椎关节强直，导致气管内插管和呼吸道管理困难。

二、术前准备

1.应对患者的病情和分型做出全面的评估

了解糖尿病的治疗情况，并发症的控制程度。术前力争达到：①空腹血糖在 6.8～10mmol/L；餐后血糖＜11mmol/L。②无酮血症，尿酮体阴性。③尿糖测定为阴性或弱阳性。

2.术前控制血糖的措施

（1）择期手术：对未接受胰岛素治疗的 2 型糖尿病患者，如果术前血糖控制良好，拟施行微创或小手术，可于手术日晨停服降血糖药物和停食早餐即可。如果为大、中手术，血糖控制欠佳者，可于术前 2～3 天停用口服降血糖药，改用正规胰岛素（RI）稳定血糖。即使接受长效胰岛素治疗者，术前 1～2 天也应改用 RI，以便术中调整 RI 剂量稳定血糖水平。RI 的剂量从 4～6U开始，每天 3～4 次，餐前 30 分钟皮下注射。根据血糖、尿糖情况调整 RI 用量，原则上要维持尿糖（±），尿糖每增加（＋）给 RI 2～4U。糖尿病患者择期手术前准备期间，应特别重视对其并发症如高血压、冠心病等的治疗及对感染的控制等，以增加对手术、麻醉等刺激的耐受力。同时注意心、肝、肾等重要器官功能及各项化验检查结果。

（2）急诊手术：糖尿病患者行急诊手术时，首先查血糖、尿糖、尿酮并作血清 K^+、Na^+、Cl^-、HCO_3^-、pH 等测定。如果患者血糖高且伴有酮症时，说明糖尿病情未控制，应先纠正酮症酸中毒，可先用 RI 10～20U 静脉注射，再以生理盐水 500mL＋RI 20U，根据血糖浓度以 0.5～5U/h 的速度静脉滴注或泵注，使血糖浓度控制在＜14mmol/L 之下；酮体消失，水、电解质紊乱有所纠正之后，再行手术。对手术刻不容缓者，在手术的同时，积极纠正酮症酸中毒。

3.麻醉前用药

给适量的镇静药可减轻应激反应，减少患者的紧张情绪。对老年及久病者，宜用小剂量，以免发生低血糖昏迷时不易鉴别。吗啡可增高血糖，应避免使用。

三、麻醉选择

1.原则

结合手术的性质、大小、患者的具体情况，尽可能选择对糖代谢影响最小的麻醉方法和麻醉药。

2.局部麻醉、神经阻滞和椎管内阻滞

对糖代谢影响较小，而且可减少深静脉血栓的发生和恶化，在可能的情况下应首选。值得

注意的是,术前已存在血管硬化及压力反射系统损害的患者,由于缺乏有效的压力反射调节功能,在接受腰麻和硬膜外阻滞时可能出现比正常人更明显的血压下降。由于糖尿病患者对感染抵抗力差,应严格无菌操作。局麻药中尽量不加或少加肾上腺素,必要时可用麻黄碱代替。另外,还应注意患者施行麻醉前是否已存在周围神经病变,以便与某些麻醉并发症相鉴别。下肢、下腹部手术采用椎管内阻滞较为适合,但由于糖尿病患者自主神经受损,易致低血压.平面过广时易致循环虚脱。

　　3.全身麻醉

　　全身麻醉虽对患者机体代谢有一定影响,但如能熟悉全麻药的药理作用,选择对血糖影响最小的药物,麻醉深度适宜,麻醉期间加强对呼吸、循环及水、电解质、酸碱平衡的管理,仍为糖尿病患者麻醉的良好选择。近年来国内外研究均表明,全身麻醉与硬膜外阻滞联合应用于上腹部大、中手术时,有利于改善术中糖耐量,缓解血糖增高。

四、麻醉管理

　　1.加强监测

　　因糖尿病患者常伴有高血压、冠心病,所以应重视监测血压、心电图和全身氧合情况变化。术前糖尿病的严重程度和控制情况常与麻醉中的状态不符,病情较轻、血糖已控制的患者麻醉期间也可产生高血糖、酮症酸中毒。所以定时测血糖、尿糖、酮体、血气分析及电解质等十分必要。血糖、尿糖的监测应作为糖尿病患者术中常规监测项目,一般每 $1\sim2$ 小时监测 1 次血糖水平,根据血糖水平,决定胰岛素用量,以实现胰岛素用量的个体化,从而将血糖控制在 $8.3\sim$ $11mmol/L$、尿酮体阴性、尿糖维持在(±)的程度为宜。

　　2.麻醉期间血糖的控制

　　控制葡萄糖的摄入,对短小手术和术前血糖控制较好的患者,术中可以不输含糖液体。对成人而言,为满足安静状态下热量需要,供糖 $5\sim10g/h$(5％葡萄糖注射液 $100\sim200mL$)即可。对大、中手术或血糖控制不理想患者,或术前已用 RI 治疗的患者,术中给予 RI 治疗。尿量≥40mL/h 时,在 10％葡萄糖注射液 500mL 中加入氯化钾 1g。如血钾<3.5mmol/L 时,可加入氯化钾 1.5g。近年来多主张将 RI50U 加入生理盐水 500mL 中静脉滴注或 RI20～50U 与生理盐水 50mL 混合后泵注,开始速率为 $0.5\sim1U/h$,以后根据血糖水平,调整 RI 注入速度。

　　3.输液

　　除非是与胰岛素一同输入或治疗低血糖时,糖尿病患者术中一般不输含糖液体,以避免出现严重高血糖。可选用生理盐水或林格液,因乳酸林格液用于糖尿病患者可引起比正常人明显的血糖升高,一般不主张应用。对肾病、肾功能降低的患者,应限制输液。血糖较低时,术中应积极输入葡萄糖注射液,以含电解质的葡萄糖为好,同时给胰岛素。对中等程度以上的糖尿病,或轻症患者手术时间长时,应将补充细胞外液用输液通道与补充输糖的通道分开,保持有

2 个静脉通道。

4.麻醉苏醒延迟的鉴别诊断

在分析糖尿病患者全身麻醉苏醒延迟的原因时,除应特别注意有无酮症酸中毒、高渗性非酮症昏迷、低血糖昏迷等外,尚须注意有无脑血管病变如脑出血、脑栓塞等因素存在,应根据不同病因给予相应处理。

5.加强呼吸、循环管理

麻醉与手术期间应尽量避免如严重缺氧、二氧化碳蓄积、低血压等可使儿茶酚胺释放增加,导致血糖升高的不利因素。加强呼吸管理,维持适宜的麻醉深度,保持血流动力学稳定对糖尿病患者尤为重要。值得指出的是,糖尿病患者心血管调节功能较差,术中易发生直立性低血压,搬动体位应格外小心。

五、并发症及处理

1.低血糖症

低血糖症是指血糖水平$<2.8mmol/L$,同时伴有临床症状。原因有术前降糖药或胰岛素用量过大、围术期胰岛素用量过大或与葡萄糖输入比例不当等。局部麻醉或椎管内阻滞患者清醒时诉心慌、饥饿感或眩晕、出冷汗可认为有低血糖;全身麻醉期间患者出现不明原因的低血压、心动过速、出汗、脉压增大或全身麻醉停药后长时间不苏醒,也应考虑低血糖的可能。如怀疑低血糖症时应及时测定血糖。

处理:有效方法是快速补糖,轻者只加快葡萄糖注射液输注速度即可;如果血糖低于$2.5mmol/L$,应静脉注射50%葡萄糖注射液$40\sim100mL$,然后继续输入$5\%\sim10\%$葡萄糖注射液$300\sim400mL/h$直到血糖维持稳定。其他治疗包括对重症患者应用胰高血糖素、糖皮质激素及对脑水肿患者使用甘露醇。

2.酮症酸中毒症(DKA)

围术期 1 型糖尿病患者易发生酮症酸中毒,以高血糖、高渗、脱水及酮体过多引起的代谢性酸中毒为特征。原因和诱因较多,主要有:①糖摄入过少,如饥饿、禁食、呕吐、手术麻醉中输糖太少等。②利用减少,如胰岛素缺乏。③糖代谢增加造成的糖相对缺乏,如剧烈运动、甲亢等。④应激状态,如急性感染、手术麻醉、精神紧张等。

临床表现为全身乏力、高热、脱水、精神症状、Kussmaul 征,呼出气体中有"烂苹果味";消化道症状为恶心、呕吐、腹痛。鉴于发生 DKA 的患者中约 20% 在以往未被诊断为糖尿病,故遇有高血糖和代谢性酸中毒患者都应考虑到 DKA 发生的可能性。

3.高渗性非酮症性糖尿病昏迷(HNDC)

围术期糖尿病患者,尤其是老年患者发生 HNDC 的危险性增高,其诱因包括感染、静脉过度营养、利尿药、出汗及补液不足等。HNDC 可导致严重脱水、高渗和高血糖,通常脱水 7～10L,渗透压$>325mOsm/L$,血糖$>33.3mmol/L$,血钠$>145mmol/L$。严重的 HNDC(血清渗透压$>340\sim350mOsm/L$)可导致意识障碍及昏迷,乳酸性酸中毒可继发于严重脱水及组织灌注不足。

HNDC的处理措施与DKA相似,但以液体治疗为其主要手段,补液扩容,降低高渗状态。血压低的应以生理盐水开始,直到低血压纠正,尿量增多,继之用0.45%盐水来补充水分的丢失;血压正常者,用0.45%盐水;血钠过高时,亦可用5%葡萄糖注射液加小剂量胰岛素。有关HNDC处理过程中使用胰岛素存在分歧,由于HNDC患者对胰岛素非常敏感,故多建议使用剂量为治疗DKA的一半。

治疗HNDC中,脑水肿的发生率略高于DKA,故建议平缓地降低高血糖和高渗状态,第1个24小时血糖不应<14mmol/L,渗透压不宜低于330mOsm/L。

六、注意事项

(1)择期手术前,必须纠正酮症酸中毒或高渗性昏迷。

(2)术日晨应将此类患者安排在第1个手术。

(3)患有外周神经病变的患者易发生体位性损伤,区域阻滞前须查明神经病变。

(4)糖尿病患者胃排空延迟,应预防误吸。患者不能很好代偿区域阻滞后交感神经阻滞。

第七章　麻醉监测

第一节　呼吸功能监测

一、临床体征

视诊是每个临床医师应重视的基本监测手段,主要包括以下内容。

1.观察患者外周血液循环

如口唇、耳垂、四肢指(趾)端皮肤颜色及手术野血液颜色。如末梢皮肤颜色灰白、灰暗,说明患者循环功能欠佳或患者处于低氧血症状态;患者口唇及外周皮肤颜色呈青紫色,手术野血液呈暗红色,提示缺氧严重。

2.观察呼吸类型

包括呼吸运动形式、幅度、吸呼比、节律与频率,是判断麻醉深浅、发现异常和并发症的重要方面。正常呼吸的特点是呼吸规则平稳,胸廓起伏正常,成人频率每分钟 12～16 次。大于每分钟25～30 次,提示可能有呼吸功能不全。呼吸频率减慢多见于颅内高压和药物引起的呼吸抑制。

麻醉手术过程中常见的异常呼吸有:①过度通气:多为麻醉过浅所致。②憋气样呼吸:常由强烈疼痛刺激所致,出现吸气时突然停止或浅快呼吸。③急促呼吸:多见于过度通气或头低位通气而并发限制性肺疾患的患者。④叹气样呼吸:呼气短而低的现象,是麻醉极深或濒临死亡的一种征象,应立即减浅麻醉,积极复苏。⑤气道堵塞:多由喉痉挛、血痰和呼吸道分泌物过多所致,表现有喉鸣、吸气性呼吸困难。上呼吸道梗阻时出现"三凹"征和吸气时间延长,下呼吸道梗阻时呼气时间延长。⑥潮式呼吸:呼吸由弱变强,由强变弱,随后一较长时间停顿,系呼吸衰竭征象。⑦深快而规则呼吸:系颅高压和代谢性酸中毒的一种呼吸模式。

3.触诊

用手直接接触患者胸、腹部,感受患者呼吸起伏幅度和频率,从而判断患者呼吸情况,是小儿麻醉传统观察呼吸的一种方法。

4.听诊

行肺部听诊最直接、可靠,可了解呼吸道情况。气管狭窄时可出现管样喘鸣音,小气道梗阻时有哮鸣音;肺水肿、肺炎可闻及湿啰音;气管导管插入过深进入一侧支气管时,对侧呼吸音减弱或消失;肺不张、气胸和胸腔积液时患侧呼吸音降低或消失。

二、潮气量（VT）和每分通气量（VE）

应用呼吸容量计和麻醉机上的通气量计测定。正常值：成人 VT：男性为 $350\sim550mL$，女性为 $260\sim540mL$，根据体重计算 VT 约为 $10mL/kg$，VE：$5000\sim8000mL$。机械通气时应监测呼出气量。主要应用于：①行辅助呼吸时，了解通气量是否足够。②判断有无呼吸及呼吸抑制程度。③测定肺活量，判断呼吸功能不全的程度。④术后患者呼吸恢复程度的估计。⑤作为麻醉后气管导管拔管时机的判断。

三、气道压力（Paw）

现代所有麻醉机和呼吸机都在吸气侧装有气道压力表，可了解输入至肺的气流压力。气道压力与潮气量、吸气流速、呼吸道阻力和胸-肺顺应性有关。

潮气量和吸气流速稳定时，气道压力直接反映呼吸道阻力和胸-肺顺应性。在机械通气时，吸气时的气道内压峰值，成人为 $12\sim15cmH_2O$，儿童为 $10\sim12cmH_2O$，增加潮气量和吸气流速、使用呼气末正压（PEEP）均可使平均气道压力升高。气道压力降低或为零时，提示呼吸回路漏气或气管导管接头脱落。峰压高于 $25cmH_2O$ 时也需查明原因并及时处理。

四、无创脉搏血氧饱和度监测（SpO₂）

SpO_2 监测使用方便，反应灵敏，以波形和数字显示患者动脉血液氧合情况的变化，与血气分析有良好的相关性，还可显示脉率，并有报警装置。SpO_2 既能反映肺换气功能，也能反映末梢循环的灌注功能，为现代麻醉中常规监测手段之一。

一般用手指探头，光源对准指甲；小儿探头围绕手指、足趾或掌背、足背。也可将探头置于耳垂、鼻尖。

（1）SpO_2：吸空气时的正常值，成人为 $96\%\sim97\%$；新生儿为 $91\%\sim92\%$。

（2）$SpO_2\leqslant94\%$ 为临界低氧血症，小于 90% 为轻度低氧血症，小于 85% 为重度低氧血症应及时纠正，避免发生严重缺氧。

（3）影响因素血红蛋白（Hb）$<70g/L$、低温、外周血管收缩、低血压及应用血管收缩药、外周血管疾病、指甲油染甲等读数偏低；一氧化碳中毒时读数偏高；SpO_2 读数具有滞后性。

（4）指容脉搏振幅反映末梢灌注，与体温、外周血管阻力及血压高低有关，发热、外周血管阻力低、血压正常则波幅高；低温及寒冷，外周血管收缩，则波幅低。

五、呼气末二氧化碳分压（PETCO₂）监测

在无明显肺部疾病情况下，$PETCO_2$ 基本可以反映动脉血二氧化碳分压（$PaCO_2$）。呼出气二氧化碳曲线是肺通气、全身循环状态和机体代谢综合作用的表现。正常值为 $3.6\sim6kPa$。$PETCO_2$ 临床应用：①判断通气功能：呼吸和循环功能正常者，$PETCO_2$ 突然降低或升高，提

示通气过度或不足。②及时发现麻醉机中呼吸机故障:接头脱落时 PETCO$_2$ 即下降至零;呼吸活瓣失灵或钠石灰失效时即升高。③肺栓塞时 PETCO$_2$ 突然降低;低血压、低血容量休克时逐渐降低;呼吸、心搏骤停则急剧降至零。④气管插管误入食管时 PETCO$_2$ 波形消失。

临床监测注意事项:应定期使用标准浓度气体校正。呼吸气体采样器,多置于气管导管接口处,也可将采样管置于气管导管尖端。采样管内不可有水汽。贮水罐内的水应及时清除。

六、动脉血气分析

应用血气分析仪直接了解体内血红蛋白氧合程度和酸碱平衡情况。临床用于:①通气障碍:肺内气体弥散功能障碍或肺内分流、心力衰竭、休克及酸碱平衡失调的患者。②开胸或心内直视手术时。③实施机械通气时,指导通气参数的调整。④特殊体位、大手术、长时间手术及有造成内环境紊乱的可能时。

(一)采血注意事项

1.肝素抗凝

取 2mL 注射器,吸取肝素 625U,完全湿润注射器内壁后,将多余肝素排出,每毫升血含肝素多于 625U 可使 pH 下降。也可使用专用血气分析采样器。

2.排空注射器及针头内所有气泡

为了解氧合和通气情况,必须取动脉血。如需计算 Qs/Qt 或氧供、氧摄取等,则需同时取动脉血和混合静脉血(肺动脉血)。取血时严防注射器内有气泡,如有少量气泡,拔出针头后可轻弹注射器,排出所有气泡,严禁倒抽空气入注射器,并立即用橡皮或软木塞封闭针头,以隔绝空气。

3.血液标本保护

取血后应立即送检,否则标本将继续耗氧,产生 CO$_2$。夏天气温较高,送标本应使用冰盒,使标本保持 4℃以下。如多个标本拟一次送检,应将全部标本置于 4℃以下保存。推荐开展床旁血气分析检测。

(二)正常值及临床意义

1.酸碱度(pH)

正常动脉血为 7.35～7.45,静脉血比动脉血低 0.05。pH 低于 6.8 或高于 7.8 则表示有严重酸碱平衡紊乱,病情严重,有生命危险。

2.二氧化碳分压(PCO$_2$)

指物理溶于血液中的 CO$_2$ 所产生的压力,为反映呼吸酸碱状态指标,正常动脉血为 35～45mmHg,静脉血比动脉血高 6～7mmHg,PCO$_2$ 除为调节机械呼吸参数外,对早期诊断呼吸衰竭有意义。

3.缓冲碱(BB)

指全血内所有缓冲阴离子碱的总和,正常值为 45～50mmol/L。BB 反映机体对酸碱紊乱时的缓冲能力。

4.标准碳酸氢盐(SB)

为 37℃,PCO₂ 纠正到 40mmHg 时全血中 HCO_3^- 的浓度。正常值为 22～27mmol/L。

5.实际碳酸氢盐(AB)

为全血中的 HCO_3^- 的实际含量,受代谢、呼吸的双重影响。正常值为 22～27mmol/L。

6.剩余碱(BE)

37℃时,PCO₂ 为 40mmHg,将全血 pH 滴定到 7.4 所需用的酸或碱的量。BE 是反映代谢性酸碱状态的重要指标。正常值为 ±3mmol/L。

7.氧分压(PO₂)

系血浆中物理溶解的氧分子产生的压力。正常值:动脉血氧分压(PaO_2)为 80～110mmHg,混合静脉血氧分压(PvO_2)为 40mmHg。对缺氧诊断有重要意义。

8.动脉血氧饱和度(SaO₂)

为血红蛋白结合氧的程度。正常值:大于 95%,静脉血为 64%～88%。

9.动脉血氧含量(CaO₂)

为血液实际结合氧量。正常值动脉血为 150～230mL/L,静脉血为 110～180mL/L。

10.二氧化碳总量(TCO₂)

指血浆中 HCO_3^-、H_2CO_3 和氨基酸中 CO_2 的总和,受呼吸、代谢双重因素的影响。正常值为 24～32mmol/L。

第二节　循环功能监测

一、心电图

(一)适应证

所有手术患者均应常规监测体表心电图;有创心电图根据条件及各自的特点针对性的应用。

(二)监测方法

1.体表心电图

三电极系统、改良三电极系统和五电极系统。

2.有创心电图包括

①食管心电图,监测房性心律失常和后壁缺血。②气管内心电图,监测小儿心脏手术中房性心律失常。③多用途肺动脉导管,监测房性、室性或房室结心律失常或传导阻滞。④心外膜心电图,心房和心室外膜的临时起搏导线可用作心电图电极,用于术后诊断复杂的传导问题和心律失常。

（三）临床意义

诊断心律失常、心肌缺血、传导异常、电解质紊乱。

（四）注意事项

（1）患者皮肤与电极应接触良好。清除部分过厚的角质层以防止阻抗过高。将电极放置在骨性标志明显处并避开肌肉以防止肌肉伪波。

（2）应使用氯化银电极以免不同电极间阻抗不匹配。不用针型电极，以免使用电刀中发生热损伤。

（3）电极和连接线应绝缘良好，静止不动，防止与脉搏氧饱和度线绞在一起造成信号放大，互相干扰。

（4）电过滤系统：监测模式（0.5～40Hz）去除了低频和高频伪波，但同时使 QRS 复合波以及 ST 段压低或抬高失真；而诊断模式（0.05～100Hz）可准确反映异常变化（如缺血），但是易受干扰。

（5）心电监测在无心脏疾病普通短小手术者可使用三电极心电图。而危重患者和心脏病患者应使用五电极心电图，并同时显示 2 个不同导联，如 II 导联和 V_5 导联，以监测 2 处不同的冠脉，以便心律失常和心肌缺血的诊断。

二、无创血压

（一）适应证

所有麻醉患者均应常规监测无创血压。

（二）监测方法

（1）经典的 Korotkoff 音的听诊。

（2）通过微机处理气囊内振荡的变化。

（3）通过超声束导引的测量肱动脉的频移。

（4）带有小气囊手指容积描记信号的变化。

（5）无创血压的测量是基于脉冲流原理。其中振荡法临床最常用。

（三）临床意义

（1）适用于大多数患者的血压监测。

（2）危重患者在建立有创血压监测前的血压测量。

（3）有创动脉压不准时提供参考。

（四）注意事项

（1）测量不够准确，尤其是在血压极高或极低时。

（2）只能间断测压，间隔时间可短至 1 分钟，间隔 1～2 分钟测压的时间不能过长，以避免气囊压迫造成的肢体损伤。

(3)无创血压均易出现误差,测得血压异常应重新测量才能确认。

三、有创血压

(一)适应证

临床上有创血压监测主要用于:①危重患者手术。②长时间、大手术。③术中可能大出血患者。④休克及循环功能不稳定患者。⑤心脏大血管手术。⑥心脏病患者非心脏手术。⑦高龄患者。

(二)监测方法

(1)监测原理:压力波的特性是一组复合性的周期性的正弦波。前 10 个波组成压力波。①频率反应:即信号的测量幅值与输入幅值之比,尽量接近 1 为宜。②共振频率:与管径呈正比,与管道长度的平方根、系统的顺应性的平方根和所充液体的密度成反比。③衰减系数:以 0.4～0.6 为宜,＜0.4 则衰减过少,＞0.6 则衰减过大。

(2)最常用桡动脉测压,另外还有股动脉、主动脉根部、腋动脉、肱动脉、尺动脉、足背动脉和胫前动脉。

(3)导管尖端的传感器:目前,已有尖端带传感器的导管。使用这种导管减少了伪波和错误,如三通、测压管道、管内气泡、血块等,具有高达 40Hz 的平坦频率反应,可以极其准确地测定血压。

(三)临床意义

1.动脉压波形

包含了许多关于患者血流动力学状态的信息。

2.心率和节律

通过压力波形判断心率准确可靠,可以避免由于电刀或起搏信号的干扰。

3.脉压

可以提供液体容量状态和瓣膜功能,致命性紧急情况如心脏压塞表现为狭窄的动脉波形。脉压突然增加可能是主动脉瓣关闭不全恶化的征象。

4.呼吸变化和容量状态

低血容量在正压通气时动脉收缩压下降明显,结合其他征象有助于确定诊断。

5.经中央动脉波形推断血流动力学指标定性评估

只要传感器质量可靠就可推断心脏收缩性、每搏量和血管阻力。在压力波的上升支可以大概推断心肌收缩力,每搏量可通过波形曲线下面积来估计。血管阻力可通过下降支上的重搏切迹高低来估测,切迹高则阻力高,切迹低则阻力低。

(四)注意事项

(1)桡动脉测压应做 Allen 试验,以免掌弓动脉供血不良造成手缺血坏死。

(2)缺血:桡动脉置管后缺血发生率很低。一组未行 Allen 试验患者中,桡动脉置管 1～7 天,虽然高达 25% 的患者发生血流异常,但均未发生缺血的不良后果。尽管如此,仍应严密监测远端的缺血体征。

(3)血栓:桡动脉置管形成血栓的概率很高,但一般没有不良后果,大多数患者桡动脉可再通。

(4)感染:行适当的消毒技术,桡动脉置管感染的概率很低,但股动脉置管的感染率较高。

(5)出血和血肿:无出血性疾病一般不会出血不止。动脉反复穿刺或拔出动脉穿刺针后应压迫至少 20 分钟,以防形成血肿。

(6)体外循环(CPB)之后即刻假性桡动脉血压过低:CPB 之后高达 72% 的患者桡动脉压力过低。可能原因是前臂血管由于复温而扩张,可能导致动静脉分流,或低血容量和血管收缩等导致测压不准确。无论怎样,一旦怀疑应立即进行中央动脉穿刺直接测压。

(7)有创压力监测错误来源:①低频传感器反应,测压管道系统中有气泡或部分血凝块等均可改变传感器的频率反应。②导管鞭打效应,导管尖端的移动,会产生明显的压力变动。此种伪波常见于肺动脉导管或左室导管,而周围动脉导管不会发生。③外周血管的共振,桡动脉收缩压较中央动脉高 20～50mmHg,这是由于左心室射血进入主动脉时多种复杂因素相互作用的结果。随着压力波前行其特性也随着动脉变窄、远端血管弹性组织的减少以及加上动脉波行进至动脉系统的远端的反射波而改变。④传感系统电学特性改变,0 电流对应 0 压力是通过传感器的惠斯登电桥实现的。0 点的漂移导致压力数值错误,但压力波形曲线不变。⑤传感器位置错误,平卧位时右心房应是参照位,当体位变动时应当同时调整传感器的位置至参照位,否则将出现低血压或高血压的假象。

四、中心静脉压

(一)适应证

①危重、高龄患者手术。②长时间、大手术。③术中需大量或快速输血、输液患者。④休克及循环功能不稳定患者。⑤心血管手术。⑥心脏病患者非心脏手术。

(二)监测方法

经颈内静脉、颈外静脉、锁骨下静脉、上臂静脉入路监测。

(三)临床意义

(1)中心静脉压(CVP)正常值为 5～15cmH_2O。CVP 降低主要反映右心室充盈不佳、血容量不足和血管扩张等;CVP 升高主要反映血容量过多、输液输血速度过多或过快、右心功能不全、纵隔受压、各种慢性肺部疾病、心脏压塞等。

(2)正常 CVP 波形由 a、c、v 3 个波和 X、Y 2 个降段组成。a 波代表心房收缩波,c 波代表三尖瓣关闭波,v 波代表心房充盈,X 降段为心房舒张,Y 降段为心室充盈早期、舒张期心房排空。当房室分离时出现异常的大炮 a 波,三尖瓣反流时出现异常 v 波。

(四)注意事项

(1)颈动脉疾病、新近已穿刺过颈静脉易有血栓形成危险、对侧膈肌功能障碍者、甲状腺肿大或颈前部手术史等情况应考虑对侧颈内静脉或用颈外静脉穿刺,但左颈内静脉穿刺易损伤胸导管和左头臂静脉。

(2)颈外静脉入路由于有静脉瓣,导丝不易通过。

(3)锁骨下静脉穿刺较其他入路深静脉穿刺引起气胸的概率高,一旦一侧穿刺不顺利,最好不做对侧锁骨下静脉穿刺以免双侧气胸而致命。

五、肺动脉压

(一)适应证

①心脏病:急性心肌梗死伴休克、心室功能不全者、严重缺血性心脏病、严重瓣膜性心脏病、术中需要起搏的患者、肺动脉高压等。②非心脏病情况:原因不明的低血压,多器官衰竭(脓毒症、休克、ARDS 或肾衰竭)。③外科某些手术可引起显著生理变化(如肝或肺移植或胸、腹主动脉瘤修补术)。

(二)监测方法

通过放置 Swan-Ganz 导管进行测压,所测压力包括肺动脉压(PAP)、肺毛细血管楔压(PCWP)、中心静脉压(CVP)。四腔 Swan-Ganz 导管可根据需要设定心排血量(CO);六腔 Swan-Ganz 导管可连接连续心排血量仪连续监测心排血量和混合静脉血氧饱和度(SvO_2),并可计算各种血流动力学衍生参数如体循环阻力、肺循环阻力、左右心室做功、心排血指数等。

Swan-Ganz 导管放置方法:①可在局部麻醉或全身麻醉后放置 Swan-Ganz 导管,但需心电图监测下置管。②使用 Seldinger 法,最佳入路经右颈内静脉穿刺,先放置鞘管,由鞘管放入 Swan-Ganz 导管。放入前肺动脉和中心静脉管腔用肝素盐水充盈(5U/mL)。③导管进入20cm,应显示 CVP 波形。此时,气囊注入 1～1.5mL 气体充气(患者应取平卧或头高 15°并右倾 15°的体位),然后继续推进导管 30～35cm 时,到达右心室,显示右心室压力波形,其特点是舒张压低。④继续推进导管直至显示肺动脉压力波形(40～45cm),其特点是舒张压较右心室压升高。⑤继续推进肺动脉导管直至显示肺毛细血管楔压(50～55cm)。气囊放气后应再次显示肺动脉压力波形;如果没有,应缓慢退管至再显示肺动脉波形为止。

(三)临床意义

评价容量状态、诊断右心衰竭和左心力衰竭、诊断肺动脉高压、评价瓣膜功能(三尖瓣、二尖瓣、肺动脉瓣)和早期缺血诊断。

(四)注意事项

(1)Swan-Ganz 导管通过心室进入肺动脉流出道时,可能发生心律失常,应备利多卡因。

(2)可能发生一过性右束支传导阻滞。对一度传导阻滞和左束支传导阻滞的患者,插入导管可产生完全心脏阻滞。应备好相应的药物(异丙肾上腺素),并准备安装起搏器的装置(体外经皮、经静脉起搏器、食管起搏或带起搏端口的肺动脉导管。

(3)气囊应缓慢充气,出现楔压波形时应停止充气,切勿持续充气,以免肺动脉破裂或梗死。当肺动脉导管到位时,应一直监测肺动脉压力,以便导管进入楔压位置需要退回。

(4)当患者近3个月安置永久性起搏器;或者需择期放置肺动脉导管,如在肺切除时;或者存在明显结构异常(Eisenmenger综合征)需要肺动脉导管时,应在荧光透视下进行肺动脉导管置管。

(5)切勿导管进入过长,以免发生导管盘结等严重后果。

(6)任何情况下,如需退 Swan-Ganz 导管,应先放出气囊内气体,方可退管,以免损伤三尖瓣及其他心内结构。

(7)严格无菌操作,以免感染。

六、心排血量

监测方法

1.温度稀释法

①经 Swan-Ganz 导管进行单次或连续心排血量监测。②在肺动脉导管的中心静脉压端口注入低于血液温度的生理盐水或5%葡萄糖注射液。肺动脉导管尖端的热敏电阻检测到温度差,并将其随时间积分,计算出心排血量。③潜在的误差原因如下。定标常数错误使计算值有误;注射容积少于预设容积会使测定值偏高;注射速度太慢会使测定值偏低;注射液的温度对测定心排血量的精确度并无显著影响。也可使用室温的注射液,除非计算机不能检测出深部温度与注射液的差异,这时应使用温度较低的液体;心内分流使温度稀释法测定的心排血量值有误差;呼吸影响心排血量测出值的可重复性和精确性,一般在呼气末测定。心排血量至少测量2次。某些监测仪可显示温度稀释曲线,上升迅速,衰减平缓。快速输液可影响中心温度测量值。④连续心排血量测定则不需注射生理盐水或5%葡萄糖注射液,而是导管前段有连续加热电阻,导管前端探测血液温度变化而计算心排血量。

2.Fick 法

使用氧耗和动静脉血氧含量差来测定心排血量。

3.染料稀释法

①需将无毒的染料(吲哚氰蓝绿)注入外周静脉循环中,然后采动脉血样测定染料浓度随时间的变化。②不需要肺动脉导管。③测定的次数受限,因为反复测定会增加染料的背景浓度。

4.超声多普勒

经肺动脉导管、气管、食管和胸骨上测定血流速度,从而获得心排血量,但是这些技术都存在准确度和精确度的问题。

5.超声心动图法

是应用高频超声波 2.5～10mHz 产生心脏及其周围结构的影像。手术中常用经食管进行超声心动图检查(TEE)。可获得肺动脉导管所提供的许多参数。同时也可获得肺动脉导管所没有的资料,如瓣膜功能、心脏收缩与舒张功能、局部室壁运动情况、心脏大小及心包检查。心内结构赘生物、肿瘤或血栓均可显示。超声心动图在间断评价心脏功能、心脏和心包病理学诊断方面有重要意义。

6.PiCCO 法

通过分析主动脉压力波形来估测心排血量。临床未广泛应用,准确性有待进一步证实。

7.NiCCO 法

通过呼出气二氧化碳来测定心排血量。临床未广泛应用,准确性有待进一步证实。

8.电阻抗法

应用 8 只电极分别安放在颈根部和剑突水平,根据生物电阻抗原理,测定胸部电阻抗变化,通过微机处理,计算心排血量,并可监测其他指标如胸腔液体指数、心肌收缩指数等。

第三节　麻醉深度监测

一、适应证

麻醉深度监测实际上是对麻醉所处的状态及其变化程度进行数字化评估,多用于气管内插管、全凭静脉麻醉、静-吸复合等全身麻醉,麻醉复苏期、区域阻滞辅助镇静麻醉等。

二、监测方法

1.临床体征和反应

(1)呼吸系统:①每分通气量,深麻醉降低,浅麻醉时增加。②呼吸类型和节律性,深麻醉时呼吸慢而规则,浅麻醉时呼吸浅快不规则。③浅麻醉时易呛咳,甚至支气管痉挛。呼吸系统变化主要受肌松药及呼吸疾病的影响。

(2)心血管系统:血压和心率一般随麻醉加深而下降(氯胺酮和环丙烷例外)。

(3)眼征:①瞳孔,麻醉过浅和过深均使瞳孔扩大,麻醉深度适当时瞳孔中等偏小,麻醉很深时瞳孔可变为椭圆形,瞳孔大小亦受麻醉性镇痛药和抗胆碱药的影响。②对光反射,浅麻醉时对光反射较明显,深麻醉时对光反射抑制。③眼球运动,浅麻醉下有眼球运动,深麻醉下眼球固定。④流泪,浅麻醉下疼痛及呼吸道刺激可引起流泪反射,泪多溢出眼眶。

(4)皮肤体征:浅麻醉时交感神经兴奋引起出汗,部位以颜面和手掌多见。抗胆碱药、环境温度、湿度均与出汗有关。

(5)消化道体征:①吞咽和呕吐,吸入麻醉较浅时可发生吞咽和呕吐,随麻醉加深逐渐受抑制。②肠鸣音随麻醉加深而进行性抑制。③唾液及其他分泌物随麻醉加深而进行性抑制。消化道体征受肌松药、消化道疾病、抗胆碱药、自主神经系统疾病的影响。

(6)骨骼肌反应:患者对手术刺激是否有体动反应是麻醉是否合适的重要指征。大部分麻醉药使肌张力下降,但甲己炔巴比妥可引起一过性肌紧张,且某些药物(如氯胺酮、大剂量芬太尼)可使肌张力增高。

(7)PRST 评分:Evans 提出的 PRST(P:血压,R:心率,S:出汗,T:流泪)评分系统反映麻醉深浅,5～8 分为麻醉过浅,2～4 分为浅麻醉但仍合适,0～1 分为麻醉合适或过深。

2.麻醉深度仪器监测

(1)容积描记图:①指端容积描记图测定外周血管舒缩。浅麻醉时应激反应增强,外周血管收缩,容积描记图波幅下降;深麻醉时则相反。②耳垂容积描记图,不反映应激性刺激,适于监测全身循环状态。

(2)眼球微震颤:麻醉状态下震颤的频率和幅度降低。

(3)额肌电:受肌松药的抑制,在未用肌松药的情况下额肌电波幅在 7～12U 为深麻醉,25～30U 为浅麻醉,＞30U 为麻醉过浅,觉醒时＞40U。额肌电是判断麻醉深度的一项指标,尤其对判断麻醉过浅更为可靠。

(4)皮肤电阻:应激反应时交感神经兴奋,皮肤电阻迅速下降,以此来反映麻醉深度的变化,但其可靠性较差。

(5)食管下段收缩性(LEC):与手术刺激强度密切相关,刺激越强,LEC 就越大、越多。其影响因素有:①个体差异,部分患者变化很小或测不出。②食管疾病。③抗胆碱药和平滑肌松弛药可使 LEC 变小或消失。

(6)呼吸性窦性心律不齐(RSA):RSA 能反映麻醉深度并与苏醒程度相关,RSA 显著增大,且早于 86% 的自发性食管下段收缩变化。

(7)手指动脉压:浅麻醉血管收缩时手指比上臂的收缩压高约 7mmHg(0.93kPa),有时高达 20～40mmHg(2.67～5.33kPa),舒张压低 9～10mmHg(1.20～1.33kPa),深麻醉血管舒张时相反。

(8)视网膜电流图:研究发现兔的视网膜电流图的 DI 高峰潜伏期与吸入麻醉药浓度和低氧血症相关。但其用于麻醉深度监测的可靠性、精确性和实用性均有待进一步研究。

(9)脑电图(EEG):①原始 EEG 通过分析脑电图的频率和幅度,判断中枢的功能状态,但其影响因素较多,对不同药物反应不一,且不易定量,应用受限,麻醉深时以 δ 波为主,波幅低,频率减慢;苏醒则 θ、α、β、γ 波增加,波幅增高,频率加快。全身麻醉期间可能发生麻醉中知晓,Vickers(1987)将麻醉深度不够分成 2 个等级:回忆和觉醒状态。回忆或保持记忆是患者能回忆麻醉下发生的事情,知晓相当于记忆。对麻醉医师来说,接受此可能发生的事实是防止麻醉中知晓的前提。麻醉中知晓表现为显性记忆和隐性记忆 2 种形式。清醒状态下,隐性记忆的患者不能回忆起术中发生的一些事情,而显性记忆的患者能回忆起术中知觉。术中保持清醒并能记住医护人员的对话或不愉快的体验是显性记忆;清醒状态下不能记起术中发生的事情但在心理学试验如催眠等诱导下,患者能回忆起术中知觉是隐性记忆。影响 EEG 的因素很多,不能准确反映麻醉深度,其实用性受到限制。②量化的 EEG 如双频指数(BIS)、边缘频率(SEF)、中间频率(MF)等,其中 BIS 是唯一通过美国 FDA 的麻醉深度监测指标,用 100～0 分度表示,0 为等电位,100 为清醒,数字减少表示大脑皮质抑制程度加深,100～85 为正常状态,85～65 为镇静状态,65～40 为麻醉状态,＜40 脑电可能呈现爆发抑制。BIS 可用来测定药物的镇静和催眠作用,BIS 值越小,镇静程度越深,两者相关性好;BIS 与吸入麻醉药之间存在线性相关。但 BIS 监测阿片类镇痛药的镇静程度效果较差,也不能有效地反映氯胺酮的镇静、镇痛水平。BIS 的操作方法是按国际标准安放 3 个电极:记录电极(FP_1-F_8、FP_2-F_7)及参考电极(F_2)。

(10)诱发电位:分为体感、视觉、听觉、脑干诱发电位,认为对麻醉深度判断较有价值的为听觉诱发电位(AEP),尤其是中潜伏期听觉诱发电位(MLAEP)。随镇静程度的加深,诱发电位的潜伏期延长,波幅减小。听觉诱发电位指数(AEPindex 或 AEPI)是由 MLAEP 波形每 2 个连续 0.56 毫秒节段之间的绝对差平方根的和计算而来,可反映 AEP 波形形态,用 100～0 数值直接反映麻醉深度,100～60 为清醒状态,60～40 为睡眠状态,40～30 为浅麻醉状态,30～20 为临床麻醉状态,10 以下为深麻醉。AEPI 操作方法简单,将 3 个电极分别贴在前额正中(正极)、前额偏左(参考对照电极)及左耳后乳突(负极),接上导线;戴上耳机或耳塞,给双耳以 70dB/5.9Hz 或 65dB/9Hz 的刺激,持续时间 0.5～1 毫秒。每 2～6 秒 AEPI 数据变化显示 1 次,医师可迅速获得患者当时的 AEPI。丹麦 Danmeter 公司的 A-Line 麻醉深度监测仪荧屏显示数值和趋势线图,也可进行事件标记;同时有肌电和 EEG 爆发抑制监测显示,以判别干扰情况。A-line 监测仪应用外因输入的自动回归(ARX)模式监测出的指数,又称 AAI。

(11)心率变异性(HRV):HRV 是指逐次心搏间期之间的微小差异,产生于自主神经系统对心脏窦房节自律性的调制。HRV 不受肌电信号的影响,间接地反映中枢神经系统对心率的影响,其监测镇静程度较脑电频谱分析的结果可靠。正常人 HRV 频谱图由低频(LF)、中频(MF)、高频(HF)3 个频峰组成。HF(高频段,频段在 0.15～0.5Hz,谱峰在 0.25Hz 左右)主要受副交感神经调节,与呼吸性节律有关,是副交感神经活性的指标;LF(低频段,频段低于 0.15Hz,谱峰在 0.1Hz 左右)与交感神经、副交感神经对心脏自律性的调制及外周压力反射有关,它包含交感和副交感神经的共同作用;LF 与 HF 的比值(LF/HF)是反映交感、副交感活性的均衡性的定量指标,其正常值为(3.6±0.7)。

三、临床意义

(1)准确监测麻醉深度可防止麻醉过浅,避免患者术中知晓。

(2)准确监测麻醉深度可有效调控术中麻醉用药,预防麻醉过深所致术后苏醒延长及其并发症,使患者迅速康复。

(3)可根据监测情况掌握患者间的个体差异、复合用药及手术刺激强度造成的影响,合理调节麻醉剂量,使得患者平稳度过麻醉围术期。

（4）根据监测的情况，了解患者苏醒的过程，预测苏醒的时间，并确定适当的时机。

（5）应用最适宜剂量麻醉催眠药获得最佳催眠效果，达到需要的镇静水平。

四、注意事项

目前临床已采用多种方法监测麻醉深度，但尚未见有任何一种方法或监测技术能够在各种条件下完全准确地显示麻醉深度，各种监测参数只能反映部分麻醉成分的变化程度。在临床应用中应选择综合方法，应用多种指标，尽可能减少单一监测方法的影响因素，并结合临床实际情况，进行麻醉深度判断，从而维持适当深度的麻醉。

第四节　麻醉气体浓度监测

一、常用吸入麻醉药的监测

（一）药理学

1.吸入麻醉药的分类

（1）根据吸入麻醉药在常温常压下状态分类：可分为挥发性吸入麻醉药和气体吸入麻醉药。挥发性吸入麻醉药又分为3类：①烃基醚，如乙醚、双乙烯醚、乙基乙烯醚等。②卤代烃基烷，如甲氧氟烷、恩氟烷、异氟烷、七氟烷、地氟烷等。③卤烃，如氟烷、三氯乙烯、氯仿等。气体吸入麻醉药常见的有氧化亚氮、环丙烷、乙烷等。

（2）临床上根据血/气分配系数的不同分类：将吸入麻醉药分为3类。①易溶性：乙醚、甲氧氟烷。②中等溶解度：氟烷、恩氟烷、异氟烷。③难溶性：氧化亚氮、地氟烷、七氟烷。

2.吸入麻醉药的吸收、分布和清除

与药动学有关，了解其规律有助于指导临床应用。吸入麻醉的麻醉深度取决于脑组织中吸入麻醉药的浓度、吸入麻醉药的血溶解度（血/气分配系数）、组织溶解度（组织/血分配系数）及循环状况等是影响其吸收和分布的主要因素。

（1）吸收和分布：①吸入麻醉药向肺泡内的输送，肺泡内吸入麻醉药的分压直接影响脑内分压，可作为麻醉深度和中止麻醉后清醒的指标，并可用来测定最低肺泡有效浓度。吸入浓度和肺泡通气量决定麻醉药向肺泡内的输送，吸入浓度越高，肺泡麻醉药浓度上升越快；每分通气量增加，肺泡内吸入的浓度迅速增加。②肺循环血液对吸入麻醉药的摄取取决于吸入麻醉药在血中的溶解度、心排血量和肺泡-静脉血麻醉药分压差。③组织对吸入麻醉药的摄取取决于吸入麻醉药在组织中的溶解度、组织的血流量和动脉血-组织间的吸入麻醉药分压差。

（2）清除：常用的吸入麻醉药大部分通过肺呼出而被清除；小部分在体内进行生物转化，主要通过肝微粒体酶进行氧化、还原、水解和结合，最终被排出体外；还有极少量经手术创面、皮肤、尿排出。麻醉时间的长短、肺通气/血流比值以及分压差的大小也都会影响吸入麻醉药的清除。

3.吸入麻醉药的临床评价

临床上主要根据以下 7 个方面进行吸入麻醉药的性能比较。

(1)麻醉可控性:与血/气分配系数有关。

(2)麻醉强度:与油/气分配系数有关,该系数越大,则最低肺泡有效浓度(MAC)越小,麻醉强度越大。

(3)对心血管的抑制作用:强效吸入麻醉药有减弱心肌收缩力的作用。

(4)对呼吸的影响:强效吸入麻醉药存在剂量相关性呼吸抑制作用,以氟烷最明显。

(5)对运动终板的影响:吸入麻醉药在麻醉达到一定深度时均能产生不同程度的肌肉松弛作用,并延长非去极化肌松药的作用时间,以恩氟烷、异氟烷最为显著。

(6)颅内压和脑电图的改变:吸入麻醉药可增加颅内压,尤其在快速增加麻醉药浓度后(一般＞1MAC)更为明显,与巴比妥类药物或丙泊酚等静脉麻醉药合用可减少此不良反应。恩氟烷可引起痉挛性脑电图。

(7)体内代谢:所有吸入麻醉药均有一部分由体内(肝、肾、肺及其他脏器),特别是由肝脏的细胞色素 P_{450} 系氧化还原酶代谢,代谢产物的一部分经生物转化后排泄,其中的某些成分可以损害肝、肾功能。

(二)适应证

适用于全身麻醉诱导期、维持期及苏醒期。

(三)监测方法

1.标准挥发罐吸入浓度

挥发罐实时开启刻度,即此时吸入麻醉药的吸入浓度,其挥发程度与氧流量具有一定的关系。

2.吸入和呼气末浓度

挥发性麻醉药吸入浓度和呼气末浓度可在患者人工通气的呼吸机上测定出麻醉回路内的浓度。吸入或呼气末浓度要达到平衡需一定的时间,此种浓度通常需特殊仪器检测,如美国 Omeda-Datex Ultima 监测仪等。

3.MAC

系直接测量呼出气中药物浓度,简便易行,能辅助判断麻醉深度。许多因素可以影响 MAC。使 MAC 降低,麻醉药效力增强;使 MAC 增加,则麻醉药效力下降、应增加吸入麻醉药的浓度。此外,当 MAC 不变时,随着手术刺激的变化,麻醉深度也随之变化。

4.MAC 新概念

在临床麻醉过程中,外科刺激开始之前声门暴露和气管内插管的刺激强度常大于手术切口的强度,要缓和并控制这种刺激常需要吸入高浓度的麻醉药。为此,Yikaitio 等提出气管插管 MAC(MAC-EI)。MAC-EI$_{50}$ 是指吸入麻醉药使 50％ 的患者在喉镜暴露声门时,容易显示会厌和声门,声带松弛不动,以及气管插管前或后不发生肢体活动所需要的呼气末的麻醉药浓度;而MAC-EI$_{95}$是指吸入麻醉药使95％患者达到气管内插管指标的呼气末麻醉药浓度。至于抑制交感肾上腺素应激反应的MAC(MAC-BAR)是Reigen等(1981)提出的。MAC-BAR$_{50}$是指结合年龄调整麻醉药浓度后,使50％患者在手术切皮时不发生交感、肾上腺素等内分泌应激反应所需要的肺泡内吸入麻醉药浓度;而MAC-BAR$_{95}$则为使95％患者不发生此类应激反应。

(四)注意事项

(1)将呼气末吸入麻醉药浓度折算成相应的麻醉药MAC系数,可较精确地了解麻醉浓度和患者苏醒时间。

(2)主要测定氟烷等回路中的浓度,系红外线光谱吸入原理,所用红外线波长为$3.3\mu m$。

(3)在低流量麻醉时新鲜气体中挥发性麻醉药的浓度应比在高流量时高,若从低流量变为高流量时,挥发性麻醉药的新鲜气体浓度没有降低以匹配流量的变化,则系统中的麻醉药物的浓度会很快上升。反之,在降低新鲜气体流量时,未相应地提高吸入麻醉药物的浓度也有低剂量的危险。

(4)氧化亚氮浓度测定主要采用红外线吸收法,所用红外线波长为$3.9\mu m$。在低流量麻醉中,通过测定氧化亚氮浓度可观察到外来气体聚集现象。因外来气体的混入可使氧化亚氮浓度明显下降,此时可提高新鲜气体流量进行排冲,将外来气体排出系统,使氧化亚氮浓度上升到额定值。

二、氙气吸入麻醉的监测

(一)药理学

1.药理学特性

①高度的化学稳定性。②不会与手术材料发生反应。③不燃不爆。④在血液和组织液中的溶解度小。⑤无代谢产物。⑥组织器官毒性小。⑦在空腔器官聚集小于氧化亚氮。

2.麻醉特点

①麻醉效能高。②诱导和苏醒迅速。③具有镇痛效应。④对心功能无明显影响,血流动力学稳定。⑤不影响肺胸顺应性,对呼吸道无刺激性。

(二)监测方法

(1)麻醉诱导期必须首先用高流量的纯氧洗出机体组织内的氮气,时间至少持续5分钟,同时静脉使用芬太尼、丙泊酚和肌松药。气管内插管后,将气管与麻醉气体输送系统连接,1.5分钟后使其浓度达到40％～45％的镇静催眠浓度,8分钟后将浓度提高到60％～70％,手术切皮前追加适量芬太尼。

(2)在麻醉期间,全程监测氧浓度,逐渐调节合理的浓度,维持良好的麻醉深度。

(三)注意事项

(1)对中枢神经系统的作用表现为兴奋和抑制双重作用,其中枢抑制作用强于氧化亚氮;

吸入浓度大于60%时,可使脑血流增加,禁用于颅内高压患者。

(2)对心肌收缩性无影响,其镇痛作用使应激反应降低,有利于心血管稳定,减少术中镇痛药用量。

(3)对呼吸道无刺激性,对胸、肺的顺应性影响小,用于老年及慢性肺部疾病的患者具有一定的优越性。

(4)对肝、肾功能无明显影响,因能潴留于空腔器官、肠腔及脂肪组织中,肠梗阻患者禁止使用。

三、气体浓度的监测

(一)适应证

①各种原因引起的呼吸功能不全。②ICU中施行机械通气的患者。③严重休克、心力衰竭和肺梗死患者。④心肺复苏期间。⑤证明气管导管的位置正确与否。⑥指导麻醉机与呼吸通气量的调节。

(二)监测方法

1.气体采样

可分为主流型和旁流型。主流型,是在气体浓度测量方法中,将测量传感器直接放置在麻醉系统的气路中。其优点是反应速度快且准确性高;缺点是传感器的质量可能导致气管导管移位而危及正常通气。此外,主流型不能用于自主呼吸的患者,如呼吸道接收器的无效腔太大也会影响测量结果。旁流型即从麻醉系统中吸引出的试样气体通过一个软管导入分离的测量仪器。采样器包括呼吸道连接管、采样管和储水瓶。此方法需考虑系统内气体浓度的变化与测量值在测量仪上显示的时间有一个延时过程。

2.测定方法

(1)红外线法:是最常用测定方法。二氧化碳能吸收波长4.3μm的红外线,将气体送入测试室,一侧用红外线照射,另一侧用一传感器测出所接受红外线的衰减程度,其衰减程度与二氧化碳浓度成正比。

(2)质谱仪法:特点是可同时监测患者呼出气中各种成分和含量,包括氧、二氧化碳及其他挥发性麻醉药浓度,且反应快,能连续反映呼出气中各种气体的浓度变化,所需气体样本量较少,但仪器价格昂贵。

(3)比色法:以探测器的色泽变化来判断。当有胃液或其他酸性物质接触后探测器上色泽不能复原,其精确性还需接受考验。

(三)临床意义

①监测通气功能。②维持正常通气。③确定气管的位置。④及时发现呼吸机的机械故障。⑤调节呼吸机参数和指导呼吸机的撤除。⑥监测体内二氧化碳产量的变化。⑦了解肺泡无效腔量及肺血流量的变化。⑧监测循环功能。

(四)注意事项

(1)吸入氧气浓度(FiO_2)是保证人体氧供的第一需求,所有气管插管患者均需持续测定氧浓度。重症监护室内机械通气的患者,FiO_2 由呼吸机设置而恒定;麻醉期间机械通气时由于部分的重复吸入而 FiO_2 有轻微变化。FiO_2 在低流量供气,如用一般面罩或鼻导管给氧时,难以确定,但可根据流速和装置构造估计,如鼻导管供氧,流速为 2L/min 时,$FiO_2 \approx 0.28$;4L/min时,$FiO_2 \approx 0.36$;6L/min 时,$FiO_2 \approx 0.44$;面罩流速 8L/min 时,$FiO_2 \approx 0.6$;带有储气囊且密封良好的面罩流速为 10~15L/min 时,FiO_2 可达 0.8 或更大。必要时可对低流量供氧者置入一条鼻咽导管抽取样气,测量其 FiO_2。

(2)动脉血二氧化碳分压($PaCO_2$)是每分通气量(V_E)是否有效的标尺,有 2 倍 V_E 时 $PaCO_2$ 降低一半,而 $1/2V_E$ 时 $PaCO_2$ 可上升 2 倍。

(3)二氧化碳的产量、肺泡通气量和肺血流灌注量三者共同影响肺泡二氧化碳浓度或分压,二氧化碳的弥散能力强,极易从肺毛细血管进入肺泡内,肺泡和动脉血二氧化碳很快完全平衡。在全身麻醉期间二氧化碳分钟生成量可降到基础水平的 80%。

(4)呼气末二氧化碳浓度或分压($PETCO_2$)不仅可监测通气也可反映循环功能和肺血流情况。其影响因素有二氧化碳产量、肺换气量、肺血流灌注及机械故障 4 个方面,在临床分析时应综合考虑。

第八章　围麻醉期并发症的处理

第一节　麻醉中循环系统并发症的防治

麻醉科医师重要的临床技能之一是对血流动力学不稳定患者的认识、诊断和处理。血压过高或低血压,脉压<20mmHg者,称为脉压减小。脉压减少者伴有速脉和心排血量降低所致的细脉。采取各种手段尽可能使麻醉期间循环系统功能维持稳定是麻醉科医师的责任。

一、麻醉期间血压过高的防治

围术期高血压的发生率占30%~60%。心脏和非心脏手术围术期高血压可引起严重并发症,给患者带来危险,一是心肌氧耗增加,引起心律失常,心肌缺血缺氧,甚者心肌梗死、心力衰竭;二是脑血管意外;三是出血量增加;四是肾衰竭,积极有效地治疗围术期高血压,可减少这些并发症。

(一)原因

麻醉期间血压升高与麻醉有关的因素如下。

(1)全麻诱导不当,患者兴奋。

(2)气管内插管反应:血压正常患者气管插管后SBP可升高25mmHg,原有高血压患者则可升高50mmHg之多,个别甚可升到200mmHg(SBP)以上。

(3)麻醉过浅,镇痛不全,血压升高。

(4)麻醉药的不良反应:用有升高血压作用的麻醉药,如氯胺酮、NLA等。

(5)血管收缩药的作用,如药液中加入肾上腺素。

(6)升压药使用不当,单次注入量过大,或输注速度过快,或对升压药极度敏感,均可使血压急剧升高。

(7)缺氧和二氧化碳积蓄:轻度缺氧,可兴奋化学感受器而使血压升高。但严重缺氧则抑制循环。麻醉中气道不通畅,镇痛药和全麻药对呼吸中枢的抑制,气管内插管操作时间过长,呼吸管理不当及钠石灰性能不好等,均可使二氧化碳蓄积。当$PaCO_2$升高时,通过主动脉、颈动脉的化学感受器,可反射性地兴奋延髓心血管中枢,使心率加快,心肌收缩增强,因而血压升高。但外周血管扩张。

(8)手术刺激,特别是手术刺激强烈时,麻醉较浅的情况下血压升高,心率增快。

(9)颅内压升高和颅内手术,均可出现血压升高。或术中牵拉额叶或刺激第V、IX、X对脑神经时,血压升高或心率减慢。

(10)过度头低位,使颈静脉回流受阻,使颅内压升高,引起血压增高。

(11)大量快速输血补液,使血压升高。

(12)儿茶酚胺大量分泌:嗜铬细胞瘤患者,术中刺激或挤压肿瘤、术前翻动患者及叩击腰部等,可使儿茶酚胺大量释放入血,出现血压剧烈升高。

(13)交感神经兴奋,如甲状腺功能亢进。

(14)CPB转流中流量过大,或外周血管阻力增高。CPB中时间越长,发生高血压的可能性越大,高血压的程度越严重。明显影响组织器官的灌注,影响心肌保护和脑保护的效果。当MAP>100mmHg时,可能并发脑出血。

(二)危害

10%～50%手术患者出现高血压,对患者的危害很大。

(1)使心肌做功和耗氧增加,麻醉期间血压升高对缺血性心脏病患者威胁大。

(2)心力衰竭:增加心脏后负荷,可导致左心急性衰竭和急性肺水肿。

(3)脑血管意外:原有高血压、动脉硬化、脑血管异常或颅内动脉瘤患者,当血压急剧升高,SP>200mmHg时,易发生脑血管破裂。

(三)防治

首先要加强监测,预防围术期高血压,除急症外,择期手术应在高血压得到治疗后施行。术前抗高血压药用到手术时为止。要辨明围术期高血压病因,并做相应处理。药物控制手术中高血压的方法如下。

1.硝普钠

$1～2.5\mu g/(kg \cdot min)$输注,根据血压反应,每隔$5～15$分钟逐渐增减剂量。降压效应迅速,停止输注后,$3～5$分钟内作用消失,用药过程中监测血压,以输注滴数将血压控制在所需求的范围内。

2.硝酸甘油

常选0.01%药液,以$5～10\mu g/(kg \cdot min)$输注,逐渐增加剂量。作用迅速,使冠脉扩张,降低心室前、后负荷,将血压控制在所需求的范围内,停药后数分钟内作用即消失,不良反应少,不良反应有心率增快、面红、头痛、呕吐等。

3.硝苯地平

缓释片$10～20$mg舌下含服,$5～10$分钟血压下降,作用可维持$4～6$h小时或$5～15\mu g/kg$,静脉注射,可治疗轻型的急性高血压。

4.尼卡地平

先$0.4～0.5$mg加NS 10mL稀释后缓慢静脉注射,后$2～4$mg/h持续输注,为一短效的钙离子通道阻滞剂,作用时间$8～10$分钟,为控制术后高血压的理想药物。

5.乌拉地尔

25mg 缓慢静脉注射,间隔 2 分钟可重复 1 次。或 $0.5\sim1mg/(kg \cdot min)$ 输注。

6.艾司洛尔

$250\sim500\mu g/(kg \cdot min)$ 输注,或 $0.5mg/kg$ 负荷量缓慢(>1 分钟)静脉注射,继之输注 $300\mu g/(kg \cdot min)$ 控制高血压。

二、麻醉期间血压过低的防治

(一)原因

麻醉中血流动力学不稳定患者的最常见的临床表现是低血压,其原因如下。

1.低血容量

失血或失液过多是低血压的最常见原因。即血容量不足,引起血压下降。

2.脊椎麻醉

由于交感神经的节前纤维被阻滞区的血管扩张。

3.全麻过深

抑制循环,导致血压下降。

4.治疗药物的不良反应

如氯丙嗪的 α 受体阻滞作用。

5.手术刺激到大血管

如胸腔或心脏手术中,直接压迫心脏和大血管,常使血压急剧下降。

6.仰卧位综合征

巨大的妊娠子宫或腹内肿瘤压迫下腔静脉,阻碍静脉回流而致血压下降。

7.直立性低血压

坐位或头高足低位时,或患者从卧位转变为立位或坐位,或俯卧位时,也可阻碍静脉回流而致血压下降。

8.输错血型

溶血反应伴发严重低血压,并发展成溶血性休克。输血过敏反应、血液污染也并发严重低血压。过敏反应,尤以输入污染血液为显著,可发生严重中毒性休克。

9.药物过敏性休克

常见于:①全麻药硫喷妥钠、美索比妥、丙泮尼地和安泰酮。②戈拉碘铵、琥珀胆碱、筒箭毒碱或泮库溴铵。③普鲁卡因。④右旋糖酐等可致敏。重者全身血管扩张,毛细血管通透性增加,大量液体渗入组织间隙,血压下降,甚至发生过敏性休克。

10.过度通气或气道压力过高

引起胸膜腔内压增高,静脉回心血量减少,致心排血量降低而出现低血压。PEEP$>$ $10cmH_2O$ 的影响,比 IPPV 更为明显。对心血管代偿功能欠佳,低血容量,交感神经张力减低的患者,及使用神经节阻滞药和全麻时,更易发生血压下降。

11.严重的缺氧和二氧化碳潴留

抑制循环,血管扩张使血压下降。

12.内脏牵拉反应

腹部手术操作牵拉内脏、腹膜和手术直接刺激迷走神经等,均可反射性出现低血压。尤其胆囊、胆道和胃手术等。

13.化学感受器反射

颈动脉窦化学感受器和主动脉压力感受器受刺激,反射性引起低血压。

14.迷走神经反射

大关节锤击和骨膜剥离的刺激,反射性引起低血压。

15.休克

术前已有中毒性、低血容量性、或其他原因引起的休克,麻醉与手术因素可加重休克。特别是化脓性胆总管炎伴感染性休克,腹膜炎、肠梗阻及各种创伤性休克,对麻醉和手术耐受性很差,如处理失当,可加重休克。

16.低血糖

患者在低血糖时,血压也降低,称为低血糖性休克。

17.肾上腺皮质功能衰竭和血内儿茶酚胺不足

术前因肾上腺疾病,或长期服用大量激素时,肾上腺皮质趋于萎缩和功能减退,对麻醉和手术的应激反应较差,易致低血压。嗜铬细胞瘤在手术摘除后,血中儿茶酚胺突然降低,血压急剧下降。

18.心血管疾病

冠心病、风心病伴瓣膜狭窄和关闭不全、先心病、老年患者,其心功能在Ⅱ级以上者,心脏储备功能不足,循环系统代偿能力减弱,因而对麻醉、手术创伤、失血的耐受性差,麻醉中易发生严重低血压,甚至心源性休克或心力衰竭。心肌梗死、心脏压塞、严重心律失常、气胸、空气栓塞、肺栓塞及心内直视手术后低心排综合征等,都是低血压的原因。

19.肌松药的不良反应

筒箭毒碱用后,释放组胺,阻断神经冲动的传导,引起血压下降。

20.水及电解质和酸碱失衡

①术前脱水很常见,等渗性脱水又是临床上常见的一种脱水类型,细胞外液量减少、血容量减少和血液浓缩,导致血压下降。或患者麻醉前处在代偿期而无明显低血压,但麻醉时血压可急剧下降。②低渗性脱水少见,由于水分的重新分布,使细胞外液容量不足,从而血压下降。③酸血症患者,H^+ 的增加,对心肌产生抑制作用,使外周血管平滑肌的反应性减弱。当发生严重酸血症时(pH<7.2),出现明显心肌抑制,心排血量可减少 50% 以上,伴低钾血症,诱发心律失常,影响循环的稳定。第 3 间隙体液的潴留,使功能性细胞外液减少,血压下降。如弥漫性腹膜炎患者的腹膜明显肿胀时,潴留液体可达 1500mL 以上。

（二）危害

引起心、脑、肾等重要器官血供和灌注不足,导致继发性缺血损害。如脑缺氧、脑血管栓塞、昏迷;心律失常、心肌梗死、心搏骤停;肺栓塞,休克肺;肝衰竭;肾衰竭;凝血机制障碍,DIC 等。

（三）防治

主要是预防低血压。迅速诊断和及时处理。

三、麻醉期间维持循环稳定的措施

1.维持血容量

适当的输血输液以恢复前负荷,是处理不稳定血流动力学最重要而简单的临床技巧之一。

(1)血容量不过多:血流动力学不稳定患者的治疗首先要恢复正常的脑或冠脉灌注,但要防止输液过负荷,轻者出现高血压。重者诱发肺水肿、右心衰竭。

(2)血容量不过少:血容量是否补足,要结合病情、CVP、PGWP 和 LAP 的监测结果,结合尿量和比重来评估。血容量未补足的确诊方法:①CVP<10cmH$_2$O,特别 0～5cmH$_2$O 时,多表示血容量未补足;>15cmH$_2$O 为输血输液过荷,或右心功能不全等。②休克指数=脉率÷收缩压=0.5。当为 0.5 时,血容量正常;如为 1,血容量未补足 20%～30%;>1 时,血容量未补足达 30%～50%。即>0.5 或 1 即提示血容量未补足。③血压脉率差=收缩压－脉率=正数(>10);若为－20～－10,表示血容量未补足。④倾斜试验。患者仰卧,若将上半身逐渐抬高 30°,脉搏>30/min,表示血容量不足;若脉搏增速<25/min,血容量已补足。⑤抬腿试验。患者平卧,将两腿抬举至 90°,若血压会明显上升,说明血容量不足。

2.维持正常血压的措施

确保脑、冠脉和肾等重要器官灌注的需要,血压控制在最低生理值以上是必要的,维持的措施如下。

(1)补充血容量。

(2)血管加压药:当血压低至足以使心、脑和肾等重要脏器的灌注发生危险时,在补充血容量的同时,应用升压药,使收缩压上升至 80mmHg。因术中大出血使血压剧降时,可边加压输血边用升压药升压,保护重要脏器,以挽救生命。高排低阻型感染性休克,血容量丢失有限,以升压药支持心功能,提升血压。

(3)纠正酸中毒:在纠正低血容量、恢复组织灌注的同时,纠正代谢性酸中毒。当 pH<7.2 时,可补充碳酸氢盐。保证气道通畅和充分供氧,凡麻醉后患者、过分镇静患者、胸部创伤患者和严重原发性肺病患者均要机械通气支持呼吸。

3.控制心律失常

酸中毒伴有低血钾,导致心律失常。严重心律失常可致心排血量降低,血压下降。针对心律失常去除诱因,保证通气和吸氧的同时,给予抗心律失常药以纠正心律失常。

4.支持心功能

应用洋地黄和多巴胺等药支持心肌功能。

5.改善微循环

治疗血流动力学不稳定时支持心功能的目标是维持足够的心、脑、肾和肠道的灌注,达到改善微循环的目的。改善微循环方法:①激素。②血管扩张药,硝酸甘油、硝普钠和尼卡地平等,连续输注可增加组织灌注量。③右旋糖酐-40,用量不要过大。

6.调控麻醉深度适宜

调节麻醉深浅适宜可维持循环稳定。

(1)麻醉深度适宜:麻醉的深度既要避免过深而发生对循环抑制;也要防止麻醉过浅、镇痛不全、体内应激反应性增高等对循环的干扰。

(2)抑制应激反应:预防或减少麻醉应激性反应非常必要,应激性反应是机体下丘脑和两个传出系统(交感和内分泌)介导的一种生理反应,过度的应激性反应可导致一系列病理生理改变,而产生各种并发症,威胁患者的生命安全。应激性反应主要是指循环的紊乱,血压升高、心率增快及心律失常等。

(3)最理想的麻醉深度:麻醉深度的调节因人而异,以个体化选用不同的麻药。取得该患者最理想的麻醉深度。

7.加强呼吸管理

对于血流动力学不稳定的治疗措施之一就是加强呼吸管理,做到:①预防各种因素所致的呼吸抑制。②保持气道通畅。③保持足够的肺泡通气量,充分给氧。避免 PaO_2 降低及 $PaCO_2$ 增加,麻醉中维持呼吸功能的正常是对循环功能及中枢功能的重要支持。

第二节　麻醉中呼吸系统并发症的防治

一、麻醉中呃逆的防治

(一)原因

呃逆是膈神经受到刺激后所引起膈肌痉挛的一种表现。为全麻或硬膜外麻醉上腹部手术中的常见并发症。其原因如下。

1.胃反射性刺激

胃胀气或胃扩张时引起内在的反射性刺激。

2.手术操作反射性刺激

全麻减浅时,手术操作刺激,或牵拉内脏时的反射刺激,或肠系膜受外来刺激,引起迷走神经和内脏神经丛传入冲动,反射性引起呃逆。

3.高碳酸血症

伴有高碳酸血症时,如脑炎、尿毒症及酒精中毒的呃逆发生率最高。

（二）危害

麻醉中呃逆引起膈肌间断性痉挛，对肺泡通气量有影响和妨碍，对呼吸影响大；又影响手术操作的进行，增加了耗氧量，必须预防和处理呃逆。

（三）防治

麻醉期间的呃逆，应积极处理。

1.膈神经封闭

在胸锁乳突肌后缘上 2/3～下 1/3 交界处，用 1％～2％普鲁卡因 5～8mL，封闭颈交感迷走神经总干和膈神经。可使呃逆征象减轻或消失。此法在全麻时很少用。

2.加深麻醉

过度换气。

3.减浅麻醉

麻醉减浅后患者即已清醒，吸痰管刺激咽腔，或做气管内吸引，刺激气管内黏膜，引起剧烈呛咳，打乱呼吸节律，呃逆消失。

4.静脉注射肌松药

待 5～10 分钟无好转时，在气管插管后或面罩控制呼吸下，静脉注射适量肌松药，使呼吸暂时停止，膈肌松弛，呼吸回来后，呃逆消失。

5.按压

按压颈总动脉窦，提高吸气时二氧化碳浓度。或有人报道按压内关、合谷或剑突下（鸠尾）等穴位，仅对个别患者有效。

6.胃肠减压

下胃管抽尽胃内容物，减压后可缓解呃逆。

7.静脉注射小剂量麻黄碱

有报道，静脉注射麻黄碱 5～10mg，可收到明显效果。静脉注射麻黄碱 15～30 分钟后生效，呃逆很快消失。

8.静脉注射异丙嗪

静脉注射异丙嗪 25mg，5 分钟后呃逆消失。若病情允许，静脉注射氯丙嗪 12.5～25mg，或奋乃静 5～10mg，效果更好。

9.静脉注射氯胺酮

静脉注射氯胺铜 20mg，能在 25 分钟内，使呃逆消失。

10.静脉注射哌甲酯

顽固性呃逆时，静脉注射盐酸哌甲酯 10～20mg，使之停止，可重复使用。

二、麻醉期间急性肺不张的防治

麻醉期间患者骤然出现肺段、肺叶或一侧肺的萎陷，而丧失通气功能，发生氧合障碍，称为急性肺不张。麻醉中出现急性肺不张,可用正压通气加以纠正和改变。若发生在手术后,是非常危险的,故急性肺不张是手术后严重的肺并发症之一。大面积的肺不张,因呼吸功能代偿不足,使患者严重缺氧而致死。局麻、区域神经阻滞和全麻均可发生,应引起麻醉科医师的足够警惕。

(一)原因

压迫、闭合气道使远端气体吸收及表面活性物质缺失,或功能障碍而导致麻醉后肺不张。

1.下气道梗阻

最常见的原因是气道被黏稠的分泌物所堵塞。

2.压迫

麻醉药物均可致肺不张发生。因其使呼吸肌吸气张力消失,腹肌、腹压增大,FRC(功能余气量)减少及对肺基底部的压迫,为麻醉中肺不张形成的必要条件或影响因素。最易受累的是膈肌附近的肺组织,范围占全肺的1/10。

3.闭合气道远端气体吸收

气体吸收在复张肺泡的重新萎陷中起重要作用。小气道早期闭合,使其远端气体吸收,麻醉中吸入100%氧气,加速了肺泡气的吸收和塌陷;因为吸入麻醉药抑制缺氧性肺血管收缩机制,加速了肺泡内气体吸收,导致肺不张。

4.表面活性物质缺乏或功能障碍

肺泡萎陷使肺泡壁表面活性物分布和功能受损。

5.术前危险因素

术前有急性气道或慢性气道感染的患者,如慢性支气管炎、支气管扩张、肺结核;吸烟、非阻塞性肺病、肺容量小、胸廓畸形、肺通气不足综合征、呼吸肌运动障碍、中枢性或睡眠呼吸暂停综合征患者、老年患者等,均为发生急性肺不张的危险因素。

6.术后危险因素

气道分泌物多,且引流和排出不畅;胸部或上腹部手术的术后伤口疼痛因素,患者不敢做深呼吸和咳嗽排痰;术后镇痛药应用不当,或使用过量而影响排痰。

(二)临床表现

肺不张使心肺功能失调,随之发生肺分流。

1.无症状

粟粒状、小片散在的肺不张可无明显症状。

2.气道症状和体征

大片肺不张可出现咳嗽、呼吸急促和发绀,急性循环功能衰竭。检查时有气管移位,患侧肺呼吸音消失,肺底部或背部可出现小水泡音,呼吸语颤消失。X线检查可确诊。但因肺表面活性物质减少,或肺容量小而引起的散在性肺泡萎陷,体检和X线检查可无阳性发现。但患者有换气障碍,血氧饱和度偏低;CT检查是常规和有效的检查手段;动脉血气分析有助于诊断。

（三）预防

采取多种有效措施，减轻和预防肺不张，保持麻醉期间肺功能稳定。

1.麻醉前禁烟

禁烟 3 周后手术。

2.麻醉前准备性治疗

有急性气道感染的患者，手术至少延期 1 周。经治疗待体温正常，气管内分泌物显著减少后方可进行手术。

3.延期手术

术前发现有明显危险因素的患者，应延期手术，须经 1 周加强气道的治疗。

4.体位排痰及训练

对于慢性阻塞性疾病，或慢性支气管炎患者，术前加强呼吸治疗，进行体位引流排痰，叩击胸部，以增强排痰能力，减少气道的梗阻，反复训练深呼吸和咳嗽，以增加肺容量。

5.吸氧祛氮

全麻诱导前反复吸氧祛氮，降低缺氧的危险。使氮气降至＜10％时，对术中、术后的肺不张的发生具有重要影响。

6.术中加压吹张肺及保持气道通畅

应定期吸痰，定期吹张肺，避免长时间固定潮气量模式的通气。只有存在或即将出现低氧血症时才用纯氧。当以气道压 30cmH_2O 吹张肺时，可使肺不张减少 50％，以 40cmH_2O 压力吹张时，几乎可使所有肺不张均消失，且分流明显减少。

7.应用低氧浓度混合气体

麻醉中用低浓度氧加溶解度低气体（如氮气），保持呼吸肌功能或使用复张手法，可在麻醉中及围术期减少或消除肺不张。主张吸入 40％氧气。可预防肺不张。

8.严格掌握吸入麻醉禁忌证

凡有气道感染的患者，应禁用吸入麻醉，更不能使用对气道刺激性强的药物。

9.禁用颠茄类药物

凡有气道感染的患者，麻醉前少用或不用颠茄类药物。否则使痰液变黏稠，不易咳出。

10.选准拔管时机

拔管的时机应恰当，术毕患者清醒，咳嗽反射活跃，呼吸恢复良好，才拔管。拔管前要反复吸除气管内分泌物，患者先呼吸一段时间的空气，肺泡内有一定浓度的氮，避免纯氧吸入，可避免发生术后肺不张。

11.术后加强护理

转运途中不要中断吸氧，送回病房、恢复室或 ICU 后，常规给氧，定期更换患者体位，鼓励咳嗽和早期离床活动。

12.术后不用麻醉性镇痛药

术后少用或勿用麻醉性镇痛药。

(四)治疗

麻醉中肺不张发生后,应积极处理,采取如下措施。

1.诱发呛咳

鼓励患者咳嗽排痰,或用刺激方法诱发呛咳。

2.解除气道梗阻

大块肺不张,可施行纤维光导支气管镜检查,明确梗阻部位和原因,吸痰或取出异物;或做支气管镜吸痰;或做清醒气管插管吸痰。清醒插管和吸引,将刺激剧烈呛咳,使深部的分泌物咳出。

3.气管造口

分泌物多者,或昏迷患者,可做气管造口,便于反复吸引,减少气道无效腔量,有利于气体交换。配合雾化吸入祛痰药、抗生素、支气管扩张剂等,可改善肺泡通气,控制感染,使痰液稀薄,容易吸出。

4.正压机械通气

对通气不足患者,可用机械呼吸。当患者吸气时加压,有助于肺不张的恢复。以气管压$30\sim40cmH_2O$复张手法,可用于全麻中有适应证的患者,使肺不张消失,分流明显减少。

5.抗感染

根据药敏及痰培养结果,选用有效抗生素。

三、麻醉期间气道阻塞的防治

气道阻塞是全麻中常见的呼吸系统并发症,并有威胁患者生命的严重后果。可发生在全麻各种方法及麻醉的各阶段中,处理比较困难。

(一)麻醉期间上气道阻塞的防治

1.原因

①舌后坠:麻醉诱导后意识消失,喉肌松弛,造成舌根下沉(后坠)阻塞气道。②口腔分泌物、呕吐物或血液的堵塞。③异物堵塞。④喉痉挛。⑤喉头水肿。⑥麻醉机活瓣机械故障,导管扭曲、受压致管腔闭塞,导管斜面贴着气管壁,吹胀气囊阻塞导管口等。⑦气管外肿块压迫。

2.临床表现

(1)呼吸困难:气体无法进入气道,呼吸困难呈吸气性,缺氧、发绀、喉鸣音。

(2)体检:鼻翼扇动,胸骨下切迹下陷和肋间隙内陷,吸气呈"三凹"征;前胸壁呼吸动度减弱,膈肌和腹肌强烈收缩。听诊有吸气喘鸣,高调或低调的呼吸音,严重者无呼吸音。

3.防治

麻醉期间均可导致上气道的急性梗阻,预防为主,将头后仰,托起下颌;或用口咽通气导管,通畅气道,防患于未然;一旦发现上气道阻塞,立即处理。

(1)除去阻塞原因:舌后坠时头后仰,托起下颌,或置入口咽通气管,纯氧吸入。必要时再次气管内插管,辅助呼吸。

(2)充分吸痰:彻底吸净气管内的分泌物、呕吐物或血液,静脉注射颠茄类药物,或取出异物。

(3)纠正麻醉机械故障:活瓣不灵、导管扭曲等机械性梗阻。

(4)预防喉头水肿:一旦出现喉头水肿时,吸氧,严重时面罩下吸氧或加压辅助呼吸,静脉注射地塞米松,雾化吸入,必要时行气管造口术。

(5)解除喉痉挛:若发生喉痉挛时,应立即停止麻醉和一切刺激,托起下颌,面罩加压呼吸,以改善缺氧。严重喉痉挛时,除正压机械通气吸氧外,必要时静脉注射琥珀胆碱10～20mg,气管内插管或行气管造口术控制气道。或无上述设备,必要时用输血粗针头行环甲膜穿刺给氧急救。

(二)麻醉中下气道阻塞的防治

1.原因

麻醉中下气道阻塞主要是由分泌物、误吸、异物等引起。

(1)分泌物:气道的分泌物增多,误吸阻塞下气道。

(2)血液或脑脊液:颌面外伤、颅底骨折、插管损伤等,所产生的血液或脑脊液,流入下气道。

(3)呕吐、反流或误吸:呕吐物侵入下气道,可出现支气管痉挛、呼吸困难、心动过速等一系列症状,称为哮喘样综合征。

(4)支气管痉挛:为一致命性并发症。哮喘患者在麻醉中,可以因用吗啡、硫喷妥钠、筒箭毒碱、普萘洛尔及樟磺咪芬等药而诱发。也可因麻醉减浅、气管导管刺激,或导管插入过深刺激气管隆嵴等引起支气管痉挛。患者呼吸困难、发绀、缺氧、干鸣者。

2.防治

术前访视患者,询问病史,对存在气道高反应性的患者,术前尽量消除其症状;术前感冒患者,在感冒控制3～4天后再行择期手术。麻醉前给予较大剂量的阿托品(0.5～1mg),可减少唾液分泌,防止下气道梗阻。术前肺功能检查、哮喘患者的消炎、使用β受体激动药、支气管扩张药、吸入激素、吸痰,胃肠减压等,是预防下气道阻塞措施,同时麻醉中进行以下处理。

(1)减少诱导刺激:避免使用对气道有刺激性的吸入全麻药。气管插管时应行充分气管黏膜表麻。支气管内麻醉时,应使气管隆嵴处达到一定深度的麻醉,导管插入深度要合适。

(2)不用禁忌药物:术前问明哮喘病史,注意不用硫喷妥钠等禁忌药物。

(3)清理气道:麻醉中及时清除、吸引气道内分泌物、呕吐物或血液,以解除梗阻。吸氧,气管内异物可用气管镜取出。麻醉前给予较大量的阿托品。

(4)保持气道通畅:①给纯氧吸入。②加深麻醉。③给支气管松弛药,用阿托品0.5～1mg缓慢静脉注射,或0.1%肾上腺素1mL加于5%葡萄糖溶液10mL,或异丙肾上腺素1mg加于5%葡萄糖溶液50mL缓慢静脉注射,或氨茶碱0.25g缓慢静脉注射,或氢化可的松200～300mg静脉注射,有即刻佳效。发生支气管痉挛后,静脉注射1.5mg/kg利多卡因或2.5mg/

kg丙泊酚,应在表麻下气管内插管,辅助或控制呼吸,以纠正缺氧。控制呼吸时,静脉注射琥珀胆碱1～1.5mg/kg。

(5)静脉注射肌松药:气管内全麻时,可静脉注射琥珀胆碱1～1.5mg/kg,控制呼吸,加压给氧。

(6)针刺疗法:配合耳针,取平喘、肾上腺以及肺等穴区,以提高治疗效果。

四、麻醉期间肺误吸损伤的防治

麻醉中、后期发生呕吐、反流而发生肺内误吸胃内容物是常见的、严重的全麻肺部并发症,是非常危险的,其病死率高达30%～60%。

(一)原因

麻醉中、后期的呕吐或反流的胃内容物、大呕血和大咯血等,是误吸的常见原因。

1.呕吐或反流的胃内容物

多见于上消化道内容物潴留的患者。如肠梗阻、饱食后、急性外伤(胃排空延长)等;食管下端或胃幽门梗阻胃排空延迟的患者,即使术前禁食,也易发生反流误吸;孕妇、产科、儿科及颌面、口咽及鼻咽部手术施行全麻时止血不彻底,误吸发生率较高。

2.大呕血

口腔内积血及上消化道大出血、积血等误吸,为血液内致吐物质或化学物质作用于呕吐中枢的结果。

3.大咯血

误吸大咯血或肺内的脓痰;误吸肺包虫症内囊液和异物等。

(二)诱因

以全麻诱导期最多,占20%～60%;拔管前、后(咳嗽反射未恢复前)均有不知不觉的误吸发生。

1.全麻诱导期和恢复期

此两期是麻醉的最危险时期,患者反流倾向增加,食管括约肌松弛症患者或因药物所致食管括约肌松弛及张力减低者,易出现呕吐、反流后造成误吸发生率高,对麻醉的安全威胁最大。

(1)急性气道梗阻:诱导时发生气道梗阻,在用力吸气时使胸膜腔内压明显下降,及头低位的重力影响。

(2)麻醉诱导置导管刺激:诱导置导管或拔除气管导管时,刺激气道和触及咽喉后壁,诱发呕吐。

2.麻醉过浅

麻醉浅时致呕吐中枢敏感,加之导管刺激诱发呕吐。

3.胃肠道内高压

胃或十二指肠扩张或胃内压增高。

(1)胃充盈:术前进食或急腹症胃潴留等,未曾行胃肠减压。发生率是所有误吸人群中最高的。

(2)胃内压增高:腹内压增高的患者或麻醉吞咽气体、面罩下加压给氧时氧被压人胃内、静脉注射琥珀胆碱的肌颤不良反应、麻醉和手术刺激使肠管蠕动减弱、手术操作对上腹部的挤压等因素均可使胃内压增高。

4.胃肠减压不当

胃管放的位置不合适,或胃肠道减压无效。

5.导管气囊因素

气管导管插人后无套囊或套囊未充气或套囊破损等。

6.麻醉气道管理失误

拔管前未吸干净咽内反流内容物等。

(三)临床表现

1.急性气道梗阻

误吸固态颗粒后,引起气道机械性梗阻而造成缺氧和高碳酸血症。在患者肌肉没有松弛时,呼吸困难,以呼气时更明显,迅速窒息。血压增高、脉速,晚期均呈下降、缺氧使心动减弱、心室扩张、室颤甚至出现反射性心搏骤停。听诊全肺满布啰音、喘鸣、泡沫痰。

2.哮喘样综合征(Mendelson 综合征)

发生在误吸(胃酸)后不久或 2～4 小时。患者呈发绀、心动过速、支气管痉挛或呼吸困难等。

3.吸入性肺不张

吸入物及支气管黏膜分泌物对支气管堵塞,由不完全性梗阻成为完全性梗阻,远端肺泡气被吸收后就出现肺不张。最易受累的是右下叶尖段。

4.吸入性肺炎

气道梗阻和肺不张,以及 pH 低及化学性刺激或由厌氧菌引起肺炎甚至发生肺脓肿。

(四)预防

误吸量 3～30mL,或更多,误吸胃内容物量＞25mL,且 pH≤2.5,临床症状明显。预防措施如下。

1.术前禁食水

术前禁食 4～6 小时,禁水 2～3 小时;小儿禁食 3～4 小时,禁水 2 小时。麻醉前置胃管,持续胃肠减压。

2.麻醉前用药

麻醉前阿托品药量要重。

3.饱腹手术预防误吸的措施

凡急症除急救手术外,饱食后均应推迟手术 4～6 小时。若不允许推迟手术时,则采取如下措施。

(1)麻醉前排空胃内容物:置粗胃管,将胃内容物抽吸干净。

(2)气管导管充气囊或周围充填纱条:机械性堵塞食管,严密分隔气道和食管。

(3)胃酸拮抗药:对误吸高危患者用药物提高胃液的 pH 和减少胃液的分泌。如用组胺受体阻断药西咪替丁口服。使 80%～90% 患者胃液 pH＞2.5、胃液量＜20mL。可改善误吸症状,增加安全性。

4.麻醉方法选择

对胃潴留误吸高危患者选用局麻、区域阻滞麻醉,可减少误吸发生率。选用全麻时清醒气管内插管,或应用压迫环状软骨后施行快速诱导,插管后立即将导管气囊充气。

5.降低胃内压

对饱胃的误吸高危患者还可采用降低胃内压的方法。

(1)手术体位:采取头高足低进行诱导,但对活动性出血患者应禁忌。

(2)预注剂量:静脉注射琥珀胆碱前先静脉注射小剂量筒箭毒碱,或泮库溴铵,再静脉注射琥珀胆碱,可减轻琥珀胆碱引起胃内压增高的作用。

(3)面罩吸氧不使胃内压增高:面罩下吸氧时不做加压呼吸。

(4)环状软骨加压:平卧位者,在诱导后,助手协助把环状软骨向后施压于颈椎体上,以闭合食管上口来预防误吸。

6.麻醉用药得当

恰当选用诱导药物,使诱导力求平稳、敏捷,借助药物对呕吐中枢的抑制来减少误吸。如选用丙泊酚作为麻醉诱导和维持,术后早期可降低恶心呕吐发生率。

7.加强麻醉管理

术中维持麻醉平稳,深浅恰当,胃管开放,随时吸引,及时追加肌松药。

8.拔管时机恰当

咽喉反射未恢复前不能拔管。术终患者完全清醒、咽喉反射活跃、先吸干净咽部反流内容物后方可拔除导管。

(五)治疗

1.给氧和吸引交替进行

呕吐发生时,立即置患者于左侧卧位,头低 25°～30°。以利呕吐物流出。迅速建立人工气道,气管内插管后,发现口咽腔、气道内有胃内容物时,尽量吸净。间断吸引,辅助呼吸,或静脉注射琥珀胆碱控制呼吸。

2.纤维支气管镜检

气道有斑状、块状异物或蛔虫等误吸物时,用喉镜、气管镜或纤维支气管镜直视下取出。

3.纠正酸中毒和补充血容量

适当补充血浆或血浆代用品。

4.支气管扩张药

静脉注射氨茶碱 0.25～0.5g,以解除支气管痉挛。注射时稀释,速度要缓慢。

5.激素

可缓解支气管痉挛和减轻炎症,减少渗出液,改变毛细血管通透性,可给予氢化可的松300mg,以后100mg,每6小时1次;或地塞米松10mg,以后5mg,每6小时1次。合并支气管痉挛时可加大激素用量。用后很有益。可并用氯丙嗪12.5～25mg静脉注射。

6.防治感染

早用广谱抗生素治疗和预防厌氧菌感染。

7.纠正低氧血症

吸入100％氧。大量酸性胃液吸入肺泡,破坏了肺表面活性物质,使Ⅱ型细胞广泛损害,形成透明膜,导致肺泡萎缩,并增加肺内分流和掺杂静脉血。维持足够的PaO_2,必须早用呼气末正压呼吸(PEEP)。大量误吸时维持机械呼吸1～7天。

8.气管内冲洗

对于反复吸引而不能吸净者。采用气管内冲洗,也叫肺灌洗。方法:选长为40～50cm、直径为2～3mm中度软塑料管2根。经气管插管将两管分别按预定方向,插入左右支气管。尽量深插,直至不能再插入为止。一般可达下叶肺段支气管附近。然后将两管分别连接吸引器。先快速注入5～10mL生理盐水于气管内的同时,开动吸引器吸引。换气-冲洗-吸引-换气,如此进行反复冲洗。每冲洗一次后,用氧间断加压呼吸2～3分钟,直至患者双侧吸出的液体为澄清液、双侧呼吸音清晰为止。吸引时双侧交替进行,并配合体位变化,及叩击胸背,以利于吸入物的排出。

9.对症处理

根据病情必要时可给强心类药和利尿药。

10.硬膜外镇痛

硬膜外镇痛可减少肺部并发症发生率。

五、麻醉期间吸入性肺炎的防治

如上所述,吸入性肺炎是误吸的结果。系指经气道被误吸胃内容物或其他刺激性液体后所产生的化学性肺炎。尽管发生率很低,但一旦发生,严重者可有呼吸衰竭或ARDS致命危险。

(一)原因

围手术期吸入性肺炎,发生率比常人高得多的是以下误吸高危人群。

1.孕产妇

胃排空延长、增大子宫的推挤、腹内压增高、易反流和误吸后致吸入性肺炎。

2.婴幼儿

误吸后吸入性肺炎发生率很高。与喉的保护性反射能力弱、腹内张力高、胃酸pH<2.5、气道管理难等因素有关。发生于面罩吸氧麻醉者占80％、气管插管吸氧时占20％。

3.老年人

与其虚弱、反应迟钝和合并疾病更易发生吸入性肺炎。

4.急症及"饱胃"者

急症患者误吸及吸入性肺炎发生率最高。饱胃患者,麻醉前多已有误吸,诱导期呕吐、误吸,苏醒期误吸均多。

5.神志不清者

如脑血管意外、癫痫发作、酒精中毒、全身麻醉或镇静药中毒后,喉防御功能减弱或消失,异物即可被吸入气管;食管病变,如食管失弛缓症、食管上段癌肿、食管憩室等,食物不能全部下咽入胃,反流入气管;各种原因引起的气管食管瘘,食物可经食管进入气管。

(二)预防

对误吸高危险者采取预防措施。

1.禁食水

麻醉前禁食水 6h。小儿术前给予一定的糖水或果汁,术前 4h 禁食水。

2.预防性用药

用药物来调节胃液 pH 和减少胃残留量,以减少误吸的危险发生。常用药物如下。

(1)甲氧氯普胺(胃复安、灭吐灵):20mg,术前 1～1.5 小时口服,30～90 分钟显效。或 10～20mg,肌内注射。

(2)多潘立酮(吗丁啉):10～20mg,口服;10mg,肌内注射。促进胃排空,增强胃、十二指肠张力。

(3)西咪替丁:300mg 口服,术前晚及术晨各 1 次,或 200～600mg 静脉注射,术前 1 小时。

(4)雷尼替丁(或奥美拉唑 40～80mg):150～300mg,术前晚和术日晨各口服 1 次。50～150mg,静脉注射,术前 1 小时。

3.术前胃肠减压

术前吸引排空胃内容物,降低胃内压。吸净胃内残留液量和食物残渣。

4.压迫环状软骨

对术前危险人群施行麻醉、诱导给氧及气管插管时,压迫环状软骨于颈椎椎体上,闭合食管,防止误吸。或对饱胃患者采用清醒气管内插管,用 1%～2%丁卡因或 2%～4%利多卡因行气管黏膜表面麻醉,待气管插管成功后,即将气管导管套囊充气。或采取头高足低位诱导,可防反流。

5.加强气道管理

对于需较长时间留置气管导管的患者,及时吸净咽部、声门下分泌物、减少雾化吸入凝胶中细菌可减少吸入性肺炎发生。发挥医师护士的作用。术毕完全清醒后才拔除导管。

(三)治疗

1.误吸后急救

同误吸处理。

2.纤维支气管镜检明视下清除胃内容物及支气管冲洗

纠正低氧血症。

3.激素

氢化可的松 200mg,静脉注射,以后每 6 小时注射 100mg。地塞米松 10mg 静脉注射,以后每 6 小时注射 5mg,应早期用。

4.抗感染

早期应用广谱抗生素。

5.呼吸支持

气管内插管和清理气道后立即实施 PEEP。使 $SpO_2 \geqslant 95\%$。

六、麻醉期间低氧血症的防治

麻醉期间血液中的含氧量低于正常值低限,即称缺氧或低氧血症。缺氧以 PaO_2 和 SaO_2 下降来反映。低氧血症是围麻醉期最具临床意义的常见并发症。PaO_2 正常值为 83～103mmHg。PaO_2 的高低主要取决于吸入气体的氧分压和外呼吸功能;同时静脉血氧分压(PvO_2,正常值为 40mmHg)则反映内呼吸功能的状态。低氧血症定义为 $PaO_2 < 60mmHg$。

(一)分类

分为 5 类:①低氧性缺氧,PaO_2 下降及弥散障碍。②低血红蛋白性缺氧,功能性血红蛋白减少引起。③循环性缺氧,心排血量降低所致。④组织中毒性缺氧,细胞摄取和利用不能。⑤需氧性缺氧,组织对氧需量激增。

(二)分型

根据 PaO_2 高低将低氧血症分为轻、中、重 3 型。

1.轻型

80～60mmHg,位于氧离曲线平坦部。

2.中型

60～40mmHg,位于氧离曲线肩部。

3.重型

<40mmHg,位于氧离曲线陡峭部。

(三)原因

围术后期低氧血症的原因较多,归纳如下。

1.通气不足

麻醉前用药、麻醉用药等引起呼吸抑制、气道阻塞、气胸或肌松药的残余作用等。手术操作影响膈肌及高位硬膜外神经阻滞;阻塞性呼吸暂停(OA)或睡眠呼吸暂停综合征(SAS)等。

2.肺部疾病

肺萎陷,或肺炎或慢性阻塞性肺疾患肺泡通气不足。

3.吸入氧浓度低

吸入气内氧浓度低、高原和高空氧稀薄。

4.体位不当

如手术体位不当影响呼吸运动而影响肺通气。

5.麻醉后危险因素

麻醉后肺内右向左分流增多,肺顺应性降低。如 ARDS、肺不张、肺水肿、肺内血管瘤、支气管扩张、心力衰竭、肝硬化等。

6.胸腹部弹力绷带或广泛石膏固定

影响呼吸气交换量。

7.胸腹部手术后伤口痛

术后剧烈疼痛使患者不敢深呼吸及咳痰。

8.通气/灌注(V/Q)率异常

引起肺内分流,血液重新分布。多见于肺泡壁破坏或增厚,肺血管疾患,毛细血管床减少,肺动脉压改变等患者。

9.手术后氧消耗增加

见于发热、寒战、烦躁、癫痫发作、腹膜炎和甲状腺危象。

10.心排血量减少

心律失常、心肌收缩力减弱,低血容量,低温等,引起外周血管阻力和肺血管阻力增加,以致心排血量减少。

11.弥散障碍

气血屏障加强,肺水肿、肺纤维化,间质性肺炎和肺栓塞等。

12.麻药过量

术后仍有麻药残余作用,氧载运缺陷,贫血等。

13.红细胞携氧能力降低

如输库存血、自体血放置过久、血内红细胞中二磷酸甘油(DPG)三磷腺苷(ATP)含量下降,或碱血症等。

(四)临床表现

包括高血压、低血压,心动过速、心动过缓,呼吸困难和心律失常,中枢神经系统抑制,或伴有兴奋的定向障碍。

1.发绀

是判断缺氧的依据之一。但对发绀要具体分析。①患者无严重贫血。②毛细血管内还原血红蛋白＞50g/L。③氰化物中毒或低体温时,发绀不明显。④照明不好,或轻度发绀,判断即带主观性。⑤非外周发绀。⑥荧光照明可改变对发绀的识别。⑦麻醉药作用于血管运动神经,而影响皮肤色泽和灌注。⑧血管收缩时,尽管 PaO_2 高,也可有末梢发绀。故不能只凭以有无发绀作为判断低氧血症的指征。

2.中枢神经抑制

早期头痛、定向障碍。缺氧严重时则神志不清,终至惊厥。

3.循环系统症状

早期脉快,血压升高。缺氧严重时,心率减慢,心律失常,血压下降。脑和冠状血管扩张,严重时毛细血管渗透性增加,引起组织水肿。

4.呼吸系统症状

缺氧早期,呼吸深而快,晚期出现呼吸抑制,最后呼吸停止。

5.麻醉反应

双侧颈动脉内膜切除后,患者可完全丧失对低氧血症的反应。

6.血气分析

$PaO_2 < 60mmHg$;$SaO_2 < 80\%$,是诊断低氧血症的迅速和可靠的方法。

(五)防治

低氧血症的重点是预防。围麻醉期应加强对呼吸的监测和管理,防止低氧血症的发生,尤其对老年和小儿、胸腹部大手术、吸烟者及心肺功能障碍者的全麻手术。包括:

1.祛除病因

病因不清的积极寻找。

2.加强呼吸管理

术后掌握拔除气管导管的指征,加强留置气管导管的管理,解除支气管痉挛,保持气道通畅,吸除气道分泌物。

3.呼吸支持疗法

氧疗可预防低氧血症及其并发症;一旦有低氧血症迅速、有效、高流量吸氧;发现通气异常,立即做辅助呼吸,严重时往往需要机械呼吸,采取正压呼吸。

4.输液、输血

维持体液平衡等。

5.早期活动和深呼吸

术后 24 小时内在床上活动,如伸展四肢;在医护人员帮助下变动体位和翻身;早日取半卧位、坐位,床上活动,进行深呼吸运动,预防和减少肺部并发症。

6.术后镇痛

有利于患者深呼吸和咳嗽排痰,改善通气功能,对胸腹部手术很重要。

七、麻醉期间高碳酸血症的防治

麻醉时呼吸处理不当,易致二氧化碳潴留或积存,组织中二氧化碳量高于正常值高限,即称高碳酸血症。高碳酸血症以 $PaCO_2$ 升高来反映。$PaCO_2 > 50mmHg$ 被定义为高碳酸血症。

（一）原因

1.呼吸交换不足

通气不足所引起的原因有：①气道不畅。②通气低下或气体交换不足。③无效腔量增加。④麻醉机或呼吸器故障，如钠石灰失效或呼吸活瓣故障等。⑤呼吸肌功能与呼吸动作不协调。⑥肺内原有疾病：肺炎、肺水肿、支气管痉挛等。

2.二氧化碳产生过多

换气功能障碍的严重肺组织损害，使 $PaCO_2$ 升高。

3.中枢性呼吸功能不全或中枢神经抑制

①原有病变。②神经外科手术。③残余麻醉作用、吸入麻醉药或麻醉镇痛药的作用。

4.加重通气不良的因素

①患者手术体位如侧卧位开胸手术，肥胖，腹水等。②麻醉：麻药及肌松药的残余作用等。③手术：切口部位，手术操作如腹内手术时不恰当的填塞，牵开器牵拉影响膈肌运动，伤口包扎过紧和急性胃扩张等。

当患者难以代偿以上情况时，$PaCO_2$ 升高。

（二）临床表现

体内二氧化碳急性增加，会出现明显症状。

1.呼吸系统症状

呼吸量宏大，次数增快，故每分钟呼吸量上升。当呼吸中枢被抑制时，说明严重二氧化碳血症，引起呼吸衰竭。吸气中二氧化碳含量＞10％。

2.循环系统症状

心率增快，血压上升，末梢血管扩张。

3.颅脑系统症状

脑血管扩张，CBF 量增加，痛阈提高，ICP 升高。先为头痛，吸气中二氧化碳含量＞30％，意识消失、惊厥，并渐进性昏迷，并出现二氧化碳麻醉（即肺性脑病）。

4.呼吸性酸中毒

①血 pH 下降，抑制心肌收缩力，pH 下降 0.5，心肌收缩力下降 50％，HR 减慢。②副交感神经功能亢进，血中儿茶酚胺升高。③低血钾。④低血钙等。

5.血气分析

$PaCO_2$＞46mmHg；pH＞7.45，是诊断高 CO_2 血症的可靠方法。

（三）防治

高碳酸血症的预防重点是麻醉期间呼吸循环的监测和管理，确保气道通畅，避免麻醉期间缺氧和高碳酸血症；避免麻醉期间支气管痉挛及气道阻力增加；维持适当的麻醉深度和足够的肌松度；机械通气时预置好呼吸参数，维持良好的通气状态。一旦发生低氧血症，积极治疗。

1.祛除病因

去除高碳酸血症发生的病因。

(1)加速残余麻药的排出:吸入残余麻药时,用控制呼吸可维持正常的碳酸值,增加肺泡通气,加速吸入麻药的排出和缩短麻醉时间,一般能逐渐自然恢复。

(2)麻醉性镇痛药拮抗药:由镇痛药所致高碳酸血症时,静脉注射纳洛酮 $0.2 \sim 0.4 mg$ 拮抗,使患者立即清醒,呼吸功能恢复。但治疗后要严密观察患者,防止纳洛酮作用消失后,呼吸再度抑制。

(3)肌松药拮抗药:若为肌松药的残余作用引起,用新斯的明等拮抗药静脉注射,以解除呼吸抑制和高 CO_2 血症。

(4)保持气道通畅:如麻醉机活瓣失灵或钠石灰失效,须予更换;气道堵塞,应予清除。

(5)加大通气量:若通气不足,可加大通气量,增加呼吸次数,使每分钟呼吸量上升,氧浓度也适当提高。

2.预防二氧化碳排出综合征

高碳酸血症患者急速排出 CO_2,使 $PaCO_2$ 骤降,所引起的低碳酸血症较一般低碳酸血症为重。过度氧气治疗对某些患者是很危险的。

(1)自主呼吸消失:呼吸中枢已适应 CO_2 的高兴奋阈值状态,一旦 CO_2 排出,正常的 $PaCO_2$ 已使呼吸中枢不适应。

(2)血压剧降:CO_2 排出,末梢血管张力消失及扩张,心排血量锐减,脑血管和冠状血管收缩,血压下降,脉搏减弱。

(3)心律失常或心搏骤停是最严重的并发症,要积极防治。

(4)脑缺氧:抽搐、昏迷。故对高 CO_2 血症的患者,要逐渐改善通气。

3.消除高和低碳酸血症的危害

高碳酸血症对机体产生危害,低碳酸血症的危害其实也不小。抢救高碳酸血症的方法多,成功率高;抢救严重低碳酸血症的方法少,成功率低。

4.吸二氧化碳加氧疗

吸氧时,加适当浓度的 CO_2,可以改善脑血流,预防术后肺不张及抑制呃逆。吸入 CO_2 后可增加呼吸深度及频率,通常用 $2\% \sim 5\% CO_2$ 吸入时加入 $95\% O_2$ 内吸入。采用无重复吸入系统,氧流量 $8 \sim 15 L/min$,每次吸入时间 <10 分钟;行 CO_2 疗法时应监测脉搏、血压及呼吸,观察患者反应;严格执行和监测吸入 CO_2 浓度,$<5\%$;气道有阻塞的患者,吸氧忌加 CO_2。

第三节　麻醉中凝血功能障碍与异常出血的防治

临床上,手术中凝血障碍和异常出血,是很常见的并发症。尽管与麻醉无直接关系,但有间接关系。因此,一旦术中出现异常出血,则应积极处理,确保患者术中安全。

一、原因

1.血小板减少或功能缺陷

血小板功能不全或称血小板无力症的血小板功能遗传性疾病。若血小板计数低于 $150\times$

10^9/L,称为血小板减少症,若在 20×10^9/L,可自发性出血;50×10^9/L 左右时,手术创面有异常出血、渗血。故血小板为 50×10^9/L 视为手术的禁忌。手术前长期使用双嘧达莫、阿司匹林、苯海拉明、吲哚美辛类药等抑制血小板释放功能,使血小板功能异常而出血。药物对骨髓功能的抑制,各种恶性肿瘤的骨髓转移,均使血小板生成减少。脾功能亢进、尿毒症及药物过敏等,使血小板破坏消耗增加,也使血小板减少。

2.凝血因子缺乏

血浆凝血因子缺乏或功能异常,可引起出血和出血性疾病。

(1)肝胆疾病:如肝病、梗阻性黄疸和肝硬化。

(2)广谱抗生素:如氯霉素和四环素类。

(3)维生素 K 缺乏:患者进食不足,致维生素 K 缺乏,可致凝血酶和Ⅷ、Ⅸ、Ⅺ因子缺乏。先天性因子Ⅷ缺乏,即为血友病 A 型,发生率约万分之一。因子Ⅸ缺乏为血友病 B 型,和血友病 A 型很难区分,因子Ⅺ缺乏为血友病 C 型,出血倾向的严重性与其血浆浓度有关。血友病是最常见的遗传性凝血因子缺乏症。

3.血液 pH 对凝血机制的影响

如血 pH 为 7.5 时,凝血酶原时间为 100%;当 pH 为 6.5 时,凝血酶原下降为 50%;pH 8.8 时下降为 60%。缺氧和酸碱平衡失调、酸中毒高碳酸血症时,常见血管扩张、循环迟滞而出血。

4.与麻醉有关的异常出血

深麻醉下易致血管扩张,渗血增多。氟烷、硫喷妥钠、恩氟烷、东莨菪碱等,有扩张血管的作用。静脉普鲁卡因麻醉可使凝血酶原时间延长,抑制血小板凝聚功能。低温延长出血时间,使手术区渗血增多。

5.大量输血

手术中输血>血容量 80% 时,可引起凝血障碍。其原因如下。

(1)凝血因子明显减少:库存血内凝血因子Ⅴ、Ⅷ和血小板均减少。

(2)毛细血管通透性增加:枸橼酸钠降低毛细血管张力,改变血管壁的通透性,并与钙结合使血内钙下降,钙是参与凝血全过程所必需的离子,同时库存血内钾离子多呈增高趋势。

(3)凝血因子丢失和消耗:失血丢失凝血因子,加之休克状态下,微循环衰竭,组织灌注不足、低氧、酸中毒等影响。

6.弥散性血管内凝血(DIC)

如大量输血的原因所致短暂的高凝状态。

7.肝损害

肝功异常可导致凝血因子Ⅰ、Ⅱ、Ⅴ、Ⅶ、Ⅸ、Ⅻ的合成障碍,特别是抗凝血酶Ⅲ减少。

8.原发性纤维蛋白溶解

见于严重外伤和肺、胰腺和前列腺手术等外科手术时,大量组织激活因子进入血循环,使纤维蛋白溶解原转变为纤维蛋白溶解,以致发生纤溶。在肝损害患者,因灭活内源性纤维蛋白溶酶原活化素能力下降,易致原发性纤维蛋白溶解。

9.先天性凝血因子缺乏

如血友病 A 为多见,是渗血性出血的原因之一。

10.围手术期出血常见于

(1)局部因素:血管结扎不牢;血压升高致毛细血管压力增高等。

(2)合并出血性疾病:包括血小板异常、血管性病变、遗传性或后天性凝血因子缺乏等。

二、预防

1.围手术期出血及凝血功能评估

术前查凝血功能,有异常时,麻醉前充分评估,根据病因、病情予以积极治疗。功能恢复后再手术。必要时请血液科医师会诊,对病情复杂的出血性疾病,商讨有效措施,以确保患者安全。

2.积极抗凝治疗

急症手术,估计要有可能发生异常出血时,术前、术中应用促凝血药,如立止血、抑肽酶、氨甲苯酸、卡巴克洛、酚磺乙胺、维生素 K、维生素 C 等药物。脾功能亢进患者要输注浓缩血小板等,为有效的措施。

3.大量输库血后的措施

大量输入库存血时,要补充凝血因子,如补充输一部分新鲜血液或新鲜冷冻血浆(贮存时间<24 小时),或血小板是很重要的措施。同时要补充钙剂。

4.肝功能障碍患者手术前加强准备

肝功能障碍或行肝切除手术患者,应备新鲜血和新鲜冷冻血浆,补充维生素 K 治疗。必要时用抗纤溶药(EACA)和补充纤维蛋白原等。

5.麻醉时保护患者出凝血功能

麻醉中免用加重出血的药物,慎重选用麻醉方法。静脉普鲁卡因麻醉不宜用于有凝血障碍的患者。全麻中需防止低氧和二氧化碳蓄积的发生,纠正碱中毒或酸中毒,操作要轻柔,减少麻醉操作引起的软组织损伤。特别是要注意预防损伤气管黏膜,形成黏膜下血肿而阻塞气道,以及硬膜外血肿。

6.出凝血功能监测

措施很多,包括出血时间、凝血时间、血小板计数;毛细血管脆性试验、血小板功能检查、凝血过程及纤溶过程检查;体外循环手术期间及手术毕对激活全血凝固时间(ACT)测定等。监测重点如下。

(1)血压及脉搏:观察伤口出、渗血情况,衡量出血总量,持续监测血压、脉搏。

(2)血红蛋白及血细胞比容:大手术时须监测血红蛋白和血细胞比容,特别是出血性手术。

(3)ACT:CPB 术中异常出血,需每小时测 1 次 ACT,正常以 500～600 秒为准,ACT>130 秒时,可追加鱼精蛋白适量。

(4)TEG(血栓弹性网):TEG 是估计血块形成的一种检查方法,可诊断血小板功能异常、DIC 和纤溶等促血质缺陷。

三、治疗

1.针对出现异常出血原因处理

(1)加强通气管理:通气不足、高碳酸血症引起的广泛渗血,只需加强通气管理即可纠正。

(2)血管因素的异常出血选择药物治疗:毛细血管壁通透性增加引起的异常出血,可应用糖皮质激素,维生素 C,钙剂等。

(3)压迫或物理疗法:局部使用热盐水垫等湿敷,以减少出血。

(4)改变体位:预防手术野静脉淤血性出血。

2.输入新鲜血

合理选用成分输血,输注血小板,并给予激素。

3.补充凝血因子

可输入新鲜血浆、冷沉淀、凝血酶原复合物和维生素 K。必要时给予纤维蛋白原。

4.补充钙剂

每输血 300~500mL,给 10%葡萄糖酸钙 10mL。

第四节　围手术期恶心与呕吐的防治

围手术期恶心呕吐(PONV)是最常见的麻醉并发症之一,近半个世纪,麻醉和手术有很大进展,但围手术期 PONV 发生率没有大的下降。近年新麻醉药的应用、手术方式的改进、术后用药等,其发生率趋于下降,但发生率仍然很高,应引起重视。

一、危害

围术期 PONV 发生率为 24%~60%。绝大多数发生在术后 24 小时内。严重 PONV 给患者带来有害后果。

1.对患者精神和机体的影响

对患者造成的不良影响很大。

(1)精神不安和痛苦:严重 PONV 使患者处于极度的紧张状态,尤其是紧张焦虑的患者。凡经历 PONV 者永远不会忘记其极其痛苦的感受。

(2)窘迫:极为不适的主观感觉,从未有过的难受。

(3)疲劳:剧烈 PONV 使患者处于极度疲劳状态,影响恢复和护理质量。

(4)害怕再次手术:对外科手术进一步害怕,不愿令人厌恶的经历再现,对再次手术害怕、反感。

(5)预后不满意:经历术后严重 PONV 者,对手术的成功持怀疑态度。

2.危险

PONV 引起的医学危险如下。

(1)影响伤口愈合:PONV 使腹肌产生强烈的收缩运动,甚至可产生肋骨骨折、上腹部缝线及伤口紧张、伤口裂开及切口腹疝;使头、颈、上胸部小血管内压增加,增加术后出血的危险。

(2)电解质紊乱及脱水:PONV 严重者可发生低血钾、低血钠和低血钠性碱中毒,以婴、幼儿和老年人易发。

(3)影响口服药治疗:患者口服药不能吸收,须改经静脉或肌内注射给药。

(4)营养障碍:不能经口摄入食物和液体,患者营养缺乏,伤口愈合延期恢复。

(5)消化系统损伤:剧烈 PONV 使食管损伤、撕裂出血(Mallary-Weiss 综合征)、食管穿孔(Boerhaav 综合征)等。

(6)下床活动延迟:PONV 使患者早期下床活动延迟,增加了深静脉血栓形成的发生率。

(7)误吸:胃酸误吸,导致气道阻塞,吸入性肺炎,严重者可致死。口腔内手术及意识抑制的患者尤应注意防止 PONV 发生误吸。

(8)触发心肺反射:PONV 导致心动过速和低血压等,严重者可致心搏停止。

3.增加经济负担

PONV 患者增加了护理和住院时间及费用,增加了再次手术的机会。

二、原因

无论采取任何麻醉方式均可发生 PONV,PONV 发生有患者、手术、麻醉及麻醉后多种因素。

1.患者因素

PONV 与患者年龄、体型、嗜好、手术部位及手术方式等因素密切相关。

(1)性别和年龄:成年女性比男性发生率高 2～4 倍,且程度也较重。小儿较成人 PONV 发生率高 2 倍,<12 岁年长儿发生率比婴幼儿更高,>70 岁发生率低于年轻者。小儿易伴电解质紊乱和脱水。

(2)体型:肥胖患者比消瘦患者发生率高。

(3)有 PONV 史:有晕船晕车史、术前有恶心史、周期性偏头痛史及呕吐阈值较低的患者,容易发生术后 PONV。

(4)心理压力:焦虑,对手术有某种心理压力,心理压力引起内分泌改变,均会诱发PONV。

(5)胃排空延迟:胃排空延迟时,PONV 发生率增加。包括胃肠道梗阻、幽门狭窄、胶原性血管性疾病(硬皮病)、内分泌疾病(糖尿病)、神经性疾病、肌病、尿毒症、颅内压增高、妊娠及术前焦虑、术前禁食不足、术前应用麻醉性镇痛药等。

(6)禁食时间过长:禁食时间过长可致患者继发性呕吐,尤其女性患者。

2.手术因素

PONV 与手术部位、急诊手术等众多因素有关。

(1)手术部位 PONV 发生率有很大不同:普外手术中腹腔内的胃、肠、胆手术的 PONV 的发生率为 70%,腹腔镜检查 40%~77%,腹壁手术 15%;头颈部手术中,耳科听觉手术 47%,颈手术 25%~33%,牙科手术发生率较低;妇科手术子宫切除 65%~77%;骨科手术 41%;小儿科手术中小儿扁桃体摘除术 36%~76%,小儿斜视手术 40%~88%,常发生在术后 2 小时内。二尖瓣置换术 67%;肾脏手术 63% 等 PONV 发生率较高。

(2)急症手术:尤其是创伤患者,发生 PONV 率极高,因没有禁食。

3.麻醉因素

麻醉是 PONV 的主要原因之一,与麻醉药的特性、麻醉深度等有关。全麻中,与 PONV 相关的重要因素是全麻药。

(1)经验和技术水平:有经验的麻醉科医师施行麻醉时用药得当,麻醉深度满意,诱导和气管插管前,面罩控制呼吸方法正确,胃内气体少,患者 PONV 发生率低。

(2)麻醉前用药:PONV 与麻醉前用药有关。

①阿片类药:单用吗啡 10mg,作为麻前药时 PONV 发生率为 66.7%;阿芬太尼和苏芬太尼,PONV 发生率与吗啡相同。哌替啶的术后 PONV 发生率与剂量相关。儿童用芬太尼的为 60%。

②抗胆碱药:术前使用抗胆碱药有抗呕吐作用,用东莨菪碱 0.4mg 比阿托品 0.6mg 更有效。单用阿托品,PONV 发生率为 11.5%。格隆溴铵无中枢作用没有抗 PONV 效应。阿托品与吗啡伍用其发生率降低近一半,为 35%,哌替啶与阿托品伍用,PONV 发生率低于吗啡和阿托品合用。

③镇静药:咪达唑仑不影响 PONV,在 PONV 后,可用咪达唑仑处理,达到充分镇静作用。

(3)麻醉药:麻醉药有致吐作用和阻断呕吐的作用。

①静脉麻醉药:硫喷妥钠和 N_2O 在妇科手术中,PONV 发生率为 12%。依托咪酯比硫喷妥钠有较高的发生率。氯胺酮有术后致吐作用,可引起 PONV。丙泊酚静脉诱导和维持时,PONV 发生率(18%)明显下降。咪达唑仑对 PONV 无明显影响。

②吸入麻醉药:高浓度 N_2O 易发生 PONV,因其刺激作用于中枢阿片受体、扩张胃肠道致肠腔容量增加、兴奋交感神经及中耳压力增高的缘故。

③挥发性麻醉药:目前常用的氟烷、异氟烷、地氟烷、七氟烷和恩氟烷的 PONV 发生率相似而较低,分别为 18.3%、19% 和 18.5%(恶心)、12.6%、11.5% 和 11.9%(呕吐),且与芬太尼合用时发生率增加。

(4)麻醉性镇痛药:吗啡、哌替啶、芬太尼、阿芬太尼为呕吐因子,在术前、术中和术后应用都可使 PONV 增加。

(5)肌松药:此类药一般不引起 PONV,但在使用新斯的明等拮抗药逆转神经肌肉阻滞时,PONV 增加。阿曲库铵和维库溴铵等半衰期短的肌松药,术后不用新斯的明拮抗,可显著减少恶心呕吐。

(6)气管插管及拔管:气管插管对咽喉部的机械刺激可引起呕吐反射,持续刺激可诱发干呕或呕吐,气管插管完成后,呕吐反射消失。拔管时 PONV 发生率高,仍为对咽喉部的刺激所致。目前有许多方法可有效地预防插管和拔管时 PONV 的发生。

(7)吸痰:麻醉恢复期、浅麻醉状态或清醒患者,吸痰易引起 PONV。

(8)麻醉方式:普鲁卡因及局麻药添加剂去氧肾上腺素、肾上腺素均增加术后 PONV 发生率;脊麻的 PONV 发生率为 21.1%;硬膜外阻滞平面高于 T_5,PONV 增加 3.9 倍。基础心率<60/min,呕吐发生率 2.3 倍以上;低血压使 PONV 发生率增加 1.7 倍。局部阻滞麻醉 PONV 发生率为 8.8%。

(9)胃管:经口或经鼻插入胃管抽吸胃内容物可降低术后呕吐,但胃管刺激咽喉部也可引起 PONV。

(10)麻醉药剂量及麻醉持续时间:麻醉剂量越大,PONV 发生率越高。手术麻醉时间越长,PONV 发生率越高。麻醉时间持续 30~90 分钟,PONV 呕吐发生率为 17%,若麻醉时间持续 150~200 分钟,则 PONV 发生率增加至 46%,可能与麻醉药总量有关。

4.术后因素

术前用吗啡和哌替啶及术中用芬太尼等都是对 PONV 影响的药物,其直接催吐作用一直延续到术后相当一段时间,通过增强前庭系统敏感性或抑制胃肠蠕动而起作用。除此之外,还有以下术后因素影响 PONV。

(1)术后疼痛:尤其术后的内脏痛或盆腔内的疼痛极易诱发 PONV。术后疼痛往往应用麻醉性镇痛药,可诱发 PONV。

(2)运动:术后主动或被动的活动可发生 PONV。有的患者从手术室用推车推移到病房时,常常发生 PONV。

(3)低血压及低氧血症:由各种原因引起的低血压与低氧血症都可发生 PONV。

(4)恢复期胃肠功能紊乱:腹部手术胃肠蠕动减弱是 PONV 的原因;恢复期胃肠功能紊乱也可致 PONV,尤其在患者开始进食时。

(5)首次进食:胃肠功能恢复后,首次进食可致 PONV,尤其是首次快速摄入较多的食物和液体时。

(6)心理因素:临床上常是一人呕吐,另一人也呕吐,其现象说明心理因素在 PONV 中也起作用。

(7)眩晕:术后眩晕时多伴有 PONV。

三、防治

1.非药物预防措施

非药物防治 PONV 的新进展如下。

(1)适当禁食禁水:麻醉前、后禁食禁水 4~6 小时,但防过度,因过度禁食后胃内容物量反可增加。

（2）减少术后移动：避免手术结束立即转运，应保持轻度活动、过床避免过度动作。

（3）减少咽部过度刺激：对于清醒患者，应避免对喉部过度刺激，咽喉部吸引最好在肌松药作用恢复前进行，气管内导管如有可能尽早拔除。避免放置口咽通气路。

（4）尽量减少胃胀气：祛氮面罩加压给氧时方法正确，同时助手辅助对胃部适当加压，避免氧气进入胃内；给肌松药后充分给氧，减少插管前呼吸暂停时间，N_2O 在麻醉中不宜使用等，以减少术后 PONV 的发生率。

（5）维持呼吸循环稳定：呼吸循环不稳定可导致缺氧和低血压，引起 PONV；维持呼吸循环稳定，避免低氧血症、低血压后就可避免 PONV 发生。

（6）适当术后镇痛：选择适当的镇痛药、给药途径及给药剂量，如用自控镇痛就可减少 PONV。术后应用麻醉性镇痛药时应加用止吐药。

（7）针灸：针灸可防治围术期 PONV。尤其对顽固性 PONV 效果较好。

（8）优选麻醉药物：选用 PONV 发生率低的麻醉药物，如丙泊酚等。

2.药物防治

抗呕吐药是防治围术期 PONV 的主要方法。其选择范围如下。

（1）麻黄碱：0.5mg/kg 静脉注射，有明显止吐作用。

（2）抗胆碱药：术前使用阿片类药物，应同时使用阿托品、东莨菪碱。格隆溴铵也有好的抗呕吐效果。而东莨菪碱抗呕吐作用不是很好。

（3）抗组胺药：异丙嗪预防呕吐有效，但致麻醉苏醒延迟，又致老年人口干及谵妄。赛克利嗪用于防治围术期 PONV 作用时间短（4 小时）、效果好；尤适用于麻醉前预防性给药，术前或术毕各口服 50mg。

（4）吩噻嗪类药：因其拮抗多巴胺受体（D_2）而起镇吐作用，有锥体外系不良反应。丙氯拉嗪及奋乃静的镇吐作用比氯丙嗪更有效，常用。老年人易引起锥体外系反应，奋乃静用于妇科小手术时易发生躁动。

（5）丁酰苯类药：氟哌利多广泛用于 PONV 的治疗，镇吐作用为氯丙嗪的 700 倍，预防镇吐作用比甲氧氯普胺（灭吐灵）强，静脉注射 5mg，口服或肌内注射 10mg。静脉注射 5～8 分钟生效，最佳持续时间 3～6h，有延迟性锥体外系不良反应。氟哌啶醇和哌双咪酮都用于防治 PONV。

（6）苯胺类：甲氧氯普胺为非特异性的外周和中枢的多巴胺受体阻滞药，广泛用于防治 PONV，特别是术后 PONV 效果好，0.15mg/kg 静脉注射，术后 PONV 显著减少；麻醉诱导前 15～30 分钟，静脉注射 10～20mg。

（7）5-HT_3 受体阻滞药：昂丹司琼（枢复宁）可有效地防止 PONV。诱导前 1 小时、麻醉后 8 小时和 16 小时各口服 8mg，本药不影响复苏时间；或 4～8mg 静脉注射，也可与生理盐水或 5% 葡萄糖液或林格液配伍应用，缓慢输注。

（8）联合用药：提高效果，减少单剂用量和不良反应，目前多用甲氧氯普胺与氟哌利多，甲氧氯普胺与昂丹司琼联用，效果更好。

第五节　麻醉中后期寒战的处理

一、原因

麻醉中、后期寒战是一种常见的并发症,其发生机制尚未清楚。其发生与下列因素有关。

1.患者因素

患者高度紧张。男性高于女性,择期患者高于急症手术,青壮年高于老年和少儿。

2.体温

患者高热前或已有高热。

3.外界温度

室温过低,或输入大量冷库血,或大量冷液体,或手术操作中为冲洗体腔而倾入大量冷盐水,或冲洗切口皮下时,冷盐水溢在手术床上,患者被浸泡在湿凉敷料中,使体温下降而出现冷反应。

4.局麻药早期中毒反应

包括药物蓄积、药物变质和污染等原因。

(1)药物蓄积作用:局麻药用量过大或反复多次应用,导致药物蓄积,出现早期的中毒反应,严重抽搐。

(2)药物变质或污染:局麻药变质或污染,早期中毒反应发生率更高,出现面部、上胸部或上肢的局部寒战。

5.热原反应

输血输液的热原反应。术中输血可增加寒战的发生。

6.麻醉因素

全麻过浅。使用吸入挥发性麻醉药的患者中容易出现寒战。或椎管内麻醉阻滞平面过高,血管扩张面大,散热增多。

7.麻醉寒冷反应

低温麻醉出现的寒冷。

8.低氧血症

术中、后低氧血症等。严重时发生抽搐。

9.手术因素

手术时间越长,寒战的发生率越高。

10.麻醉前用药

麻醉前使用抗胆碱药、咪达唑仑等可减少寒战的出现。术前给镇痛药的患者,寒战的发生率高于不给镇痛药的患者。

二、防治

围术期注意对患者的保暖,避免不必要的身体暴露。寒战使机体氧耗量增加、二氧化碳生成量增多,从而导致低氧血症、低混合静脉血氧饱和度、乳酸中毒,使每分通气量增加,心排血量增加,眼压增高,会增加患者的恐惧感,术中出现寒战还会影响手术操作。一旦出现术中寒战,必须分析原因,进行有效的处理。

1.祛除病因

要针对以上原因进行不同处理。如解除患者思想顾虑,预防机体降温,保暖,冲洗伤口时不使用冷盐水(用温盐水),保暖可以减轻寒战的程度。并注意防止冲洗液外溢在手术床上,固定肢体,对输液输血反应的处理等。

2.充分吸氧

3.药物治疗

用药物可对寒战进行有效的治疗。

(1)镇静药:苯巴比妥钠 0.1g,肌内注射。

(2)安定药:异丙嗪 25mg 静脉注射;咪达唑仑 5～20mg 静脉注射。

(3)阿片类药:哌替啶 25～50mg 肌内注射或静脉注射。或芬太尼 0.05～0.1mg 或舒太尼 5μg 肌内注射或静脉注射或曲马朵 1～2mg/kg 静脉注射均为治疗寒战最有效的药物。

(4)钙剂:10% 葡萄糖酸钙 10mL 静脉注射。氯化钙也可用于寒战。

(5)地塞米松:5～10mg 静脉注射。

(6)硫酸镁:1.25～2.5g 静脉注射。

(7)α_2 肾上腺能受体激动药:可乐定 2～5μg/kg,输注 3h 以上,或静脉注射 4min 有效。

(8)5-HT 受体拮抗药:酮色林 10mg 静脉注射,10 分钟内 95% 寒战及 PONV 患者有效。

(9)抗过敏药:盐酸苯海拉明 20～40mg 静脉注射或肌内注射。

(10)肌松药:维库溴铵 0.1mg/kg 静脉注射,或阿曲库铵 1～10μg/(kg·min)输注。

4.顽固性寒战

经以上处理无效时,可用 2.5% 硫喷妥钠 3～10mL 静脉注射,或辅以小量肌松药静脉注射,辅助呼吸或控制呼吸。

5.中枢兴奋药

中枢兴奋药可有效地治疗麻醉后期寒战。

(1)多沙普仑:1.5mg/kg 静脉注射,加快大脑皮质从麻醉药抑制中恢复,并由此建立对脊髓反射的正常,控制成功率高。

(2)哌甲酯(利他林):20mg 静脉注射,有效率 95%。

硬膜外麻醉出现寒战时,用哌甲酯 20mg,或 γ-OH 2.5～5g,或氯胺酮 20～50mg 静脉注射有效。

参考文献

[1]盛卓仁.实用临床麻醉学[M].北京:科学出版社有限责任公司,2017.

[2]郭曲练,姚尚龙.麻醉临床学[M].北京:人民卫生出版社,2016.

[3]郭政.疼痛诊疗学[M].北京:人民卫生出版社:2016.

[4]王国林,郭去练.麻醉学[M].北京:清华大学出版社,2015.

[5]邓小明,姚尚龙,曾因明.2015麻醉学新进展[M].北京:人民卫生出版社,2015.

[6]邓小明.现代麻醉学[M].北京:人民卫生出版社,2014.

[7]黄宇光.麻醉学[M].北京:人民卫生出版社,2010.

[8]吴新民.麻醉学高级教程[M].北京:人民卫生出版社,2014.

[9]郑宏.整合临床麻醉学[M].北京:人民卫生出版社,2015.

[10]戴体俊,刘功俭,姜虹.麻醉学基础[M].上海:上海第二军医出版社,2013.

[11]邓小明.2011麻醉学新进展[M].北京:人民卫生出版社,2011.

[12]左明章.老年麻醉学[M].北京:人民卫生出版社,2010.

[13]李立环.心脏外科手术麻醉学[M].北京:人民卫生出版社,2011.

[14]王恩真.神经外科麻醉学[M].北京:人民卫生出版社,2012.

[15]朱也森,姜虹,徐礼鲜,等.口腔麻醉学[M].北京:科学出版社,2012.

[16]王国林,徐铭军,王子千,等.妇产科麻醉学[M].北京:科学出版社,2012.

[17]谭冠先.椎管内麻醉学[M].北京:人民卫生出版社,2011.

[18]张贤军.创伤麻醉及重症监护治疗学[M].南京:东南大学出版社,2013.

[19]孙增勤.实用麻醉手册[M].北京:人民军医出版社,2012.

[20]王保国.麻醉科诊疗常规[M].北京:中国医药科技出版社,2012.

[21]孙大金,杭燕南,王祥瑞,等.心血管麻醉和术后处理[M].北京:科学出版社,2011.

[22]熊利泽.麻醉学高级系列丛书·危重病症治疗技术[M].北京:人民卫生出版社,2011.

[23]王士雷,曹云飞,孟岩.麻醉危象急救与并发症治疗[M].2版.北京:人民军医出版社,2012.

[24]李文志.麻醉学高级系列丛书·危重病症的诊断与治疗[M].北京:人民卫生出版社,2013.

[25]杭燕南.当代麻醉学[M].上海:上海科学技术出版社,2013.

[26]屠伟峰,徐世元.麻醉相关并发症处理手册[M].北京:中国医药科技出版社,2008.